病原菌と人間の近代史

日本における結核管理

塩野麻子 著

人文書院

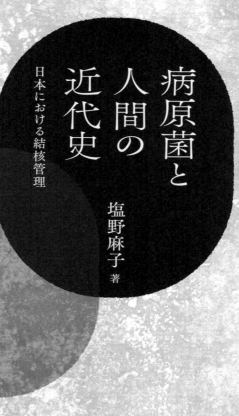

病原菌と人間の近代史　目次

凡例

一、資料の引用にあたっては、旧字体は新字体に改め、資料中のルビは適宜省略する。ただし、一部の用語については読み易さを考慮し、ルビを新たに振る。仮名遣いは原文のままとする。

一、引用中の括弧（　）は、原文をそのまま引用したものである。引用中の〔　〕は、筆者による注記である。引用中の改行は、スラッシュ／であらわす。

一、年月日の表記は、基本的に西暦を用いる。

一、人物の生没年については、文脈に応じて、記載が必要な場合のみ記す。

一、外国の人物名については、カタカナ表記にするが、初出時は原語による表記を括弧（　）内に記す。

一、引用文中には、現代においては不適切な用語が含まれるが、資料の歴史性に鑑み、そのまま表記する。

病原菌と人間の近代史——日本における結核管理

序章

結核菌の住まう近代

近代社会において結核蔓延の常態化は避けられない。そのように確信した日本は、全人口的な結核感染を予期し、病原菌の潜在する多くの身体の管理・統制に備えた。本書は、近代日本における結核管理の歴史を、潜在性という概念を基軸にして通時的に検討することで、病原菌と人間との関係をめぐる人々の思考や想像が、身体管理をめぐってどのような制度を構築してきたのかを考察するものである。

結核とは、結核菌（*Mycobacterium tuberculosis*）の感染によっておこる慢性伝染病で、歴史上きわめて多くの死亡者を計上した疫病のひとつである。欧州では、一九世紀中頃から末にかけて結核死亡者数が頂点に達し、その後減少したのに対して、日本では、都市化や工業化が急速に進んだ二〇世紀初頭から結核の蔓延がおこった。[1] 近代期を通じて結核は、日本人の死因順位の一位から三位を占めてきており、人口一〇万対の死亡率も二〇〇前後の高い数値を示していた。[2]

しばしば結核は、「女工哀史」に代表される、近代社会における労働者らの搾取と抑圧を象徴する病気とみなされた。[3] その一方で、ある種の美人や天才が若くして命を散らす病気としても美化された。福田眞人が詳細に明らかにしてきたように、結核に対するロマンチックなイメージは、徳富蘆花『不如帰』（一八九八～一八九九年）をはじめとした文学や芸術、医学的な言説などによって生産された。結核は、美や才能をあたえられた者の宿痾として特権化された。[4]

病名としての「結核」は、近世以前からすでに存在していた。大塚恭男のまとめるところによれば、中国医学の古典などに現れる「結核」は、体表に現れる腫瘍の一種で、瘰癧《るいれき》（頸部に数珠状の塊ができた状態）甲状腺腫、乳腺症を含む「核を結ぶ疾患」を指していた。そのような「結核」が病理学的に定義づけられたのは、ロベルト・コッホ（Heinrich Hermann Robert Koch：一八四三〜一九一〇）が結核菌を発見した一八八二年以降のことである。瘰癧が結核性のものであることがわかり、日本では次第に、これと同じ細菌によっておこされる肺結核や腸結核などを総称する名称として「結核」という語が用いられるようになった。[5]

現在、結核の感染と発病は次のように理解されている。結核の感染は主として、患者が放出した飛沫核を吸入することで起こる。菌が肺胞に定着すると初感染巣が形成され、さらに所属肺門リンパ節にも到達し病変がつくられる（初期変化群）。感染を受けたものの多くは石灰沈着を残して「治癒」し、結核に対する免疫が成立する。しかし、感染者の一割程度は、体内の菌が増殖し、発病する。また数年以上の潜伏期間ののち、体内の菌が再び活動を始め、発病する者もいる。発病の多くは肺結核であるが、骨関節結核、腎臓結核などの肺外結核もある。発病の原因としては、過労や栄養不良などによる抵抗力の低下が考えられている。[6] 結核は全身の様々な臓器を冒すが、最も一般的な病型は肺結核である。主な症状は微熱や咳、痰、全身倦怠、体重減少などであるが、病状が進行すると、血痰や喀血などが起こり、呼吸困難に陥る。

二〇世紀初頭の欧州においては、近代社会とよばれるところの成人人口のほとんどが結核に感染するものであると考えられていた。[7] この時期の欧州では、病理解剖学的研究や、とくに都市部を中心に行われたツベルクリン反応を用いた疫学調査が行われ、成人人口のほとんどがすでに結核菌に感染しており、かつ発病者は感染者のごく一部であることがわかった。この結果は、一見健全とおもわれていた人々の体内にも結核菌が存在することが明らかにされたばかりではなく、結核の感染をむしろ近代社会における普遍的な現象とみなす考え方の根拠にもなった。近代細菌学は「人間と病原菌との戦争」という図式を軸に制度化されていたが、少なくとも結核については一九〇〇年代には、この還元主義的なパラダイムを見直す必要が生じていたといえる。一八九〇年代と一九〇〇年代に、伝染病をめぐる細菌学的理解が細菌の変異性や無症候性感染、病原性と宿主抵抗性などといった新たな知見によってより複雑になっていく過程を明らかにするなかでジョン・アンドリュー・メンデルソーン(John Andrew Mendelsohn)は、二〇世紀初頭における欧州の結核認識について「筆者の知る限り、結核と科学的医学の歴史におけるこの非常に重要なエピソードは、奇妙なほどに無視されてきた」と指摘している。[8]

欧州の医学者らは、この結核の感染と発病の不一致を、生活環境や社会的要因、あるいは病気に対する感受性の違いがかかわっていると解釈した一方で、エミール・フォン・ベーリング(Emile von Behring:一八五四〜一九一七)やアルベール・カルメット(Albert Calmette:一八六三〜一九三三)など細菌学者らは、結核に対する免疫の形成に研究の焦点を移した。[9] 一八八九年にベーリングは、結核の感染は乳児期に結核牛の牛乳を飲むことで起こり、発病は身体の抵抗力の低下により潜伏していた結核菌の発現によって起こるとする学説を提唱し、一九二一年にカルメットは、ウシ型結核菌(*Mycrobacterum bovis*)を弱毒化した生ワクチン、BCGワクチンを創製している。

結核病者・死亡者の増加が問題視されはじめた同時期の日本でも、結核の感染に関する欧州の認識が共有され、身辺の消毒や療養所への患者収容などによる感染予防とは別に、感染した身体に綿密な配慮を払うことで病気に対する免疫を獲得しようとする発病予防が模索された。近代化を推し進めるにあたって結核の蔓延は避けられないこと、避けられないがゆえに多くの人々の体内に結核菌が侵入・潜伏するであろうことを想定し、感染から発病に移行しおえていない身体を統御することが結核予防の方途として重視されたのである。その点、近代日本においても結核は、ありふれた病気として人々の健康を害し、ときにはその生命を奪っていく顕在性と、おそらく近代社会のあらゆる人間の体内に住まい、しかし病気が現出しえない潜在性の、ふたつの性質をもちあわせていた。

日本では、一九三〇年代を境に「結核の潜在性」という論理を政策に取り込むようになっていた。この時期に、結核政策の主軸が、療養所の設立などによる結核病者の収容・治療から、健康相談所・保健所による健康相談事業、そして学校身体検査等で行われる集団的な検診による発病危険者の発見とその養護に移行した。一九四〇年代には、国民体力法の制定などにより結核の集団検診が制度として確立し、これが結核政策の中心として位置づけられた。それは結核政策の主要課題が治療から予防へ転換したばかりでなく、発病の可能性を測り、潜在的な発病危険者を抽出することが結核政策の中核をなすようになったことを意味していた。潜在的な発病危険者の抽出を主軸とした結核政策は戦後にさらに展開され、一九五一年の結核予防法（昭和二十六年三月三十一日法律第九六号）の制定および一九五五年の結核予防法改正を経て、全ての国民が結核検診を受けることとなった。

これまでの日本の結核史研究は、おもに結核の顕在性に焦点を当ててきた。ウィリアム・ジョンストン（William Johnston）[10]、福田眞人[11]、青木純一[12]、北川扶生子[13]などは、結核病者の療養経験を重視し、また病者をとりまく法制度、文化的な表象に注目することで、結核病者に対するまなざしの諸相を明らかにしてきた。とくにジョンストンの研究は、社会史・文化史の観点から近代日本における結核やその病者への対応を包括的に記述し、これを欧米圏の読者に紹介した最初の研究として重要である。

また二〇一〇年前後から、近代日本の結核をめぐる歴史研究はさらに進展し、結核蔓延の経験を理解する様々な視点を提供してきた。常石敬一[14]は、結核撲滅にむけた国の政策と医学研究体制との関係を詳らかに記述した。また竹村民郎[15]、西川純司[16]は、都市空間や住宅など生活環境の整備と結核対策との密接な関係を追究した。エリシェヴァ・ペレルマン（Elisheva Avital Perelman）[17]は、戦前期日本の結核対策事業や医療においてアメリカ・プロテスタント宣教師が果たした役割を分析した。花島誠人[18]は、数量的なデータにもとづいて、近代日本の結核蔓延の状況と都市化・工業化との関係を実証的に明らかにした。新型コロナウイルスの流行に直面した二〇二〇年以降は、近代日本における結核病者やその家族らの経験を主体的なものとして再考しようとする研究が登場しているほかか、月澤美代子が、結核治療薬「ツベルクリン」の日本への導入を事例に明治期日本における医療情報の伝達、普及、切り分けを検証している[20]。

これらの研究成果に対して、本書は結核の潜在性という局面に着目する。すなわち、わたしたちの身体はおそらく結核菌に住まわれており、結核菌の発現を防ぐために自らの身体に気をかけねばならないという認識が近代日本社会に共有されていたことを、本書は重視する。日本の結核史の中心に潜在性を置き、近代日本における結核に対する対処を、近代社会あるいは近代的身体に折り込まれた疾病に対する備えの歴史として記述する[21]。

感染症の「潜在性」をめぐる議論と本書の視座

川喜田愛郎は、『感染論』（一九六四年）で、宿主（host）のなかに微生物が住みつき、増殖するに至るまでの「寄生（parasitism）という生物現象[22]」として感染（infection）を定義する過程で、宿主寄生体関係の本質を拡大した形で示す病気として結核を重視し、その記述に大きく紙幅を割いている。川喜田は、結核感染の特質について次のように論じている。

結核菌の感染においては、菌が退潮に向う場合にもそれはかならずしも決然たるもの　ではなしに、しばしば、おそらくは細胞内で——結核菌においては、そのはたらきによって一般に食細胞とよばれるものがここでは同時に宿主細胞（host cell）でもあるという事実を注意せよ——カムバックの潜勢力を孕みながらそれと平衡状態を樹立するなにがしかのquotaを残すことがむしろ普通であるとみられる事実である[23]。

そのような結核感染の特質が、川喜田の「生物現象」としての感染論を「しばしば死の転機を取りさえもする臨床的に激しい発病の背後に数多くの不顕性感染例が存在する」「不発病の病理学[24]」に注目させる契機になっている点は特筆すべきである。

思うに、感染病なる混沌（chaos）を解く鍵はたしかに大Kochによって与えられた。そのKochの果たさなかった〔川喜田注――ツベルクリンによる結核症の治療で躓いたKochはその晩年を熱帯病学者として送ったのである〕感染病の発病理論は残された者の課題でなければならなかった。だが発病病理論はしばしばそれと腹合せになっている「不」発病病理論とともに、その前に実は「感染の生物学」がなければならなかったというってみればあたりまえのことにわれわれは遅蒔きながら気づくにいたった。それは診療室の患者の症状の分析からはじまるいわゆる臨床医学や、解剖台の屍体の「死因」の追及から仕事をはじめる病理解剖学――永くそれは病理学の同意語とされていた――の、ともに回顧的（retrospective）な姿勢では解きがたい、あるいは出てくるきっかけのない問題であった。／そうした感染現象の生物学と病理学――発病論と「不」発病論――とをひっくるめてわれわれは感染論あるいは感染の科学とよびたい。[25]

川喜田によるこのような議論は、結核の潜在性に着目し、「不」発病をめぐる議論を歴史的に探究する意義を端的に表しているといえよう。

疾病管理の歴史における「潜在性」概念の析出は、とくに一九九〇年代頃からの欧州圏の歴史研究では、感染症に対する生態学的理解の編成とのかかわりで試みられてきた。この時期は、欧州の医学者らが、ヒト対細菌という考え方を軸に編成されていた疾病理解を再考し、むしろ細菌と宿主との相互作用や「均衡」、細菌と宿主をめぐる様々な環境の絡みで病気の発病を理解しようとする動きが加速していた時期である。その背景として、ミカエル・ワーボイス（Michael Worboys）[26]やジョン・ファーリー（John Farley）[27]、ヘレン・テリー（Helen Tilley）[28]は、熱帯医学や寄生虫学の影響、とくにアフリカで発生していたマラリアや眠り病をめぐるイギリスの医学研究を、メンデルソーン[29]は、第一次世界大戦中のスペイン風邪の流行と、戦後の流行性髄膜炎、嗜眠性脳炎、ポリオなどの出現を挙げている。また、ワーウィック・アンダーソン（Warwick Anderson）[30]は、オーストラリアなどの植民地で欧州の医学者らが寄生虫やウイルス性の病気に遭遇したことによって、感染症をめぐる生態学的な理解に拍車がかかったことを指摘している。二〇二〇年には、医療社会史学会（Society for the Social History of Medicine）とマンチェスター大学出版会が、健康と病気をめぐる「均衡」という概念の歴史性に注目した論集、『自己の均衡を保つ（*Balancing the Self*）』[31]を刊行し、疾病の制御と「均衡」の概念を通じた自己の統御とのかかわりをめぐる様々な論点を提示している。

感染症と「潜在性」概念をめぐって、医学史でまず想起されるのが、保菌者、無症候性キャリアの問題である。これは、一九〇二年にコッホが、伝染病の発生における保菌者の重要性を指摘してから注目されるようになった問題である。[32]もっとも広く知られている例は、二〇世紀初頭アメリカにおけるチフス菌保菌者で「腸チフスのメアリー（Typhoid Mary）」として象徴的に語られることとなったメアリー・マローン（Mary Mallon：一八六九〜一九三八）の事例である。ニューヨークで住み込みの料理人として働いていたメアリー・マローンは、雇い主ら五〇人近くに腸チフスをうつした保菌者として一九〇六年に市衛生局に身柄を拘束され、数年を除き、終生にわたって隔離病院に収容されることとなった。メアリー・マローンの事例を公衆衛生の歴史との関わりで論じるなかでジュディス・ウォルツァー・リービット（Judith Walzer Leaviitt）は、二〇世紀末におけるＨＩＶ／ＡＩＤＳの無症候性キャリアをめぐる議論との類似性を指摘している。[33]これらの研究の文脈では、感染症の潜在性は、自覚症状のないまま病原体を排出し、病気の感染源となる可能性を指すものとして注目していた。[34]

本書の対象とする「結核の潜在性」は、保菌者、無症候性キャリアについて論じられたこのような文脈とは異なる。結核の感染の大半は、病状の進行した結核患者の排出した菌の吸入によって起こるものであり、発病しないまま他の人間に病原菌をうつす危険については、近代期においてもほとんど論じられなかった。その点において、他者への感染可能性の文脈で語られた保菌者、無症候性キャリアとは大きく異なる。[35]「結核の潜在性」とは、自己の身体は結核菌によって住まわれていると目されながらも、それが病気の現出としてはあらわれていない状態を指す。[36]

「結核の潜在性」という主題は、日本の医学者のあいだで形成された顕彰的な結核病学史においては、結核の感染と発病をめぐってかつて国内外で共有されていた旧説として言及される程度であった。[37]しかし、二〇世紀の結核理解をめぐる近年の国外の研究に目を転ずれば、心身医学、体質論など全体論医学とのかかわりを検討する研究、[38]感染症理解における遺伝説と感染説との融合を論じる研究、[39]「抵抗力」を分析概念に小児結核の歴史を再構成する研究など、[40]病原菌と人間との遮断にとどまらない感染症予防のあり方が様々な観点から探究されるようになっている。また、一九世紀末からの感染症をめぐる細菌学的理解の再編成を明らかにする過程で、近代期欧州における結核の病因論の展開を追究したメンデルソーンの研究成果は、本書のなかでもきわめて重要な位置を占めている。[41]

近年の研究のこのような観点を引き受けながら、本書は、結核の潜在性という概念を基軸に、近代日本の結核管理の歴史を記述する。結核菌の潜在する身体という想定によって、近代日本においてどのような結核対策が構想され、結核菌と人々との関係がどのようにして調整されようとしていたのか。これらを探究することで、結核と人々との関係をめぐる従来の研究とは異なった歴史記述を提示することができると考える。

西川純司は、結核が大量の死者・患者を計上しておりかつ治療薬がみつかっていないという近代日本の状況について「人びとは結核とともにある暮らしを送らなければならなかったのである」と述べるが、[42]本書は、近代日本において、西川のこのような記述が比喩ではなく現に起こっているもの、すなわち、結核菌に取り囲まれ、結核菌に住まわれる事態がまさに起こっているものとして想像されてきたこと、結核の潜在性をめぐるそのような想像のもとで結核菌と人々との関係をめぐるさまざまな調整が実践されてきたことを論じる。

研究の方法

研究方法は文献資料を中心とした資料分析である。(43) 具体的には、一般向けの衛生書・衛生雑誌、『結核』（一九二三年創刊）など医学雑誌、『医海時報』（一八九三年創刊）など医学関連の情報誌、医学研究者の著作、官庁刊行物など広範な資料を渉猟、分析する。本書の対象とする年代は、結核の蔓延が問題化されはじめる一八九〇年頃から一九四五年までである。その理由は、「結核の潜在性」という論理が行政主導の結核対策に取り入れられ、検診を軸とした結核予防の体系が確立されたのが一九四〇年から終戦にいたる数年間であったためである。

本書が達成しようとしている研究史上の意義は以下の二点である。

第一に、従来は結核の顕在性に注目してきた日本の結核史を潜在性の観点から再構成する点である。本書がこれから記述する結核史は、病気による死や苦痛が顕在化しない時をめぐる思考や実践をめぐる歴史である。

第二に、近代日本における結核管理を通じて、病原菌と人間との関係の調整をめぐる新たな視点を提示する点である。本書は、潜在的な結核感染者という想定を軸に近代日本の結核管理が構築されていく過程を論じる。その点において、本書は統治と主体形成をめぐる研究にも寄与する。

本書の副題に含まれる「結核管理」の意図するところについて付言しよう。「結核管理」という用語は、一九三〇年代末から本格的に使用され始めた言葉で、検診などにより結核病者や発病危険者を早期に発見し、検診の結果に応じた保健指導により各々の日常生活を発病予防の観点から統御するシステムを意味する。日本結核病学会設立五十周年を記念した『結核研究五十年』（一九七五年）において島尾忠男（一九二四〜二〇二一）は「結核管理」を次のように定義している。

> 結核の発病を防ぎ、患者を早期に発見し、治す方法を開発するのは、結核病学のおのおのの領域における研究の大切な課題であるが、その成果の恩恵を広く国民に普及し、結核を制圧する方法を解明してゆくのは全

く別の研究領域であり、これを結核管理と呼んでおり、この成果を実際に応用しているのが結核行政である。言いかえれば結核行政の理論的基礎を作っているのが管理に関する研究である。(44)

このように述べ島尾は、一九四〇年代に制度化された、ツベルクリン反応とX線撮影を用いた集団検診に「結核管理」の起点をもとめている。結核病者のみではなく、潜在的な発病危険者も早期に発見し、発病防止に注力する結核管理は「結核の潜在性」という論理と深く結びついている。すなわち「結核管理」とは、結核が潜在から顕在に至らないようにするための管理であり、しかもそのシステムは、検診と検診の結果にもとづいた日常生活への配慮を中核としたものである。本書は、単なる結核対策の歴史ではなく、一九四〇年代における結核検診システムの確立に至る「結核の潜在性」をめぐる認識と実践の歴史の記述を試みるものである。

本書の構成

最後に、本書の構成は以下の通りである。

第一章では、本論文の考察を展開するための足がかりとして、一九世紀末から二〇世紀半ばにおける日本の結核研究を概観し、とくに結核の感染と発病に関する医学的認識の形成を論じる。日本の結核研究は、近代社会の人口の多くが小児期のうちに結核感染を経過するという欧州の学説を引き受け、欧州の学説を検証するための疫学調査を進めた。また近代化にともなう結核の馴致の可能性にも関心を向け、都市部と村落部との結核伝播の比較なども行った。一九三〇年代に、これらの調査研究を総括するかたちで、少なくとも日本では結核の感染が青年期に経過するものであり、発病の多くは初感染から短期間のうちに起こるとする結核の「初感染発病説」が提唱され、これが一九四〇年代から構築される結核政策の理論的土台になった。

第二章では、一九〇〇年代から一九三〇年代までの通俗医学書を対象に、結核の感染と発病に関する一般大衆向けの言説がどのように展開していったのかを検討する。一般大衆向けに結核の予防・療養方法を啓発した通俗医学書は、一九二〇年代頃から、欧州で共有されていた「近代社会の人口のほとんどが結核に感染する」という学説を積極的にとりいれ、病原菌の感染を前提に自らの心身に綿密な配慮を払う、結核の発病予防を呼びかけるようになった。結核の発病予防は、体内にすでに結核菌が潜んでおり、つねに発病の可能性が開かれていることへの想像とともに語られてきた。

第三章では、日本における結核発病予防に「体質」という概念が結びつけられ、将来的な結核病者の抽出に関心が向けられていく過程を追う。近代日本において、結核に感染していても発病する人間がごく一部である理由を説明することは医者や医学者にとっての重要な課題であり続けた。こうしたなか体質という概念は、結核を発病する人間と発病しない人間との境目を漠然とあらわす概念として用いられ、人々が自らの健康を管理するための思考様式を提供した。また体質は医学研究の対象にもなり、結核に対する反応の個人差、集団間差が探究された。第三章では、体質をめぐる医学研究の動向なども踏まえながら、結核の発病と個々人の体質とがどのように関係づけられてきたのかを通時的に検討する。

第四章では、結核療養所およびそこでの患者収容をめぐる議論に視点を移し、近代社会の人々の多くが結核の感染を経過するとみなされていたなかで患者の「隔離」はどのような意味をもつものとして位置づけられてきたのかを検討する。一九一〇年前後から結核療養所を主軸とした結核政策の樹立を目指していたが、結核政策に携わった人々は、急性伝染病に対する従来の施策においては防疫としての意味をもっていた「隔離」の中身を問い直し、結核蔓延の実情に合わせた対策を新たに構築する必要に迫られていた。療養所が設立されたあとも、その機能は論争の的となり続けた。その論争には療養所の防疫的な機能を重視するか救療的な機能を重視するかという二者択一的な問いがひかえていた。

第五章では、一九四〇年代に施策化された結核の集団検診を扱い、感染した身体への配慮が結核対策の中核として制度化される過程を検討する。総力戦体制のもとで施策化された結核の集団検診は、初感染直後の発病防止に重きを置き、被検者ひとりひとりの初感染を追跡するための検診体系を構築した。検診の対象となった人々は、国民体力法下の被管理者、官公署や会社の勤務者、工場労働者、学校生徒など、ひろく生産活動を担う集団であった。集団検診は、結核の感染・発病状況に応じて被検者を分類し、とくに初感染から一定期間が経過しておりかつ発病していない者は「既感染健康者」という分類項にふられ、今後結核を発病する危険がほとんどない人口集団として重視された。この章では、このような「既感染健康者」という人口集団を想定した新たな結核管理が構築されようとしていたことを検討する。

第六章では、終戦直後に実施にうつされたBCG集団接種をとりあげ、これを戦時期に構想された結核管理のうちに位置づける。日本におけるBCG研究は一九三〇年代頃から本格化し、青年層の未感染者の発病予防に焦点が当てられた。日本のBCG研究者らは、自然感染するまでBCGを繰り返し接種し続ける方法を採用し、その方法の確立につとめた。一九三八年にはBCG開発のための共同研究組織として日本学術振興会第八小委員会が編成され、BCGの有効性や安全性を実証するための調査研究を行った。その調査研究には、看護婦や工場労働者、陸海軍兵士などに対する大規模な人体接種試験も含まれていた。一九四二年には、BCG集団接種が施策化され、一九四三年度にはおよそ一〇〇〇万人がBCGの接種を受けた。BCG集団接種では、ワクチンを繰り返し接種し、擬似的な感染者になりながら自然感染を待ち、結核の感染を安全に行わせることで国民全体が病気に対する免疫を得ることが結核管理の到達点として構想された。

以上の検討を通じて本書は、潜在的な結核感染者という人口集団の想定が、個々人の心身への配慮を主軸とした結核管理を取り仕切るようになった過程を記述する。

（1）ルネ・デュボス、ジーン・デュボス（北錬平訳）『白い疫病——結核と人間と社会』財団法人結核予防会、一九八二年（Rune Dubos and Jean Dubos, *The White Plague: Tuberculosis, Man and Society* (Boston: Little, Brown and Company, 1952)）、二五七–二六七頁、欧州諸国における結核死亡率の低下については、一九五〇年代以降にトマス・マキューン（Thomas McKeown：一九一二〜一九八八）の見解がよく知られるようになってから、活発に議論されるようになっている。マキューンの見解は、結核死亡率が低下した要因は栄養状態の改善と生活水準の向上であり、公衆衛生対策や医療介入の寄与は比較的小さかったというものである（Thomas McKeown, *The Modern Rise of Population* (London: Blackwell, 1977)）。マキューンによるテーゼの検証は今日でも、歴史人口学や疫学などにおけるきわめて論争的なテーマになっている（James Colgrove, "The McKeown Thesis: A Historical Controversy and its Enduring Influence", *American Journal of Public Health*, Vol. 92, No. 5 (2002): 725-729, Bernard Harris, "Public Health, Nutrition, and the Decline of Mortality: The McKeown Thesis Revisited", *Social History of Medicine*, Vol. 17 (2004): 379-407 ほか）。なお、マキューン以前のイギリスにおける結核死亡率低下をめぐる医学者らの議論については、Michael Worboys, "Before McKeown: Explaining the Decline of Tuberculosis in Britain, 1880–1930," in *Tuberculosis then and now: Perspectives on the History of an Infectious Disease*, eds. Flurin Condrau and Michael Worboys (Montreal: McGill-Queen's University Press, 2010), pp. 148-170 を参照。

（2）結核予防会編『結核の統計2023』結核予防会、二〇二三年、ほか。たとえば、一九三五年は、統計が把握している限りでも、約一三万二〇〇〇人が結核のために死亡した。

（3）これまでの日本の結核史研究において、女工の結核は特別な位置を占めてきた。女工の結核はしばしば、近代化・工業化のもたらした悲劇として語られてきた（川上武『現代日本病人史——病人処遇の変遷』勁草書房、一九八二年、福田眞人『結核の文化史——近代日本における病のイメージ』名古屋大学出版会、一九九五年、ほか）。その一方で、女性労働者の搾取の歴史を強調する「女工哀史」の物語を見直す試みは、女性学を中心に行われている。その近年の成果として、サンドラ・シャール『『女工哀史』を再考する——失われた女性の声を求めて』京都大学出版会、二〇二〇年、がある。

（4）福田『結核の文化史』をはじめとした、これまでの結核史が関心を向けてきたのは、美人や天才の病気としてのロマンチックなイメージと、老若男女問わずあらゆる人々を冒し、苦しめ、死に至らしめる日常的な「死病」としてのイメージといった、結核の「まったく対蹠的な二つのイメージが同時に存在し得た」点であった（福田『結核の文化史』、四頁）。

（5）大塚恭男「結核」国史大辞典編集委員会編『国史大辞典第五巻』吉川弘文館、一九八五年、一〇一頁。なお、江戸時代までに「労瘵」「労咳」「ぶらぶら病」などとよばれたものの多くは、現在は、結核性のものであったとみなされている（鈴木則子『近世感染症の生活史――医療・情報・ジェンダー』吉川弘文館、二〇二二年、四九頁、ほか）。

（6）光山正雄、鈴木克洋編『結核　改訂版』医薬ジャーナル社、二〇一七年、などを参照。なお、本書においては、特別な断りがない限り、「結核」を肺結核あらわす用語として用いるが、それはふたつの理由による。第一に、結核はほとんどすべての組織に起こり得るが、肺に起こるものが圧倒的に多く、近代日本において対策の対象とされたものは、ほぼ肺結核であった。第二に、第一章でも言及するように、一九世紀末から、肺が冒されることによる全身的な病態をあらわす「肺癆《はいろう》」や「消耗病」が、結核菌の感染を原因とする肺の局所的な変化をあらわす「結核」に取って代わられた。近代期の文献においても「結核」は肺結核の同義語として用いられていた。

（7）Linda Bryder, *Below the Magic Mountain: A Social History of Tuberculosis in Twentieth-century Britain* (Oxford: Clarendon Press, 1988), pp. 3-4, John Andrew Mendelsohn, *Cultures of Bacteriology: Foundation and Transformation of a Science in France and Germany, 1870-1914* (Ph. D dissertation, Princeton University, 1996), p. 542, John Andrew Mendelsohn, "Medicine and the Making of Bodily Inequality in Twentieth-century in Europe," in *Heredity and Infection: The History of Disease Transmission*, eds. Jean-Paul Gaudilliére and Ilana Löwy (London: Routledge, 2001), pp. 49-50、フランク・M・スノーデン（桃井緑美子、塩原通緒訳）『疫病の世界史下――消耗病・植民地・グローバリゼーション』明石書店、二〇二一年（Frank M. Snowden, *Epidemics and Society: From the Black Death to the Present* (New Haven: Yale University Press, 2020)）、一〇頁。また常石敬一は、日本についても「一九三〇年代までは、感染しても発病する人が一〇人に一人程度なのだから、健康な人も多くは結核菌を体内にもっている、すなわち感染している、と考えられていた」としている（常石敬一『結核と日本人――医療政策を検証する』岩波書店、二〇一一年、六頁）。

（8）Mendelsohn, *Cultures of Bacteriology*, p. 542.

（9）Mendelsohn, "Medicine and the Making of Bodily Inequality in Twentieth-century in Europe."

（10）William Johnston, *The Modern Epidemic: A History of Tuberculosis in Japan* (Cambridge: Harvard University Asia Center, 1995).

（11）福田『結核の文化史』、福田眞人『結核という文化――病の比較文化史』中公新書、二〇〇一年。

（12）青木純一『結核の社会史――国民病対策の組織化と結核患者の実像を追って』御茶の水書房、二〇〇四年。

（13）北川扶生子「モダン都市と結核」北川扶生子編『コレクション・モダン都市文化第五十三巻　結核』ゆまに書房、二〇〇九年、六九九-七三五頁、北川扶生子『結核がつくる物語――感染と読者の近代』岩波書店、二〇二一年。
(14) 常石『結核と日本人』、常石敬一『731部隊全史――石井機関と軍学官産共同体』高文研、二〇二二年。
(15) 竹村民郎「公衆衛生と「花苑都市」の形成――近代大阪における結核予防に関連して」『日本研究』第三七巻（二〇〇八年）、三二九-三四六頁。
(16) 西川純司『窓の環境史――近代日本の公衆衛生からみる住まいと自然のポリティクス』青土社、二〇二二年。
(17) Elisheva A. Perelman, *American Evangelists and Tuberculosis in Modern Japan* (Hong Kong: University of Hong Kong Press, 2019).
(18) 花島誠人「工業化・都市化と結核」秋田茂、脇村孝平編『人口と健康の世界史』ミネルヴァ書房、二〇二〇年、一九一-二一八頁。
(19) 北川『結核がつくる物語』、宝月理恵「結核患者のバイオソシアリティと選択的無知――大正末期の患者雑誌に集う人々」『現代思想』第五一巻第七号（二〇二三年）、九〇-一〇〇頁、ほか。
(20) 月澤美代子『ツベルクリン騒動――明治日本の医と情報』名古屋大学出版会、二〇二二年。
(21) これは、フレデリック・ケック（Frédéric Keck）が提唱した「備え」の概念にも通じるであろう。香港と中国本土におけるインフルエンザ流行に対する諸対応を描いた民族誌『流感世界』でケックが提示した「備え」とは、動物の殺処分による発生地の隔離を中心とした防止的措置とも、マスクの着用や洗浄・消毒によって病気そのものの出現を防ぐ予防的措置とも異なった、第三の態度である。「備え」の概念が包含しているのは「むしろ想像力を駆使して、集団で、破局的地平の中に身を置くという作業」であり、潜在的な脅威に対する準備姿勢のあり方である（フレデリック・ケック（小林徹訳）『流感世界――パンデミックは神話か？』水声社、二〇一七年（Frédéric Keck, *Un monde grippe* (Paris: Flammarion, 2010))、四〇-四一頁）。
(22) 川喜田愛郎『感染論――その生物学と病理学』岩波書店、一九六四年、二二頁。
(23) 同前、六一三頁。
(24) 同前、五八〇頁。
(25) 同前、二四一頁。
(26) Michael Worboys, "Manson, Ross and Colonial Medical Policy: Tropical Medicine in London and Liverpool, 1899-1914," in *Disease, Medicine, and Empire: Perspectives on Western Medicine and the Experience of European Expansion*, eds. Roy MacLeod and Milton J. Lewis (London: Routledge, 1988), pp. 21-37.

(27) John Farley, "Parasites and the Germ Theory of Disease," in *Framing Disease: Studies in Cultural History*, eds. Charles E. Rosenberg and Janet Lynne Golden (New Brunswick, New Jersey: Rutgers University Press, 1992), pp. 33-49.

(28) Helen Tilley, "Ecologies of Complexity: Tropical Environments, African Trypanosomiasis, and the Science of Disease Control in British Colonial Africa, 1900-1940," *Osiris 2nd Series*, Vol. 19(2004): 21-38.

(29) John Andrew Mendelsohn, "From Eradiation to Equilibrium: How Epidemics Became Complex after World War I," in *Greater than the Parts: Holism in Biomedicine, 1920-1950*, eds. Christopher Lawrence and George Weisz (New York: Oxford University Press, 1998), pp. 303-331.

(30) Warwick Anderson, "Natural Histories of Infectious Disease: Ecological Vision in Twentieth-Century Biomedical Science," *Osiris 2nd Series*, Vol. 19(2004): 39-61.

(31) Mark Jackson and Martin D. Moore eds., *Balancing the Self: Medicine, Politics and the Regulation of Health in the Twentieth Century* (Manchester, Manchester University Press, 2020).

(32) Thomas D. Brock, *Robert Koch: A Life in Medicine and Bacteriology* (Washington, DC: ASM Press, 1999), Christoph Gradmann, "Robert Koch and the Invention of the Carrier State: Tropical Medicine, Veterinary Infections, and Epidemiology around 1900," *Studies in History and Philosophy of Biological and Biomedical Sciences*, Vol. 41, No. 3 (2010): 232-240、などを参照。

(33) Judith Walzer Leaviitt, *Typhoid Mary: Captive to the Public's Health* (Boston: Beacon Press, 1996). 二〇世紀末におけるＨＩＶ／ＡＩＤＳのキャリアをめぐる議論については、Alfred I. Tauber, *The Immune Self: Theory or Metaphor?* (Cambridge: Cambridge University Press, 1994)、などを参照。

(34) 日本における保菌者概念の構築と保菌者の処遇については鈴木晃仁が検討を行っており、一九二〇年代から一九五〇年代までの日本では、保菌者の隔離をはじめとした公衆衛生的な介入が果たした役割は限定的であり、むしろ動物実験を用いた実験室の医学（laboratory experiment）による保菌状態の解明に重点が置かれていたことを指摘している（Akihito Suzuki, "Public Health, Laboratory Experiment, and Asymptomatic Carriers in Japan, ca. 1920-1950," *East Asian Science, Technology and Society: An International Journal*, Vol. 13, Issue. 1 (2019): 39-55）。

(35) 川喜田愛郎による次の指摘を参照せよ。「保菌者について語る人々の語彙にしばしば潜伏期保菌者（incubatory *or* incubationary carrier）なるものがある。たしかにいろいろの感染病において、臨床的な発病に入るに先き立って、潜伏期の末期にすでに伝染の可能性をもつに至る場合の少なくないことは事実である。だがこれも〔中略〕流行学的の実際問題としてはとりあげる値打ちのあることだとしても、感染論の沈黙感染の条下で論ずるにはふさわしくない」（川喜田『感染論』、五九〇頁）。

（36） 近年は、結核に感染していること自体を疾患とみなし、結核感染者を将来的な結核病者、結核感染源として介入を行う動きがある。潜在性結核感染症（latent tuberculosis infection: LTBI）は、米国胸部疾患学会（American Thoracic Society: ATS）と米国疾病予防管理センター（Centers for Disease Control and Prevention: CDC）が二〇〇〇年に発した共同声明、“Targeted Tuberculin Testing and Treatment of Latent Tuberculosis Infection” から用いられ始めた病名であり、結核菌の感染を受けたが明らかな活動性結核には至っていない状態を指す（米国胸部疾患学会、米国疾病対策センター（Center for Disease Control and Prevention, “Targeted Tuberculin Testing and Treatment of Latent Tuberculosis Infection,” Morbidity and Mortality Weekly Report, Vol. 49 No. RR-6 (2000): 1-54（吉山崇、星野斉之、中園智昭、増山英則訳、森亨監修）「選択的ツベルクリン反応検査と潜在結核感染症の治療」『資料と展望』第三六号（二〇〇一年）、二五-六八頁）、日本結核病学会予防委員会・治療委員会「潜在性結核感染症治療指針」『結核』第八八巻第五号（二〇一三年）、四九七-五一二頁）。日本では二〇〇五年に、日本結核病学会予防委員会が日本リウマチ学会とともに「さらに積極的な化学予防の実施について」を発し、積極的な発病予防と感染者の早期発見を提言したほか（日本結核病学会予防委員会、有限責任中間法人日本リウマチ学会「さらに積極的な化学予防の実施について」『結核』第七九巻第一二号（二〇〇四年）、七四七-七四八頁）、二〇〇七年には、医療の必要のある「潜在性結核感染症」が「感染症の予防及び感染症の患者に対する医療的介入に関する法律（平成一〇年法律第一一四号）」第十二条第一項に基づく届出基準に加えられるようになっている（厚生労働省健康局結核感染症課長「潜在性結核感染症取扱いについて」健感発第〇八〇一〇〇一号、二〇〇七年八月一日）。

（37） 青木正和「結核病学の展望 発病論（前篇）」『結核』第五八巻第七号（一九八三年）、三七一-三七八頁、岩崎龍郎『日本の結核——流行の歴史と対策の変遷』財団法人結核予防会、一九八九年、青木正和『結核の歴史——日本社会との関わりその過去、現在、未来』講談社、二〇〇三年、島尾忠男『結核の今昔——統計と先人の業績から学び、今後の課題を考える』克誠堂出版、二〇〇八年、ほか。

（38） Christopher Lawrence and George Weisz eds., *Greater than the Parts: Holism in Biomedicine, 1920-1950* (New York: Oxford University Press, 1998).

（39） Jean-Paul Gaudillière and Ilana Löwy eds., *Heredity and Infection: The History of Disease Transmission* (London: Routledge, 2001). 結核についてはとくに Michael Worboys, “From Heredity to Infection? Tuberculosis, 1870-1890,” in *Heredity and*

Infection: The History of Disease Transmission, eds. Jean-Paul Gaudilliére and Ilana Löwy (London: Routledge, 2001), pp. 81–100. 二〇世紀における結核の遺伝説については、上記のほかに、Philip K. Wilson, "Confronting "Hereditary" Disease: Eugenic Attempts to Eliminate Tuberculosis in Progressive Era America," *Journal of Medical Humanities*, Vol. 27(2006): 19–37, Bernd Gausemeier, "Borderlands of Heredity: The Debate about Hereditary Susceptibility to Tuberculosis, 1882–1945," in *Human Heredity in Twentieth Century*, eds. Bernd Gausemeier, Staffan Müller-Wille, and Edmund Ramsden (London: Pickering & Chatto), pp. 13–26.

(40) Stacie Burke, *Building Resistance: Children, Tuberculosis, and the Toronto Sanatorium* (Montreal: McGill-Queen's University Press, 2018).

(41) Mendelsohn, *Cultures of Bacteriology*, Mendelsohn, "From Eradiation to Equilibrium," Mendelsohn, "Medicine and the Making of Bodily Inequality in Twentieth-century in Europe."

(42) 西川『窓の環境史』、二三頁。

(43) 歴史学においては一般的に「史料」と表記するが、本書の扱うものには医学論文など他の学問領域にかかわるものや、公文書館、大学などによるアーカイブスに関係するものも含まれるため、表記は「資料」に統一する。

(44) 島尾忠男「2．結核管理」砂原茂一編『結核研究五十年』日本結核病学会、一九七五年、二九頁。

第一章　日本における結核研究と結核認識の体系

本章では、本書の課題を明確にするために、近代日本の結核研究の歴史的経緯を確認する。日本における結核病学の歴史は、おもに医者や医学者によって、研究の進歩の歴史として記述されてきた。岡西順二郎（一九〇五～一九九二）は、はやくから近代期の結核研究の歴史記述に着手し、一九五六年から一九六六年にかけて『日本臨床結核』および『日本胸部臨床』に「結核の歴史」（全一二〇回）を連載した。岡西の「結核の歴史」は、結核研究史を記述する多くの研究者によって参照され、日本結核病学史の基本的な文献として位置づけられている。[1] さらに、一九六〇年代から大阪大学医学部衛生学教室を拠点に活動してきた医学史研究会では、小松良夫（一九二三～二〇〇四）が結核研究史の記述に取り組み、これらの成果をまとめた『結核――日本近代史の裏側』（二〇〇〇年）を刊行している。[2]

結核予防会もまた、結核研究の歴史の記述に精力的に取り組んできた。結核予防会は、周年記念事業などのおりに、結核研究および結核対策事業の進歩の歴史を記してきたほか、[3] 岩崎龍郎（一九〇七～一九九七）や青木正和（一九二七～二〇一〇）、島尾忠男など結核予防会の重職に就いた医学者が、それぞれ日本の結核研究および結核対策の通史をまとめている。[4]

一方で、人文社会科学系の研究者が担った結核の歴史研究においては、戦後の「結核制圧計画」と医学研究体制とのかかわりを検討した常石敬一[5]をのぞいて、結核研究の歴史は、結核患者の処遇との関係においてのみ参照される傾向にあり、学術的に未解明な部分が多い。

本章では、医学者らによる研究成果を踏まえながら、近代日本における結核研究の経緯を整理し、その特質を検討する。その際、とくに結核の感染と発病についての医学知識の形成に焦点を当てる。もちろん、日本の結核研究で探究された課題は、治療薬剤の開発、細菌の形態・構造の分析、X線撮影を用いた診断方法の確立、外科治療など多岐にわたる。しかし、これらの探究のすべてをひとつの章にまとめるのは困難であり、かつ結核研究の通史としては上述の医学研究者らによるすぐれた成果がある。したがって本章は、医学研究者らの成果をなぞるかわりに、本書の主題である結核の「潜在性」を規定する基礎的な条件、すなわち結核の感染と発病をめぐる医学知識の形成を歴史的に記述する。これによって、日本では結核の近代社会への「馴致」に医学研究者らの関心が向けられたこと、近代化とともに日本の人口の多くが結核の感染を経過するという想定のうえで結核研究が進められてきたことを本章は論じる。

1　結核菌の発見と欧州の結核病論

本節では、第一章の議論の前提として、一九世紀末の結核菌発見から二〇世紀初頭のツベルクリン反応の実用化までの、結核の感染と発病に関する欧州の医学的認識の形成を整理する。

一八八二年にロベルト・コッホは結核菌（*Mycobacterium tuberculosis*）を発見し、欧米ではそれまで肺癆《はいろう》（phthisis）、消耗病（consumption）などと呼ばれていた病気が結核菌によって引き起こされる感染症であることを示した[6]。細菌の感染が結核の原因であるとする認識が共有されると、結核の感染経路に関する様々な学説が提唱された。一八八八年にゲオルグ・コルネット（Georg Cornet：一八五八～一九一五）が、結核患者の排出した痰が乾燥して粉末状になり、その粉末の混じった塵埃を吸い込むことで感染するという塵埃感染説を提唱し、医学研究者らに広く信じられた。翌一八八九年にはエミール・フォン・ベーリング（Emile von Behring）が結核牛の牛乳を飲用することで感染すると主張し、さらに、一八九七年にカール・フリュッゲ（Carl Flügge：一八四七～一九二三）が飛沫感染を主張した。結核の飛沫核感染が検証されはじめるのは一九四〇年代後半からである。[7]

一八九〇年にコッホが、結核菌培養液を濾過・濃縮した新薬「ツベルクリン」を発表した。ツベルクリンは、結核蔓延に終止符を打つ治療薬として、熱狂的な期待を集めたが、欧米各地の臨床実験により翌年にはツベルクリンの治療薬としての有効性は否定された。[8] しかし、一九〇七年にクレメンス・フォン・ピルケ（Clemens von Pirquet：一八七四～一九二九）が、翌一九〇八年にチャールズ・マントー（Charles Mantoux：一八七七～一九四七）が、ツベルクリンが結核感染の有無を診断する薬として価値があることを報告し、ツベルクリンを用いた結核感染検査（ツベルクリン反応）が実用化されることとなった。ツベルクリン反応が実用化されたことで、結核菌の感染は必ずしも病気の発病に直結しないことがわかった。[9]

ピルケらによる報告以降、欧米の各地で、ツベルクリン反応を用いた疫学調査が行われた。その結果、とくに都市部において、成人のほとんどがすでに結核菌に感染していることがわかった。[10] さらに、一九〇九年にフランツ・ハンブルゲル（Franz Hamburger：一八七四～一九五四）とロメオ・モンティ（Romeo Monti）がウィーン郊外に住む七歳から一四歳までの小児に行ったツベルクリン反応検査によれば、小児の大半がツベルクリン反応が陽性であった。[11] このような調査結果を踏まえて、欧州では、人口のほとんどが小児期に結核に感染しているものだという、日本の医学者の言葉を借りれば、「小児期感染説」が唱えられるようになった。[12] なお、感染門戸はおもに扁桃腺であると考えられ、小児の腺病（瘰癧）は、結核の感染によるものとされた。[13]

このようにして、二〇世紀初頭の欧米では、結核の感染と発病とを区別する考えが確立されると同時に、近代

社会とよばれるところの成人人口のほとんどが結核に感染するものであるという認識が共有されるようになった。(14)

2 日本における結核病学の黎明と、結核と近代化をめぐる問い

同時期の日本も結核の感染と発病をめぐる欧米の認識を共有し、施策としては患者隔離や身辺の消毒等による感染予防を遂行しながら、結核の「小児期感染説」を検証するための調査を行った。

国内における集団的なツベルクリン反応検査がはじめて報告されたのは一九一〇年、伊東祐彦（一八六五～一九三六）によるものであるとされる。(15)この報告は、福岡市の尋常小学校第六学年級生徒で外見上健康な者四六二名にツベルクリン反応検査をしたもので、『児科雑誌』に掲載されている。調査の結果、ツベルクリン反応陽性者は二一五名、全体の四八・六％であった。欧州におけるツベルクリン反応検査と比較しながら、伊東は次のように考察している。「之ヲ外国ノ成績ニ比スレバ、寧ロ却テ少数ナルノ感アレトモ、小学校生徒ノ約半数ガ結核性ノモノナリトスレバ、決シテ軽々ニ看過スベキニアラズ、余ノ試験ハ一回ノ皮膚接種ヲ以テ反応ノ有無ヲ決シタレドモ、若シ二回接種スルカ、若クハ皮下反応ヲ試ミバ、恐クハ多少反応アルモノ、数ヲ増スナラン」(16)。

一九一〇年代に報告された小学校児童に対するツベルクリン反応検査としてはほかに、一九一一年の酒井幹夫による報告(17)、一九一二年の草野春平による報告(18)、一九一三年の坂井千春と齋藤二郎による報告(19)などがある。これらの報告によって、年齢を重ねるにつれてツベルクリン反応陽性率が高くなること、都会の小学校児童は田舎の児童よりもツベルクリン反応陽性率がはるかに高いこと、ただし多くの調査では、小学校児童のツベルクリン反応陽性率は、都市部でも五割程度であることがわかった。

一九一〇年代における結核感染調査のもうひとつの舞台になったのは軍隊である。小川勇（陸軍軍医）は、一

九一二年に歩兵第十一連隊の入営者九二〇名、翌一九一三年に旅順重砲兵大隊の入営者および同隊将校二五四名に対してツベルクリン反応検査を行い、その成績を『医学中央雑誌』に報告している。報告では、入営者のツベルクリン反応陽性率は三五％前後であること、二〇歳から五〇歳までの兵士のツベルクリン反応陽性率は五〇％であること、都市部から入営した者により陽性者が多いことなどが伝えられている。小川は、ツベルクリン反応陽性者について小川は次のように解釈している。

体中ニハ必スヤ嘗テ或時期ニ於テ結核菌ノ侵入シタルコトアルハ事実ナルモ其菌カ果タシテ結核病ヲ起スニ至ルカ否カハ一ニ係ツテ各人ノ体力如何ニアリト云ハサルヘカラス〔中略〕陽性者ノ多クハ彼等ノ体力強壮ナルカ為メニ未タ細菌ノ威力ヲ逞シクスルニ至ラサルカ又ハ既ニ細菌ノ敗滅シタルモノト見ルヲ得ン然リ而シテ彼等若シ入営第一年ノ軍隊生活ニ於テ発病スルコトナケレハ恐ラク後ノ一年ニ於テモ発病スルコト少ナカルヘク斯クシテ二年（又ハ三年）ノ軍隊生活ハ却ツテ彼等ノ体力ヲシテ益々強壮ナラシメ以テ一生遂ニ結核ノ難ヲ免レシムルヲ得ンカ[20]

すなわち、ツベルクリン反応陽性者の体内には確かに結核菌が侵入しているが、病気の発病には至っていない。陽性者の多くが発病しないのは、彼らの身体が強壮だからである。入営してから一年で発病することがなければ、陽性者たちは恐らく今後も発病しない。むしろ、軍隊生活における体力増強によって、生涯にわたって結核に罹らないようなさらに強い身体をつくることができるだろう。ツベルクリン反応検査を行うときは、陽性の意義を十分に説明し、被検者の不安を起こさぬようにすることが大切である。そのうえで、「唯単ニ本反応ト結核ト関係アルモノナルコトヲ聞知スル時ハ俗ニ所謂「神経」ヲ起シ不安ノ念絶エザルベク而シテ不安ハ健康ヲ害スル第一ノモノナレバナリ」と小川は論じる。[21]同時期に軍隊に対して行われたツベルクリン反応検査としてはほかに、一九一八年の脇田香吉による調査報告[22]などがある。

注目すべき点は、結核感染率の高さがある種の文明化の指標として解釈されたことである。例えば、額田晋（一八八六～一九六四）[23]は『肺結核の予防及治療法』（一九二三年）で次のように語っている。

人間に於ても或る程度の免疫が存在することは恐らく事実であつて、文明国の人間にツベルクリン反応を応用して検査して見ると、多くは既に小児期に於て結核菌の侵入を受けて居ることを知るのであるが、それが恰も不完全な予防接種となる為めに、結核菌の侵入を受ける割合に進行性の結核を起す者が比較的少なく、且罹つても、野蛮人で未だ結核菌の攻撃を受けたことのない人種のやうに一般的に悪性に経過しないのであるらしい。未だ結核菌の攻撃を受けたことのない人種が結核に罹ると非常に悪性の経過を示して殆んど皆斃れて終ふことは有名な事実である。[24]

額田によれば、人口の多くが小児期に結核の感染を経過し病気に対して「免疫」を得るという欧米の現象は、文明化によるものである。文明化していない「野蛮人」は、結核に対する免疫を得ていないため、一度結核に感染すれば「非常に悪性の経過」をたどる。このように論じることで額田は、文明／野蛮の分割を立ち上げ、日本が「文明国」に成りつつあることを確認している。

額田が「野蛮人」の病症と呼んだものは、しばしば「急性結核」とみなされていた。『現代医学大事典』（一九二九年）によれば、急性結核とは、病原菌の感染後すぐに発病し、しかも進行が非常に早い結核の病型であり、「急性症に罹り易きは免疫なき幼児時代処女地の人等」だという。[25]

鴻上慶次郎『劫火の前――容易に治る結核と治らぬ結核』（一九二七年）は、「山間僻陬の土地、未開の国土」など「結核処女地」における結核の蔓延について以下のように解説している。結核処女地で生活している人々は、結核に対する免疫がないため、「一旦結核患者が発生すると、結核は次から次へと、宛も急性伝染病のやうな経過と伝染力とを以て猖獗を極めて恐る可き猛威を振つて殺滅を恣にする」。また、結核の「急性伝染病のやうな経過と伝染力」は、未開の人々のみではなく、例えば農村などから都市に出た「紡績女工」にも見られる現象である。(26) このように述べたうえで、鴻上は「文明」の側にたつ「吾々」の存在を次のように確認している。

吾々は、今日何処、如何なる文明開化の土地へもどんな場所にも、大手を振つて活動をなし得ると云ふのは、畢竟嘗て結核菌の感染に因つて得た一程度の免疫防御力のあるお陰である。此の意味から謂へば、文開の土地に住み馴れた私共は、不知不識の間に結核菌防御に対する得難い賜物を授つて居る次第で、感謝す可きであると謂つてよい。(27)

結核に既に感染している者を一定数見いだせることについて、医学者たちは上記のように解釈し、結核感染率の高さと国の「文明化」の程度とを重ね合せた。もっとも、結核の感染率の高さと「文明化」の程度とを重ね合せる見方は、西欧諸国が、結核政策の推進などによって結核死亡率の低下に成功しているという認識と抱き合わせのものであった。ウィリアム・ジョンストンが指摘するように、治療法の探究などによって結核死亡率を低くするよう努力することは、国民の健康を守るためのみならず、日本の「文明国」としての地位を高めるためにもきわめて重要であった。(28)

一九二〇年代半ば頃からは、いわゆる「結核処女地」「結核馴地」における結核の伝播や、その地理的特性についての調査も行われた。(29) その検証に力を入れていた医学者のひとりが、有馬頼吉（一八八一～一九四五）である。(30) 有馬は、人口の集中する都市部など結核患者が一定数存在しており、結核がある程度伝播している土地を「結核馴地」、僻陬の山村部など結核患者の発生が未だに稀な土地を「結核処女地」とよび、それぞれの地における結核伝播の特徴や伝播の程度に応じた結核対策の方法などを探究した[31]。

研究をもとに有馬は、一九二七年一月に論考「再び結核病の本態を考察論究して其予防治療の原則を樹てんと欲するの提案」（全五回）を『医事公論』に掲載している[32]。有馬によれば、「結核馴地」においては、人口の多くがある程度の結核菌侵入を受け、病気に対する免疫を得ているとされる。「人生は四六時中、結核感染の脅威を受けてゐるとする従来の考は、事実として証明されたることなき仮想の妖鬼である[33]」。この文言は結核の感染と発病をめぐる欧米の認識と重なる。有馬は次のように続ける。現在の結核政策は、「只管咯痰の取締やら、古本、古著等の要毒など、不用の難題に力を竭すは、如何に先入主観の余弊とはいへ、情ない謬見である。此謬見から免るることが、差し詰め日本の結核予防協会事業開展の第一歩である[34]」。このように述べ、都市化等によって結核の蔓延が避けられない現状においては、「結核にも自然にして免疫現象あり」といふこと、並に「此自然て《ママ》人類が結核戦に勝者たるを得」べきを高唱」し、感染そのものを防止するよりは感染による「免疫」を利用した結核予防方法を探るべきであること、そのためにも予防接種など人工免疫法の考究は欠かせないことを有馬は主張している[35]。このような結核のある種の土着化をめぐる議論は、第二章で検討する結核の発病予防の提唱につながっている。

3　日本結核病学会の設立と結核疫学の進展

前節で述べたように、一九一〇年代から日本でも医者や医学者が、各地でツベルクリン反応を用いた疫学調査を行い、結核の感染状況の把握につとめてきた。しかし当時の結核研究は、重松逸造（一九一七〜二〇一二）の言葉を借りれば「せいぜい統計的観察が行われる程度」であった[36]。一九二〇年代初めまでの結核研究の状況について、岡治道は次のように振り返っている。

日本では明治以来、兵庫県の海岸地方と神奈川県湖南地方とに私立療養所が集まっていたが、医学校関係では大阪医科大学に肺癆科を創設して研究していた佐多氏〔筆者注――佐多愛彦〕が唯一の専門家であった。大阪市立療養所の人達はこの肺癆科出身者であった。結核研究所は佐多教授の所の竹尾結核研究所が唯一のものだつた。もつとも伝研と北里研〔筆者注――伝染病研究所と北里研究所〕には研究部があつたが、細菌学者だけだつた。／北里氏が一八九〇年頃コッホに師事したすぐれた細菌学者であることは周知の通りであつて会長〔筆者注――一九二三年日本結核病学会発足にあたって北里が初代会長に就任したこと〕は当然であつたが、当時の日本はまだ急性伝染病の細菌学に多忙で、特に結核菌の研究をしていたのではなかつた。[37]

医学校関連では「佐多氏が唯一の専門家であつた」という岡の発言の背景について補足する。一九一〇年代に結核研究に意欲をみせ、結核研究の組織化を試みていたのは、大阪府立医学校、のちの大阪府立医科大学であった。「佐多氏」すなわち佐多愛彦（一八七一～一九五〇）は、ドイツ留学[38]などを経て、一九〇三年に大阪府立医学校長兼病院長に任ぜられると、一九〇五年に内科の一角に、肺結核の診療や研究の拠点として「肺癆科」を設置した。「肺癆科」は、日本では初めての肺結核専門講座である。[39]佐多は、自ら結核診療につとめたほか、大阪市立刀根山療養所の研究指導にもあたった。

大阪府立医学校の大学への昇格を経た一九一七年に佐多は、大阪市の実業家、竹尾治右衛門（一八七九～一九三一）の寄付金をもとに財団法人竹尾結核研究所を創立し、その管理を大阪府立医科大学が担った。竹尾結核研究所は、独立疾患に対する研究機関としては最初のものである。[40]

このように大阪府立医科大学による結核研究の組織化が試みられていたものの、結核病床を設けている大学病院はきわめて少なかった。そのため結核の臨床研究は、おもに各地の私立・公立結核療養所で行われていた。研究のおもだった拠点が大学の外にあったため、川上武の述べるところによれば、当時の結核病学には「在野的な性格」があった(41)。

日本結核病学会の設立は、大学の研究者ではなく、各公立結核療養所所長が主体となって進めた。一九二二年六月に各市立結核療養所所長会議が開かれ、そこで「一般療養所との連絡並学術的研究機関として「結核学会」をも開催すべきこと」が決議された(42)。事務所は東京市療養所に置かれ、田澤鐐二(一八八二～一九六七：当時東京市療養所所長)(43)、有馬頼吉(当時刀根山療養所所長)が中心となって学会の準備を進めた。翌年一月二七日に日本結核病学会が設立され、初代会長には北里柴三郎が据えられた。二ヶ月後には学会誌『結核』が発刊され、結核をめぐる研究の成果を共有する場が生まれた。学会には臨床医学者のほかに疫学者や細菌学者、公衆衛生学者なども参加し、幅広い研究分野から結核を探究する体制が築かれた(44)。また、日本結核病学会は行政とも連携していた。内務省衛生局が毎年全国および地域別の結核死亡統計を『結核』に発表したほか、東京市療養所や刀根山療養所も収容患者数の推移等を掲載し続けた(45)。

日本結核病学会が設立されてから『結核』誌上でも、ツベルクリン反応を用いた小児の結核感染調査が報告された。これらの報告は、健康者のなかにも結核感染者が多くいる一方で、欧米の学説に反して、都市部でも必ずしも小児期のうちに結核の感染を完了していないことを明らかにした(46)。そのため、日本の結核病学は、結核の感染と発病をめぐる欧州とは異なった理解を構築する必要に迫られた。

結核の小児期感染説が日本では適用され得ないとする仮説は様々なかたちで検証された。一九二〇年代末頃に、東京市療養所医員だった岡治道(一八九一～一九七八)(47)は、結核の初期変化群について調査するために、病理解剖学的研究を行った。その成績から、少なくとも日本では青年期に結核感染を受け感染に引き続き発病する者が多いという仮説をたてた(48)。発病を誘発する要因としては、結核病者への聞き取りなどにより、過度の労働などによ

る身体的・精神的「過労」が関与していると考えられていた。(49)

また海軍軍医の小林義雄(一八八八～一九三八)(50)は、ツベルクリン反応を用いて海軍入隊者の結核感染および発病を追跡し、入隊時は隊員の半数以上が結核未感染者だったこと、結核を発病した隊員はツベルクリン反応陽転(結核初感染)後、二ヶ月から四ヶ月後に症状が現れていたことなどを確認した。(51)

これらの調査をうけて岡は、結核の感染と発病に関する国内外の研究を総括し、一九三二年に『結核』誌上に「結核予防問題ト其体系」を発表した。(52)岡は、小児に対するツベルクリン反応に関する国内外の報告を整理し、結核の小児期感染説は、「大都会の不衛生的な或る区域の人類」にしか適用できないことを主張した。(53)また、小林義雄の研究をはじめとした、初感染に引き続く発病に関する研究から、初感染後一定期間ののちに結核を発病するおそれがあること、そして「「ツベルクリン」反応陽転後注意深ク「レントゲン」診断、赤血球沈降速度、体温等ヲ観察シテ行クト、肺又ハ肺門淋巴腺結核症ヲ速カニ発見シ、或ハ未然ニ発病ヲ防ギ、或ハ最早期ニ治療ヲ行ツテ、肺結核患者トシテノ悲シム可キ運命ヲ救フ可能性ノアルコト」を、岡は指摘した。(54)

以上の議論にもとづいて、岡は日本では結核の感染が青年期に経過するものであり、発病の多くは初感染から短期間のうちに起こるとする結核の「初感染発病説」を提唱した。初感染発病説にもとづき岡は、とくに結核感染者の早期発見とその養護を重視し、集団的なツベルクリン反応など結核検診による初感染の追跡、およびツベルクリン反応陽転後の養護・生活指導を中心とした過労防止による結核予防体系を提唱した。結語として岡は次のように論じている。

能フ可クンバ、小児期ニ健康「カード」ヲ制定シ、大ニシテハ一国民ヲ、小ニシテハ一集団員ヲ、「ツベルクリン」ノ陽性、陰性ノ二群ニ分チ、陰性群ニ就テ特ニ陽転時ノ健康ヲ監視シタナラバ結核予防ハ体系的ニ整理サレ、無益ノ努力ヲ払ハズシテ実際上ノ効果ヲ得ラレルト思フ。(55)

すなわち、人口を結核既感染者、未感染者に分けて管理し、未感染者の初感染を追跡することで結核の発病予防を合理的に行うことができることを岡は主張した。

岡の提唱した結核予防体系は、次の点において画期的であった。第一に、初感染発病説を採用することにより、結核発病の危険が初感染直後に大幅に圧縮された。結核の感染時期は定期的なツベルクリン反応検査によって特定されると考えられた。第二に、結核対策の主軸として初感染時期の特定と初感染後一定期間の発病予防が焦点化された。岡の「体系」は、第五章で論じる戦時期の結核政策、すなわち集団検診による初感染者の早期発見とその発病防止の理論的土台になった。

注意すべき点は、初感染発病説は、結核の感染時期を小児期から青年期に修正したものであるという点である。岡の「体系」では、とくに集団生活者は青年期に結核感染を経過するものであるという認識をある程度前提にしていた。岡自身も自らの病理解剖学的研究をもとに、日本人の集団生活者は三〇歳ほどまでに結核の感染を経過することを説明している。たとえば、一九三六年の『医療及保険』誌上で、東京市療養所の看護婦に対して実践している集団的なツベルクリン反応検査および検査結果にもとづく看護婦の結核管理を紹介するにあたり、岡は、「密集生活をして居る都会人は大体三十歳位に達すると、殆んど総てが結核菌の感染を受けて居ります。それは解剖や、色々の検査に依てわかるのであります」と説明している。(56)

戦時期の結核政策を主導した厚生省は、一九四一年の『週報』で、国民に対して結核の特性を次の四項目にわけて説明している。第一に「大部分の人が一生に一度は結核に感染する。しかし九〇％以上の人が全然発病せず、完全に健康を保つてゐる」、第二に「結核に感染した人の一部分が発病するのであるが、その発病は大部分が感染後一年乃至二年以内である」、第三に「感染後一、二年を無事に経過すればその後に発病することは極めてすくない」、第四に「結核は発病しても極めて自覚症状に乏しく、初めは体力もあまり衰へない」である。このような厚生省の説明は、結核の初感染発病説にもとづきながら結核の感染時期を特定することの重要さを説くと同時に、日本の人口の多くが潜在的な結核感染者になることを想定した結核予防を国民に求めた点において注目される[57]。

青木正和ら医学者による結核史研究では、結核の初感染発病説は、小児期感染説を有力な学説としてきた欧米に対して「世界に先駆けて「初感染発病説」を創り上げ、この考えを基礎に国の結核予防体系を提案し実施したわが国の結核病理学研究者たち[58]」の輝かしい業績として語られてきた。しかし、これまで確認した経緯を踏まえると、重要な点はむしろ、日本の人口の多くが、ほかの「文明国」と同じように、いずれ結核の感染を経過するという想定を初感染発病説もまた取り入れたことであったと考えられる。日本の人口の多くはいずれ結核感染者になるという想定は、身体の近代化という目標とともに示されたものであり、結核感染率の高さは日本の近代国家としての地位の高さを測る指標としてとらえられた。

おわりに——文明と野蛮の狭間で

本章では、日本の結核研究の経緯を概観し、結核の感染と発病をめぐる医学的認識の形成を記述してきた。日本の結核研究は、近代社会の人口の多くが小児期のうちに結核感染を経過するという欧州の学説を引き受け、近代化した社会における結核の位置づけに関心を向けた。一九一〇年代からツベルクリン反応を用いた疫学調査を全国各地で行い、地域別のツベルクリン反応成績が蓄積された。それらの成績は、健康者のなかでも結核感染者が多くいることを明らかにした一方で、日本では必ずしも小児期に結核感染を完了しないことを示した。日本の医学者らは、結核感染率の高さをしばしば近代化の指標として捉え、結核感染率の高さと近代国家としての地位の高さを暗黙のうちに同一視した。

一九二〇年代に入っても、結核の小児期感染説に反する調査結果は継続して報告され、日本の結核研究者は、結核の感染と発病に関する欧州とは異なった理解を構築する必要に迫られた。一九二三年に日本結核病学会が発足し、結核をめぐる研究の成果を共有する場が設けられたことで、結核の感染と発病をめぐる研究が大きく進展した。小児期感染説が日本では適用できないとする仮説は様々なかたちで検証された。これらの検証をもとに、一九三〇年代に、小児期感染説に対する日本側の応答、すなわち結核の初感染発病説が提唱された。初感染発病説は、少なくとも日本では結核の感染が青年期に経過するものであり、発病の多くは初感染から短期間のうちに起こるとする説で、一九四〇年代から構築される新たな結核政策の理論的土台になったものである。初感染発病説の提唱によって、認識の上では、結核発病の危険が初感染直後に大幅に圧縮され、初感染時期の特定と初感染後一定期間の発病防止に結核予防の焦点があてられた。重要な点は、結核の感染と発病をめぐるこのような認識は、日本の人口の多くが、一生に一度は結核感染を経過するであろうという推測を温存したうえで成り立つものであったことである。一九四一年に厚生省が国民に対して「大部分の人が一生に一度は結核に感染する。しかし九〇％以上の人が全然発病せず、完全に健康を保つてゐる」と語ったように、初感染発病説にもとづく結核の感染と発病をめぐる認識の再構成には、ほかの「文明国」と同じように、日本でも近代化とともに全人口的な結核感染と免疫獲得、いわば結核感染を通じた近代社会への「馴致」が起こるという想定がまとわりついていた。

このように、日本の結核研究では、結核の蔓延する近代社会への「馴致」に関心が向けられ、社会の都市化・工業化が進むにつれて日本の人口の多くが潜在的な結核感染者になるという想定とともに、研究が遂行されていたことを、本章は明らかにした。

本章の最後に、結核の初感染発病説の提唱に、日本の「文明国」としての自意識の揺らぎが伴っていた可能性を述べたい。初感染発病説にもとづいた結核政策が実装された一九四三年に、時局下における体力政策・健康政策を有識者が語り合う座談会「「修錬及び鍛錬」を語る」が国家医学懇話会の主催で開かれた(59)。その過程で、結核予防と生活指導とのかかわり、およびその欧米諸国との比較に話題がうつった。欧米諸国の多くでは、一九世紀にはすでに結核死亡者数が減少し始めており、本格的な結核予防運動を待たずに結核蔓延が収束に向かっていた[60]。それに対して日本では、依然として結核蔓延に歯止めがかかっておらず、この差は何に由来しているのかがこの頃の結核研究者らの論点のひとつになっていた。

ここで齋藤潔（一八九三～一九七一：厚生科学研究所国民体力研究部長）が次のように発言した。「世界各国の結核の死亡率が過去三、四十年の間に著しく減少してきた。イギリスにしても、アメリカにしても、ドイツにしても非常に減少して来た。この各国の結核予防の過程の中にＢＣＧは殆ど使つてゐないし、その効果の恩恵にも浴してゐません〔中略〕結局結核の予防には国民の生活が非常な関係を持つてゐると思ふんですね」。この発言に対して、隈部英雄（一九〇五～一九六四：日本医療団中野療養所）は、少なくとも日本においては結核の発病が初感染から短期間のうちに起こるという認識を踏まえたうえで、次のように返している。

> 恰度今日本の死亡曲線を見てみますと、外国の二、三十年の死亡曲線と非常によく似てゐる。で、又たとへばニグロみたいな人間と、それからヨーロツパの人間の結核の様相を見てみると、未開の人間のところに非常に急性結核が多い。ヨーロツパの人間の結核は非常に慢性が多い。日本はその中間に、民族的にいつてみるとなつてゐはしないか〔中略〕日本もひよつとしたらこの問題は放っておいても三十年か四十年経れば減つて来る時代が来るかもしれません。まあそれは外国の例から見て……[61]。

再度確認するが、一九三〇年代頃から日本における有力な学説となった初感染発病説は、結核の発病の多くは感染後短期間のうちに起こるとする説である。しかし、病原菌の感染と病気の発病との間隔の短さは、一九二〇年代頃までは「野蛮人」や「山間僻陬の土地、未開の国土」の地の人間にみられる病症「急性結核」の特徴のひとつとして語られていたものである。隈部も「急性結核」を一旦は「ニグロみたいな人間」「未開の人間」の病症として語るが、このあとに続く発言は、文明を象徴する「ヨーロッパ」に対する日本の後進性であった。すなわち彼らの認識の上では、一定の年齢までに結核初感染を経過し病気に対する「免疫」を得る人々もいれば、初感染をやり過ごすことができず、速やかに発病し死に至ってしまう人々もいるということである。隈部は、結核の感染と発病をめぐる日本のこのような状況を、文明と野蛮との隙間に位置するものとして解釈したといえる。

また、欧米諸国では結核死亡率が減少してきており、結核蔓延が終息しようとしている点を鑑みて、結核感染率の高さが、もはや文明の程度を図る指標にならないことに考える者もいた。高野六郎（一八八四〜一九六〇：厚生省予防局長）は、一九四〇年に『公衆衛生』に寄せた論考「都市と結核」で次のように述べている。

都市に結核が大に蔓延して居る時代には、市民は、若いうちに全部結核に犯されてしまふ。結核菌に襲はれたことを知るためにツベルクリン反応と云ふ検査方法がありますが、之で検べると、現在日本の都市の青年は大部分ツベルクリン反応を現はす。此の反応の出たのを以て先づ一人前の日本人になつたと心得てもよからうなど、乱暴な説を述べる人もあつた位でありますが実は欧米諸国では既に世の中の結核が減少した結果、青年になり壮年になつても、ツベルクリン反応の出ない人が多くなつて参りました。今後結核予防が成功した後には、都会人と雖も一生涯ツベルクリン反応などは出現せぬやうになる筈であります〔中略〕結核が予防されゝば、人間一生結核菌とは縁の無い生涯を送ることになります。但し日本の都市の人達は目下の処では、殆ど全部結核に襲はれながら、之を辛うじて撃退しつゝ生存してるやうな状況であります。[62]

以上のように述べ、高野は、欧米人に比べ、日本の人々は「残念ながら甚だ不幸なる生活を営むで居ると云はねばなりません」としている。高野の議論を踏まえれば、病原菌の感染やその後の経過を重視する日本の認識は、結核蔓延が終息しつつある欧米諸国とは違い、結核菌と「縁」を切れない自国の状況を露呈するものでもあったといえる。結核の近代社会への「馴致」をめぐる日本的な解釈として提唱された初感染発病説は、欧米に対する後進意識を喚起させ、日本の近代社会への「馴致」しきれなさを浮かび上がらせることにもつながったと考えられる。

第二章以降では、高野の言葉を借りれば「殆ど全部結核に襲はれながら、之を辛うじて撃退しつゝ、生存してるやうな状況」において、結核菌との「縁」のあり方をめぐって人々がどのように思考し、想像力を駆使し、結核菌との関係のなかでどのような実践を行おうとしていたのかを検討していきたい。

（1）岡西順二郎「結核の歴史」（全一二〇回）『日本臨床結核』第一五巻第一号—第一八巻第一二号、『日本胸部臨床』第一九巻第一号—第二五巻第一号（一九五六—一九六六年）。また岡西は、一九七二年に『日本胸部臨床』で、結核の文化史にかかわる以下の連載をしている。岡西順二郎「結核と文学（一）」『日本胸部臨床』第三一巻第一号（一九七二年）、八〇—八五頁、岡西順二郎「結核と文学（二）」『日本胸部臨床』第三一巻第二号（一九七二年）、一六六—一七〇頁、岡西順二郎「結核と文学（三）」『日本胸部臨床』第三一巻第三号（一九七二年）、二七〇—二七五頁、岡西順二郎「結核と美術（一）」『日本胸部臨床』第三一巻第四号（一九七二年）、三六七—三六二頁、岡西順二郎「結核と美術（二）」『日本胸部臨床』第三一巻第五号（一九七二年）、四三八—四四三頁、岡西順二郎「結核と音楽（一）」『日本胸部臨床』第三一巻第六号（一九七二年）、五二〇—五二四頁、岡西順二郎「結核と音楽（二）」『日本胸部臨床』第三一巻第七号（一九七二年）、六〇三—六〇七頁、岡西順二郎「江戸時代の結核（一）」『日本胸部臨床』第三一巻第八号（一九七二年）、六八六—六九〇頁、岡西順二郎「江戸時代の結核（二）」『日本胸部臨床』第三一巻第九号（一九七二年）、七六九—七七三頁、岡西順二郎「江戸時代の結核（三）」『日本胸部臨床』第三一巻第一〇号（一九七二年）、八五五—八五九頁。

（2）小松良夫『結核——日本近代史の裏側』清風堂書店、二〇〇〇年。結核史に関わる資料の収集を精力的に行ってきた小松は、二〇〇一年に「杏結核資料館」（大阪府寝屋川市）を建て、自身の収集資料を一般公開してきた。二〇〇四年に小松が死去してからは、資料のほとんどが結核予防会結核研究所図書室に移されている（小松良夫「結核患者はどんな療養をしてきたか」『図書館雑誌』第九六巻第六号（二〇〇二年）、四一七頁、島尾忠男「第6回「大阪府寝屋川市・京都神戸市」——杏結核資料館と須磨浦療病院」『複十字』第三三九号（二〇一一年）、一四-一七頁、佐藤和美「利用されているＴＢアーカイブ資料（1）」『複十字』第四〇二号（二〇二二年）、一八-一九頁）。

（3）結核予防会『創立二十周年小史』結核予防会、一九五九年、結核予防会編、岡西順二郎著『結核のあゆみ——結核予防会創立二十周年記念』結核予防会、一九五九年、ほか。

（4）岩崎龍郎「明治20年代以後の我が国の結核予防、診断、治療の諸問題に関する史的展望 その1」『結核』第五七巻第六号（一九八二年）、三五七-三六二頁、岩崎龍郎「明治20年代以後の我が国の結核予防、診断、治療の諸問題に関する史的展望　その2」『結核』第五七巻第七号（一九八二年）、三九九-四〇七頁、岩崎龍郎『日本の結核——流行の歴史と対策の変遷』財団法人結核予防会、一九八九年、青木正和『結核の歴史——日本社会との関わりその過去、現在、未来』講談社、二〇〇三年、青木正和『医師・看護職のための結核病学——結核対策史』財団法人結核予防会本部分室出版調査課、二〇〇四年、島尾忠男『結核の今昔——統計と先人の業績から学び、今後の課題を考える』克誠堂出版、二〇〇八年。

（5）常石敬一『結核と日本人——医療政策を検証する』岩波書店、二〇一一年。

（6）「肺癆」や「消耗病」は、肺を冒し、身体を消耗させる病気をあらわす概念として使われていた。一九世紀末の結核菌発見を期に、「肺癆」や「消耗病」は、結核菌の感染を原因とした肺の局所的な変化による病態をあらわす「結核（tuberculosis）」に取って代わられた（Thomas Dormandy. *The White Death: A History of Tuberculosis* (London: Hambledon and London Ltd. 1998), p. 9)。

（7）岡西順二郎「結核の伝染説と結核菌発見（8）結核の歴史69」『日本胸部臨床』第二〇巻第九号（一九六一年）、六五九-六六三頁、岡西順二郎「結核の伝染説と結核菌発見（9）結核の歴史70」『日本胸部臨床』第二〇巻第一〇号（一九六一年）、七四四-七四七頁、青木正和「結核の感染（Ⅰ）」『結核』第七九巻第九号（二〇〇四年）、五一〇-五一一頁。結核の塵埃感染説の浸透については、第四章で詳述する。

（8）明治期日本において新薬「ツベルクリン」がどのように受け止められたのかについては、月澤美代子『ツベルクリン騒動——明治日本の医と情報』名古屋大学出版会、二〇二二年、を参照。

（9）一九〇〇年には、オットー・ネーゲリ（Otto Naegeli：一八七一～一九三八）が肺結核以外の原因で死亡した死体の剖検を行い、九割以上の死体で結核の病巣痕があったことを確認している。

（10）ルネ・デュボス、ジーン・デュボス（北錬平訳）『白い疫病――結核と人間と社会』財団法人結核予防会、一九八二年。（Rune Dubos and Jean Dubos, *The White Plague: Tuberculosis, Man and Society* (Boston: Little, Brown and Company, 1952)）、一四三頁、Bryder, *Below the Magic Mountains*, p. 4.

（11）Franz Hamburger and Romeo Monti, "Die Tuberkulosehaufigkeit im Kindersalter," *Münchener Medizinische Wochenschrift*, Vol. 56 (1909): 449-451.

（12）岡西順二郎「結核の歴史75」『日本胸部臨床』第二一巻第三号（一九六二年）、二二五-二二八頁、岡西順二郎「結核の歴史76」『日本胸部臨床』第二一巻第四号（一九六二年）、三二一-三二五頁、青木正和「結核病学の展望　発病論（前篇）」『結核』第五八巻第七号（一九八三年）、三七一頁。

（13）青木正和「結核病学の展望　発病論（前篇）」、三七一-三七八頁、岩崎「明治20年代以後の我が国の結核予防、診断、治療の諸問題に関する史的展望　その1」、三五七-三六二頁、などを参照。なお、結核感染を経過したあとの成人結核については、静菌化していた結核菌がふたたび増殖を始めたことによって発病するという説（内因性再燃説）と、新たに結核菌を吸い込んだことにより発病するという説（外来性再感染説）の二つの学説が並立していた。

（14）特定の疾病に感染することそのものが社会的特権の獲得に結びついていた事例もある。一九世紀のニューオーリンズにおける黄熱病と社会階級の構築を検討する過程で、キャサリン・オリヴァリウス（Kathryn Olivarius）は、「免疫資本主義（immunocapitalism）」の構造、すなわち黄熱病に対する免疫獲得が社会的ステータスとして重視され、黄熱病に馴致した白人、馴致していない白人、免疫が自身の社会的・経済的利益にむすびつかない奴隷と多くの有色自由人とのあいだで階級化されていたこと、このような階級構造にもとづいて、病気に馴致した白人エリートにそのほかの人々を服従させる階級支配システムがニューオーリンズで確立されていたことを見出している（Kathryn Olivarius, *Necropolis: Disease, Power, and Capitalism in the Cotton Kingdom* (Cambridge: The Belknap Press of Harvard University Press, 2022)）。オリヴァリウスの指摘は、近代日本の結核を対象とする本書に対しても重要な示唆を与えている。

（15）伊東祐彦「小学児童ノ結核調査（第一回報告）」『児科雑誌』第一二七号（一九一〇年）、八六五-八八八頁。伊東の報告を日本における集団的なツベルクリン反応検査の最初の報告であるとした点については、川上武『日本医療の課題――臨床医の視角』勁草書房、一九六七年、二七〇-二七一頁、岩崎「明治20年代以後の我が国の結核予防、診断、治療の諸問題に関する史的展望　その1」、三六〇頁、を参照。伊東祐彦は、一八九一年に東京帝国大学卒業後、一八九五年に福岡県立病院小児科部長、一九一一

年に京都帝国大学福岡医科大学教授（小児科、初代）、一九一三年に京都帝国大学福岡医科大学学長、一九一九年に九州帝国大学教授。定年退官後、一九二八年に九州医学専門学校校長（初代）兼附属病院長を歴任した。

(16) 伊東「小学児童ノ結核調査（第一回報告）」、八八七頁。

(17) 酒井幹夫「都鄙ノ小学児童並ニ孤児院収容児ノ結核」『児科雑誌』第一三五号（一九一一年）、六〇二-六一四頁。

(18) 草野春平「就學兒童ニ試行セルピルケ氏反應ニ就テ」『岡山医学会雑誌』第二六四号（一九一二年）、五五-六六頁。

(19) 坂井千春、齋藤二郎「京都市及田舎ノ小学児童ノピルケー氏皮膚反応ノ検査成績ノ報告附旧「ツベルクリン」ト無蛋白「ツベルクリン」トノ比較研究」『児科雑誌』第一五九号（一九一三年）、六六七-七〇三頁。

(20) 小川勇「結核予防の一助として隊兵に行ひたるピルケー反応の成績に就て」『医学中央雑誌』第一五三号（一九一三年）、一八二五-一八二六頁。

(21) 同前、一八二六頁。

(22) 脇田香吉「ピルケー氏皮膚反応ノ統計的観察」『岡山医学会雑誌』第三〇巻第三三六号（一九一八年）、一〇七-一一三頁。

(23) 額田晋は東京帝国大学医学科卒業後欧州留学、東京帝国大学付属医院勤務を経て一九一三年に額田病院を、一九二〇年に額田保養院を開く。一九二五年に兄の額田豊とともに帝国女子医学専門学校（東邦大学の前身）を創立する。一九五〇年東邦大学長、翌年理事長。額田晋については、炭山嘉伸『額田豊・晋の生涯——東邦大学のルーツをたどる』中央公論事業出版、二〇一五年、を参照。

(24) 額田晋『肺結核の予防及治療法』南江堂書店、一九二三年、九頁。

(25) 村尾圭介「急性結核」『現代医学大事典　第7巻』春秋社、一九二九年、三五九-三六〇頁。

(26) 鴻上慶次郎『劫火の前——容易に治る結核と治らぬ結核』崇文堂出版部、一九二七年、八-九頁。

(27) 同前、九-一〇頁。

(28) William Johnston, *The Modern Epidemic: A History of Tuberculosis in Japan* (Cambridge: Harvard University Asia Center, 1995), p. 290.

(29) 佐藤正「本邦農村ニ於ケル結核ノ疫理学的考察」『結核』第七巻第一号（一九二九年）、一-二八頁、ほか。「結核処女地」における結核伝播の検証にあたって、結核の発病によって帰郷した女工やその家族等がしばしば追跡の対象になった。

(30) 有馬頼吉、石原巌「結核感染第一類（処女地急性結核）ニ就テ（第1報）」『結核』第三巻第二号（一九二五年）、二四九-二五五頁、有馬頼吉、石原巌「結核感染第一類（処女地急性結核）ニ就テ（第1報）（続）」『結核』第三巻第三号（一九二五年）、三

六二‐三七三頁、ほか。有馬頼吉は、一九〇五年大阪医学校を卒業後、一九〇七年大阪府検疫委員、大阪医学校助手、一九一四年大阪医科大学教授などを経て、一九一五年大阪市立刀根山療養所所長（初代）。刀根山療養所において太縄寿郎、青山敬二とともに結核ワクチンＡＯを開発し、一九二五年に有馬研究所を設立、ＡＯの製造販売につとめた。また、日本微生物学会（一九一五年）、日本結核病学会（一九二三年）の創立にも深く関わった（泉孝英編『日本近現代医学人名事典　1868-2011』医学書院、二〇一二年、二七頁）。ＡＯの開発については第六章で詳述する。

（31）クリスチャン・マックミレン（Christian W. McMillen）によれば、結核について処女地（virgin soil）という言葉が使われ始めたのは、一九〇三年からである（Christian W. McMillen, Discovering Tuberculosis: A Global History, 1900 to the Present (New Haven and London: Yale University Press, 2015), p. 25)。

（32）有馬頼吉「再び結核病の本態を考察論究して其予防治療の原則を樹てんと欲するの提言（一）」『医事公論』第七五四号（一九二七年）、二三‐二四頁、有馬頼吉「再び結核病の本態を考察論究して其予防治療の原則を樹てんと欲するの提言（二）」『医事公論』第七五五号（一九二七年）、一四‐一五頁、有馬頼吉「再び結核病の本態を考察論究して其予防治療の原則を樹てんと欲するの提言（三）」『医事公論』第七五六号（一九二七年）、一三‐一四頁、有馬頼吉「再び結核病の本態を考察論究して其予防治療の原則を樹てんと欲するの提言（四）」『医事公論』第七五七号（一九二七年）、一二‐一四頁、有馬頼吉「再び結核病の本態を考察論究して其予防治療の原則を樹てんと欲するの提言（五）」『医事公論』第七五八号（一九二七年）、一一‐一二頁。

（33）有馬「再び結核病の本態を考察論究して其予防治療の原則を樹てんと欲するの提言（一）」、二三頁。

（34）同前。

（35）有馬「再び結核病の本態を考察論究して其予防治療の原則を樹てんと欲するの提言（五）」、一二頁。ただし、有馬が現行の結核対策を不用と断じたうえ、結核馴地における結核予防方法として自身の開発した生ワクチン「ＡＯ」の接種を推奨するなどしたため、有馬の主張はしばしば非難に晒されている。『医事公論』での彼の議論に対しては、近藤乾郎が批判記事を寄せている（近藤乾郎「結核の予防治療撲滅問題に就て有馬博士に呈す（一）」『医事公論』第七六四号（一九二七年）、一一‐一二頁、近藤乾郎「結核の予防治療撲滅問題に就て有馬博士に呈す（二）」『医事公論』第七六五号（一九二七年）、一二‐一三頁）。

（36）重松逸造「展望」砂原茂一編『結核研究五十年』日本結核病学会、一九七五年、一五頁。

（37）岡治道「日本結核病学会が生まれた頃」砂原茂一編『結核研究五十年』日本結核病学会、一九七五年、九頁。

（38）佐多愛彦は、ベルリン大学のルドルフ・ウィルヒョウ（一八二一～一九〇二：Rudolf Ludwig Karl Virchow）と、フライブルク大学のアーネスト・ツィーグレル（一八四九～一九〇五：Ernst Ziegler）のもとで学んだ。

(39) 先行研究では、佐多愛彦は、大阪府立医学校の大学昇格（一九一五年）に尽力し、単科大学の制度化に寄与した人物として知られている（山崎正勝「大阪帝大創設を契機とする理化学振興」『科学史研究［第Ⅱ期］』第一九巻第一三五号（一九八〇年）、一四〇-一四八頁、吉川卓治『公立大学の誕生――近代日本の大学と地域』名古屋大学出版会、二〇一〇年、を参照）。なお、本論文でもたびたび言及されることになる有馬頼吉は、佐多愛彦の門下生である。

(40) 竹尾結核研究所『竹尾結核研究所六十年の歩み』竹尾同窓会、一九七七年、日本科学史学会編『日本科学技術史大系　第二五巻〈医学　第二〉』第一法規出版、一九六七年、一四〇頁。

(41) 川上『日本医療の課題』、二七五頁。初期の結核臨床研究の舞台が療養所であったことについて、砂原茂一は以下のように述懐している。

昔から結核というのは、こんなこと言うと怒られるけど、ある意味で医者のドル箱（笑）でもあったわけだけれど、困難であるだけに若い純真な医師たちにとってこの上なく魅力のある目標でした。大きな社会性を持った病気でしたから、当時の「進歩的」な医学生や医師達をひきつけたわけでしょう。アカデミーの中で出世しようと考えず、むしろ権威に反逆しようとする若い人々が初めから大学を横目に見てあるいは途中で飛び出して療養所などの結核の現場に走ったのです〔中略〕大学には一流の人がいるが療養所は二流の人しかいない。何かが足りないか、何かが多すぎて一流になれない人がいる。しかしほんとうのエネルギーは二流の人にこそ期待されるべきものだという負け惜しみですね。とにかく当時結核に走った多くの医師たちは、一種のヴ・ナロード（民衆の中へ）の掛け声を胸の中で叫んでいたと言っていいでしょう（砂原茂一、上田敏『ある病気の運命――結核との闘いから何を学ぶか』東京大学出版会、一九八四年、一一七-一一八頁）。

(42) 「結核療養所長会議に就て」『医海時報』第一四七五号（一九二二年）、一八五八頁。

(43) 田澤鐐二は一九〇九年東京帝国大学医科大学を卒業後一九二〇年から東京市療養所長（初代）、一九四三年から日本医療団中野療養所長などを務めた。晩年は東京都港区芝公園に「子ども平和塔」を建設するなど平和運動に従事した。田澤鐐二については、田沢鐐二伝刊行委員会編『平和の父田沢鐐二』平和協会、一九六九年、を参照。

(44) 砂原、上田『ある病気の運命』、二五〇-二五一頁。

(45) 同時期に設立された日本癩学会（一九二八年）もまた、療養所医官が中心となって進めたものである。近代日本におけるハンセン病医学の歴史的経緯については、廣川和花『近代日本のハンセン病問題と地域社会』大阪大学出版会、二〇一一年、二二五

-二六九頁、を参照。

(46) 井上東「小学児童ノ結核調査及「ツベルクリン」皮内反応ニ就テ」『結核』第四巻第四号（一九二六年）、二五七-二八一頁、有馬英二、菊池清一、松田操「学齢児童ノ結核ニ就テ」『結核』第八巻第二号（一九三〇年）、二二九-二四三頁、岩崎彌一郎「大阪市某小学児童ノ「ツベルクリン」皮内反応ニ就テ」『結核』第九巻第一〇号（一九三一年）、一三九六-一四〇四頁、ほか。軍隊における結核感染状況の調査については、上田春治郎「帝国海軍ニ於ケル胸膜炎ノ研究（第1報）」『結核』第六巻第六号（一九二八年）、六八〇-七二三頁、ほか。

(47) 岡治道は結核病学者。一九一七年に東京帝国大学卒業後、一九二七年に東京市療養所医員、一九四一年に結核予防会研究部長、一九四六年七月に結核予防会結核研究所所長、同年九月に東京帝国大学教授。一九五二年の定年退官後、国鉄中央健康管理研究所・結核予防会結核研究所顧問を務めた。結核の初感染発病説を提唱したほか、肺結核のX線診断学を確立した人物として知られる（泉編『日本近現代医学人名事典　1868-2011』、一一九頁）。

(48) 岡治道「結核初期変化群研究補遺」『東京医学会雑誌』第四三巻第二号（一九二九年）、二〇八-二四一頁。

(49) 遠藤繁清、黒丸五郎、鈴木左内「肺結核ノ発病動機ニ関スル統計的観察」『結核』第三巻第六号（一九二五年）、七九三-八二二頁、ほか。

(50) 小林義雄は、岡治道とともに結核の初感染に関する調査研究を行った。「陽性転化」という語は小林が考案したものである（小林義雄「結核初感染に継発する胸膜炎」『海軍軍医会雑誌』第一六巻第二号（一九二七年）、四〇頁）。

(51) 小林義雄「「ツベルクリンアレルギー」ト肋膜炎（肋膜炎ノ結核感染早期発病論）」『結核』第九巻第一〇号（一九三一年）、一二九一-一三九五頁、小林義雄「青年期ノ結核感染ト肺結核発病トノ時間的関係」『結核』第一〇巻第七号（一九三二年）、四三一-四五〇頁、ほか。

(52) 岡治道「結核予防問題ト其体系」『結核』第一〇巻第一号（一九三二年）、三九-五一頁。

(53) 同前、四三-四四頁。

(54) 同前、四八頁。

(55) 同前、五一頁。

(56) 岡治道「結核の予防に就いて」『医療及保険』第一巻第六号（一九三六年）、五〇-五五頁。

(57) 厚生省予防局「結核予防の二大重点」『週報』第二三七号（一九四一年）、八-九頁。

(58) 青木正和『結核の歴史』、一八六頁。

(59) 座談会「「修練及び鍛錬」を語る」は、一九四三年四月一七日に国家医学懇話会（一九四一年発足）の主催で開催された第一二回国家医学懇話会のなかで行われた。第一二回国家医学懇話会では二つの講演、川上漸（一八八三〜一九六九：在満第七三一部隊（関東軍防疫給水部））「体質の問題に就て」、三橋喜久雄（一八八八〜一九六九：三橋体育研究所所長）「身体と錬成」が行われ、身体の修練および鍛錬の医学的意義について討論された。なお、国家医学懇話会は、大学研究者、衛生行政関係者、陸海軍関係者などの会員を擁し、体育医学や体質医学、結核問題などについて盛んに討議していた。第三章との関係で言及するならば、一九四二年四月に開催された第四回国家医学懇話会は「体質向上改善問題」を議題とし、吉田章信（一八八四〜一九五六：東京体育専門学校）、古畑種基（一八九一〜一九七五：東京帝国大学）、川上理一（一八九五〜一九八二：厚生科学研究所）、栗山重信（一八八五〜一九七七：東京帝国大学）、三宅鉱一（一八七六〜一九五四：東京帝国大学）、井上善十郎（一八九三〜一九六一：北海道帝国大学）、石井四郎（一八九二〜一九五九：関東軍防疫給水部）が報告を行った。「第四回国家医学懇話会　体質向上改善問題を討議」『医界週報』第三七三号（一九四二年）、七七三頁。

(60) ルネ・デュボス、ジーン・デュボス『白い疫病』二五七–二六一頁。

(61) 「「修錬及鍛錬」を語る（第二回）」『日本医事新報』第一〇八五号（一九四三年）、一三九〇頁。

(62) 高野六郎「都市と結核」『公衆衛生』第五八巻第一号（一九四〇年）、二–三頁。高野六郎は大正・昭和時代の公衆衛生学者。一九〇九年に東京帝国大学を卒業したあと、内務省伝染病研究所技師、北里研究所所長、慶應義塾大学医学部教授を経て、一九二三年に内務省予防課長、一九三八年厚生省予防局長などを歴任し、結核対策をはじめとした様々な衛生行政を統括した。なお、通過儀礼としての結核感染という認識については、第二章で詳述する。

第二章　戦前期の通俗医学書を通じた結核発病予防の啓発

第一章で確認したように、二〇世紀初頭の欧米諸国では「小児期感染説」が唱えられ、近代社会の成人の多くがすでに結核の感染を受けているという認識が浸透していた。日本の医学者らもこうした認識を共有し、「小児期感染説」を検証するための結核感染調査を行うとともに、一般向けに医学や衛生に関わる知識を発信した書籍（以下「通俗医学書」）では欧州の認識を取り入れ、病原菌の感染を前提に自らの心身に綿密な配慮をはらう結核の発病予防を呼びかけた。本章では、これら通俗医学書が啓発した結核の発病予防に着目し、結核と人々との関係をめぐって通俗医学書がどのような議論を行ってきたのかを検討する。

従来の研究において、日本の結核予防をめぐる歴史的な検討は、公衆衛生の視点によるところが大きく、身辺の清潔や患者の隔離を中心とした感染予防に注目が集まっていた[1]。しかし、日本では結核の初感染発病説が唱えられる「一九三〇年代までは、感染しても発病する人が一〇人に一人程度なのだから、健康な人も多くは結核菌を体内にもっている、すなわち感染している、と考えられていた」という常石敬一の指摘を踏まえれば[2]、結核の感染と発病とを区別する医学知識を土台に発病予防に重点を置いた結核予防の様相もまた、歴史的に記述されるべきであろう。

本章の検討対象である大正・昭和戦前期は、通俗医学書が多く出版され、個人・家庭を単位とした衛生実践をめぐる知識が広く発信された時期である。[3] 大正・昭和戦前期において医学者らは、通俗医学書や雑誌を通じて、結核に感染しても直ちに発病するものではないこと、結核の発病を防ぐためには自らの心身の状態に十分な配慮を払い、生活を律する必要があることなどを啓発してきた。[4]

通俗医学書の分析を通じて、身体とそれを取り巻く社会・文化との連動を論じる研究は、日本でも豊かに蓄積されている。一例を挙げるならば、服部伸編『「マニュアル」の社会史』(二〇一四年) は、身体管理にかかわる様々な「マニュアル」の検討を通じて、科学の論理を用いることで「マニュアル」は自らの主張の正当性を強調していたと同時に、自らの主張を強調するあまり、しばしば「科学からの逸脱、方法が目的化する、あるいは精神論に陥るといった矛盾」が「マニュアル」にはみられたことを指摘している。[5]

結核については、青木純一が、一八八〇年代から刊行された通俗医学書の基礎情報を整理し、通俗医学は大気・安静・栄養を中心とした自然療法を重視したこと、通俗医学書の示した療養方針にはストイシズム (禁欲主義) の傾向があること、通俗医学書における「養生」と「療養」がほぼ同じ意味で使われていたことなどを論じている。[6] また、大道寺慶子は、二〇世紀に欧米で興隆した全体論的医学が近代日本にも浸透する様相を検討するなかで、一般大衆のあいだで結核に罹りやすい体質をあらわす通俗的な概念としての「腺病質」に注目し、近代期の一般大衆のあいだでは、結核の罹りやすい人間には特有の身体的・精神的特徴があるという考えが共有されていたことを明らかにしている。[7] 上記の研究成果を踏まえて、本章では、おもに一九二〇年代からの通俗医学書を対象に、結核の発病予防がどのように唱えられたのか、発病予防の提唱が結核菌と人間との関係をめぐる認識にどのような影響を与え得たのかを検討する。

1　初期の通俗医学書と個人衛生

個人衛生の提唱

本章の検討に入る前に、通俗医学書の広まりの土台となった衛生観、すなわち「個人衛生」の考え方の形成を概観する。公衆衛生に対応する概念としての「個人衛生」は、日本では一八八〇年代頃から提唱され始めた。初期に個人衛生の概念をうちだした人物のひとりに、長与専斎（一八三八～一九〇二）が挙げられる。一八八三年、大日本私立衛生会の発会祝辞において長与は、衛生を「無病長命ノ法」としたうえで、衛生を「各自衛生」と「公衆衛生」の二つにわけ、それぞれの意義を論じた。

其一箇人に係ルモノヲ各自衛生ト云ヒ公衆ニ関スルモノヲ公衆衛生ト云フ世上一般単ニ衛生法ト称スルモノハ率ネ此公衆衛生法ヲ謂フナリ然シ各自衛生トハ即チ各箇銘々ノ養生ナレハ此法十分ニ行届クトキハ公衆衛生法ハ無益ニ属スルカ如シト雖トモ世ノ開明ニ赴クニ随ヒ交通漸ク盛ニ工業漸ク興リ都府ノ群衆稠密ヲ加ヘ学校ノ課程繁劇ヲ増シ〔中略〕以上開明ノ進ムニ随ヒ或ハ時勢ノ風潮ニ捲カレテ不知不識其健康ヲ害スルアリ或ハ其害タルヲ知ルモ一箇人ノ如何トスル能ハサルモノアリテ各自衛生ハ竟ニ其目的ヲ達スル能ハス此レ即チ公衆衛生法ノ世ニ欠クヘカラサル所以ナリ要スルニ公衆衛生法ハ開明事業ノ分銅ニシテ此法ヲ以テ其権衡ヲ制スルニ非サレハ開明百般ノ事業ハ偶々以テ国家貧弱ノ資トナルヘキノミ(8)

長与によれば、「各自衛生」とはいわゆる「各箇銘々ノ養生」であり、急速な都市化・工業化のために「各自衛生」では対処できない部分を補塡し、「開明事業ノ分銅」としての役割を果たすものとして「公衆衛生」がある。そのうえで長与は、公衆衛生が「無病長命ヲ求ムルノ自愛心」による「真実ニ之〔筆者注――「衛生法」〕ヲ服膺スルノ信心」なしではなし得ないと論じる。宝月理恵は、この「信心」を個人衛生の範疇として解釈している。[9] 宝月の解釈にしたがうならば、長与は、個人衛生を公衆衛生そして「開明事業」を遂行するために不可欠なものとして位置づけたと考えられる。

衛生行政にかかわる官吏や専門家は、長与の提唱した「各自衛生」をしばしば「個人衛生」の語に置き換えてきた。例えば、一九一九年二月の公衆衛生講習会において、杉山四五郎（一八七〇～一九二八：内務省衛生局長）は、個人衛生を「各個々々の身体を強壮ならしめ、健康を維持すること」と定義したうえで、個人衛生を個々の「自己の能率《エフイシエンレイ》」の増進、すなわち個々の身体的・精神的健康の最大化として論じる。

此能率の増進に就ては、肉体的の能率増進もありませうし、或は精神的方面の能率増進もある。単に身体だけ壮健であると云ふただけでは、完全なる能率あるものとは言へません。身体が強健であると同時に精神的活動の盛なる人でなければ、個人といて真に能率ある人とは言へません。此肉体的又精神的の能率の増進と云ふことが、実は個人衛生の主眼である。[10]

すなわち、個々人が自身の身体・精神の健康に気をかけ、なおかつその健康の最大化を図ることが個人衛生として論じられた。

ここで長与が「各自衛生」を説明する用語として言及した「養生」について、簡単に確認する。日本の養生論の歴史を研究する瀧澤利行によれば、養生とは、近世期までに形成された「無病長寿」のための生活様式をめぐる思想で、近代期の衛生実践にも継承されている概念である。[11] 瀧澤が指摘するように、東洋における「養生」は

「自らの健康や生活を形成するために「自ら」が規範をつくりそれを守ること」を本質としており、かつその実効の判断基準は唯一「自己」の意志以外には求められていない。そのため「養生」が依拠する人間観は、きわめて個人主義的ないしは「自己主義的」であるとしうる」[12]。このような「養生」を長与らは近代における個人衛生的なものとして捉えた。その点において、新村拓による指摘、すなわち、現代における「健康の自己管理と自己責任にもとづく自覚的な行動への要請」がかつての養生論の骨格をなしていたものであるという指摘は、個人衛生的なものの連続性を考えるにあたって重要である[13]。

新村は、日本における人びとの保健医療行動の歴史的変遷を、「健康の自己管理と自己責任を唱える近世の養生論の時代から、健康の公的管理と保険による支援が進められた近代社会、そして医療任せの健康管理が主流となった戦後の高度経済成長期を経て、セルフ・メディテーションが叫ばれる自己管理責任の現代に至る」と捉える[14]。これに対して本章は、通俗医学書における結核発病予防の提唱を検討することで、近代における健康の「自己管理」の一端を明らかにすることになる。

初期の通俗医学書

一八八〇年代から結核に関する通俗医学書が刊行され始めた[15]。一八九〇年代頃から一九一〇年代頃までの通俗医学書において結核予防として重視されていたのは、病原菌の侵入・定着の防止すなわち感染予防であった。例えば、比較的初期の通俗医学書である竹中成憲『通俗肺病予防養生法』(一八九五年)は、結核の塵埃感染説にもとづいて、結核が一種の「バクテリア」によって起こるものであること、「バクテリア」は肺結核患者の喀痰のなかに「衆多居る」こと、患者の用いる痰壺の中が乾燥すれば「バクテリア」は空気中に飛散することを解説している[16]。

藤井淑禎によれば、この時期の啓発は細菌学的な観点による伝染阻止に偏っており、この偏りが「わが国独特の現象といえる菌伝染への過剰警戒を誘い出さずにはおかなかった」とされる。[17] 結核病者との近接の禁止など菌伝染への警戒を強調し続けた結核啓発が引き起こした「菌伝染過敏症」的な指向は、徳冨蘆花『不如帰』（一八九八～一八九九年）をはじめとした結核文学でも重宝され、これがさらに菌伝染への警戒心を増幅されたと、藤井は論じている。[18]

ただし、この時期の通俗医学書は、必ずしも細菌の体内への侵入阻止のみに焦点を当てていたのではない。例えば、石神亨（一八五七～一九一九）『通俗肺病問答』（一九〇二年）は、結核菌の侵入・定着を防ぐための原則として「病毒の散蔓を防ぎ之を集めて消毒すること」「各自身体の強壮を計り病毒の侵襲に抵抗する体力を養成すること」の二項を挙げている。注目すべきは、強壮な身体をつくることが結核の予防につながるとした点である。この点について石神は、「健全なる人は天与の防御力ありて仮令病毒侵入するも体内に於て之が発育を許さずして体外に排泄するの作用」があると解説している。[19] 石神に限らず、この時期の通俗医学書は、病原菌の侵入を受けないための環境の整備のみではなく、たとえ侵入を受けたとしても定着させないための「身体の強壮」も、結核の感染予防として重視していた。

北里柴三郎『強肺深呼吸法』（一九一一年）は、結核が細菌の感染によるものであるとしたが、北里が重きを置いたのは、結核菌を吸い込んでも菌を体内から追い出せるような身体をつくることであった。結核予防方法として「体育を奨励して、身体を強壮にする事」「深呼吸を怠らず実行する事」の二つを北里は紹介している。[20] 北里によれば、深呼吸は体内に侵入した結核菌を「自滅」させる方法である。北里は以下のように論じ、たとえ結核菌の侵入を受けたとしても菌が定着しないようにするための強肺法・深呼吸法の会得を唱えた。

> 深呼吸を行つて肺臓の全体に空気が入れば、新陳代謝は十分に出来ます、爾うすれば仮令結核菌が肺に飛込んで来ても、ナカ〳〵発育繁殖などの出来るものでなく、遂には自滅して仕舞ふのであります[21]

このように、一九一〇年代頃までの通俗医学書は、病原菌の侵入を受けないための環境の整備だけではなく、侵入を受けても菌を体内から追い出す、あるいは菌を死滅させるためのからだづくりに気をかけることを、結核の感染予防として論じた。ただし、この時期の通俗医学書のほとんどは、結核の感染と発病とを区別する考え方を反映しておらず、結核菌の定着すなわち感染が病気の発病に直ちにむすびつくとしていた。

2 『肺病予防療養教則』と発病予防の提唱

原栄『肺病予防療養教則』

前節では、一九一〇年代頃までの通俗医学書が結核の感染予防を重視していた点を確認した。しかし、このような通俗医学書の記述は一九二〇年代頃から変化する。結核の小児期感染説を採用し、発病防止に重きを置いた結核予防方法を啓発する通俗医学書が登場し始めたのである。一九二〇年代頃からの通俗医学書は、自身がすでに結核に感染しているという自覚のもとで感染した身体への配慮を自らが行い、各々が体内の菌を「免疫」として善用する方法を一般大衆へ発信した。その点、通俗医学書の発信した発病予防は、前節で言及した長与専斎が唱えたような個人衛生の実践でもあった。そして発病予防を唱えた通俗医学書の嚆矢であり、かつ通俗医学書のなかで最も多くの読者を獲得した書物が、原栄（一八七九〜一九四二）[22]による『肺病予防療養教則』である。本節では、原栄による結核の発病予防の提唱を検討し、その特質と影響力を分析する。

初版の書名が『肺病予防及私宅療養教則』であった原の書物は、『肺病予防療養教則』への改題、増訂などを経て、初版から一〇年で一六版を重ねており、当時もっとも広く読まれた通俗医学書のひとつであった。これほどまでに『肺病予防療養教則』が支持された理由のひとつは、同書が結核菌に対する「恐怖」は無用であり強壮な心身を保てば、結核の発病は回避できることを繰り返し強調していた点であると考えられる。初版において原は「病原菌の絶滅」を本位とする衛生学や衛生行政について次のように批判していた。

> 衛生学者は世人をして結核予防の必要を悟らしめんとし偏へに結核病の怖る可きをのみ伝へたり。其結果は意外にも其度に過ぎて、各文明国には今や結核恐怖熱《フチジオホビー》なる一種の神経衰弱症盛に流行するに至れり。世人は結核のみに怖る可き病なるを悟ると共に、結核菌あれば直ちに伝染するものと誤解し、如何にして結核菌に接することを御がんかと精神を労するの結果、終に神経衰弱症にかゝり、日常の業務も手につかず、些細の事にも憂慮して終には自己の希望をも目的をも抛つに至る現象を呈し来れり(23)

原は、結核に対する過剰な恐怖心が「結核菌あれば直ちに伝染するもの」という誤解に由来するとし、結核菌と人間との遮断に終始した結核対策のあり方を「一種の神経衰弱症」と断じた。感染防止に偏った結核対策を批判するこのような姿勢は、初版から第一六版まで一貫していた。くわえて『肺病予防療養教則』は、大気・日光・栄養を原則とした自然療法（sanatorium treatment）を詳細に紹介した初めての通俗医学書でもあった(24)。そのため『肺病予防療養教則』は異色の結核書として注目された。

その『肺病予防療養教則』が一九二一年、第一七版の刊行にあたり「旧版ノ形骸ヲ留メザルニ至」る大改訂を行い、自然療法にくわえて結核の小児期感染説を、結核予防・治療の原則として本格的に導入した(25)。第一七版は、小児期感染説を根拠に結核の感染を「普遍的現象」と断言したことから、絶大なインパクトをもって迎えられた(26)。『肺病予防療養教則』は第一七版の刊行からわずか三年のうちにさらに一一版を重ね、一九四七年までに計六一版を数える、通俗医学書としては異例のベストセラーとなった。

日本の結核史に関するこれまで研究は、原の『肺病予防療養教則』を通俗医学書の集大成、かつ結核史研究における重要資料とみなしている。福田眞人や青木純一は、原の啓発した療養方法に注目し、自然療法を一般大衆に広く紹介した点、結核を治療可能な病とみなし自宅療養の方法を発信した点を積極的に評価してきた[27]。また、成田龍一は、一九二〇年代における女性の身体をめぐる衛生意識の定着を検討する過程で、原が『主婦之友』に掲載した結核療養記事に言及し、次のような指摘をしている。原の結核観は「いたずらな結核恐怖をとりのぞき、結核を冷静にとらえ、他者からの伝染を恐れるのではなく、自己の身体への配慮に関心を集中させることとなり、結核は「予防」「治療」そして「全治」できる病いであるという認識を人びとに与える」こととなった[28]。成田の指摘を踏まえて本章は、原による、感染した身体への配慮を主軸とした結核発病予防の啓発に着目し、予防の局面において「自己の身体への配慮」がどのように位置づけられてきたのかを検討する。

青木純一は、『肺病予防療養教則』の初版と「『一七版』の大改訂を引き継いでいる」[29]第三五版（一九二五年）とを比較し、原の提示した療養方法の変化の分析を試みている。青木によれば、初版における「結核予防上の二大原則」では「結核菌の絶滅」と「結核素質の防御」をあげており、前者を消極的療養教則、後者を積極的療養教則と呼んでいる[30]が、「『三五版』になると消極的療養教則を強く批判するようになる[31]」。そのうえで青木は、「『初版』で力説した消極的療養教則が『三五版』では影をひそめ、積極的療養教則へ大きく踏み出す。むろん、積極的療養教則とは大気、安静、栄養を三原則とする自然療法そのものである」と結論づけている[32]。このような青木の指摘は、原の結核観を精査する重要な視点を提示している。

しかしながら、初版と、第三五版のもととなる第一七版を確認するかぎり、いずれの版においても「消極的療養教則」「積極的療養教則」という語は見当たらない。あるのは「消極的予防教則」と「積極的予防教則」という言葉である[33]。かりに青木のいう「消極的療養教則」「積極的療養教則」が予防教則を指しているとしても、「積極的予防教則」は自然療法を指しておらず、なおかつ、初版から一貫して自然療法の重要性を原は提示しているため、第三五版との比較にならない[34]。原は予防と療養の教則を明確に使い分けており、「消極的」「積極的」と大別しているのは予防教則についてである。以上を確認したうえで、本章では、結核を発病していない人々を対象とした、療養と明確に区別された予防教則について分析を行う。

『肺病予防療養教則』の検討に入る前に、第一七版の改訂で、結核の予防・治療についてどのような点が強調されることとなったのかを、原による注意書き「此書ヲ読ム人ヘノ注意」から確認する。第一七版の序盤に書かれている「此書ヲ読ム人ヘノ注意」によれば、第一七版が従来の通俗医学書と異なる点は六点ある。第一に「結核菌ノ伝染ハ人類ニ於ケル普遍的現象ナリ。何人モ之レヲ免ル、能ハズ」、第二に「結核伝染ハ人力ニテ予防シ難シ。肺病（結核病）ノ発生ハ人力ニテ予防シ得可シ」、第三に「結核伝染ト結核病トハ全然別物ナリ」、第四に「肺病発生ノ原因物ハ結核菌ニハ非ズ」、第五に「肺病ノ治癒ハ身体ノ自然療能ニ由ル自然的治癒ナリ」、第六に「肺病ノ治癒ハ専ラ病者ノ精神力ニ支配セラル」である。[35] 原によれば、上記六項目に重点を置いた第一七版の改訂は「現在ニ於ケル肺病予防療養法ノ心理ニ近カキモノニシテ、実ニ予防療養上ノ神髄ナリトモ称シ得可シ」とされる。

上記の六項目のうち、本節では一から四の項目、すなわち、結核の感染と発病を別物として考え、感染後の身の振る舞い方、生活様式等への注意による発病予防こそが重要であるとする原の立場に焦点をしぼり、『肺病予防療養教則』を検討する。以下では、結核の発病予防をめぐる原の主張のうち、次の三点に着目する。第一に結核の感染は免れない「普遍的現象」であること、第二に結核の発病は概して体内に潜む結核菌の「爆発」によること、第三に年齢によって結核の発病の危険度も予防の要点も異なることである。

「普遍的現象」としての結核感染

『肺病予防療養教則』で最も重要とされたのは「『結核菌伝染ハ人類ニ於ケル普遍的現象』ナル此ノ簡単ナル一語ノ原則」である。[36] この原則によれば、ほとんどの人々が成人になるまでに結核感染を受けるものである。原は、結核の感染と発病に関する欧米の研究成果を紹介し、「結核菌伝染ハ人類ニ於ケル普遍的現象」の原則が「最近十数年間の結核学理の進歩」によって見出された最先端の医学知であることを強調した。

結核菌は人類を求めて自己の生存を営み、人類は生るゝと共に、結核菌の散在、充満せる現在の世上に其身体を曝露せらるゝが故に、人体に於ける結核菌の侵入占拠は、生後頗る急速に行はれ、一定の年齢に達したる人類にして、自己の体内に結核菌の侵入を蒙らざる者無きに至る。即ち結核菌の伝染は人類に於ける普遍の現象なりと云ふ所以なり。(37)

原の述べるところによれば、「現在の世上」の成人はすでに結核菌に感染しているものであり、この事実を結核予防の「徹底的根本観念」にせねばならないとされる。(38) このような見解にもとづいて原は、感染者のうち具体的な症状の現れた結核病者は「少数ノ重傷者」に過ぎないとした。

『結核伝染』なる負傷の洗礼を受けたるは吾も人も全く同一なるに、一方には其負傷が軽微なる為め自己の体内に結核菌を宿せる事をすら知らず、自己を以て清浄無垢なる者と考へ、同病相憐まざる可からざる重き負傷者たる隣人の肺病に向つて反つて唾棄するが如き無常冷酷の人少からず。〔中略〕世人は同病相憐むの念を以て肺患者に対し、今少し大なる同情心を持ち、更に十分なる慰藉の方法を構ず可きは、単に人道以外、亦同病者たる点に於て特別の義務を有す。(39)

誰もが潜在的な結核感染者であるとする認識をもとに原は、結核病者と我々は等しく「負傷の洗礼を受けたる」者であるとした。病原菌の感染を前提とする考え方は、結核病者への差別を否定する根拠としても用いられた。

結核の感染をめぐるこのような前提を踏まえたうえで原は、結核の発病とは体内に潜んでいた病原菌の「爆発」によるものであることを主張した。

吾人人類は実に此世に生れ落つると共に、結核菌なる大敵の前に曝露せられ、結局一度は此物の体内侵入を受け、一生涯の久しき間、何時体内より潜伏結核菌が爆発し来るか、外囲の新なる結核菌の強襲を蒙るかの、危険の中に立ちつゝあり。通観すれば実に人の一生は初めより終迄、結核菌なる強敵を前にせる戦線に立てると異る事無し。[40]

この記述からは、原の結核観の一端を垣間見ることができる。「結核菌なる大敵」に囲まれた戦場で我々は、いずれ結核菌の「強襲」を受け、いつ「爆発」するか分からない菌を植え付けられる。このような状況下を生き延びる手立ては、体内に植え付けられた菌を生涯にわたって押さえつけることのみである。原は、このようなある種の破局的な状況を現前のものとして語ることで、結核と人々との緊迫した関係を巧みに描いている。

なお、発病の契機として原が「体内より潜伏結核菌が爆発し来るか」「外囲の新なる結核菌の強襲を蒙るか」のふたつを挙げたのは、当時の欧州や日本の結核病学界では、結核の発病は、体内の菌が再び増殖する内因性再燃によるものであるという説と、新たに別の菌に感染する外来性再感染によるものであるという説とのふたつの学説があったことによると考えられる。この点については、第五章で検討する。

体内に侵入し、潜伏した結核菌が「爆発」する火種は何か。原によれば、結核の発病を誘発するふたつの「動機」が存在するという。ここでいう「動機」とは「身体に於ける異常の変化にして、一定の年齢に達し変化する遺伝的体質を有する者、又た不摂生其他の病患にて身体の素質に変化を来したる者にして、『素質』に大なる変化を来すもの」である[41]。そのうえで原は、結核発病のふたつの「動機」として「人為的動機」と「自然的動機」を挙げる。

まず「人為的動機」とは、主に不衛生・不摂生、および心身の疲労を引き起こすような出来事との遭遇を意味する。原がとりわけ重視したのは「神経系の作用」、すなわち個人の精神的状態やその傾向である。「配偶者の死の如き慰安の途なき哀愁、大事業の失敗、失恋、学生時代に於ける試験前の憂慮興奮激励、久しく継続する夜勤等」に伴う「精神の過労」は、結核の発病と密接な関係をもつとされた[42]。これに対して「自然的動機」とは、主に年齢に伴う身体の変化を意味する。これは個人の注意によって回避できると考えられる「人為的動機」とは違い、不可避のものである。とくに青年期は小児から成人への身体的変化が生じ、「体質」上の弱点が露呈する危険な時期であると考えられた[43]。

年齢によって異なる発病予防

原は、結核発病の危険も予防の要点も年齢によって異なるとして、年齢ごとの結核予防方法を以下の六つに分類、記述した。まず生後から満二歳までは、身体の抵抗力が十分に備わっていないため結核の感染と発病が連続する、結核発病の「第一危険期」である。乳幼児については感染予防が重視されなければならない。続いて満三歳から満一六歳までは結核菌に対する十分な抵抗力が備わり結核の発病の危険が少ない「第一安全期（伝染時代）（免疫期）」である。この時期は多くの者が結核菌の感染を経過する時期であり、結核の予防の要点は感染予防から発病予防へ移行する。この時期のうちに「身体素質の改善、免疫力の保全」に励むべきであるとされる。満一六歳から満二五歳までは体内に潜んでいた結核菌が「爆発」する危険の最も高い「第二危険期（発現時代）（猖獗期）」であるとされる。結核死亡者はこの年代に最も多い。そして満二五歳から満三五歳は依然発病の危険が高い「第三危険期」である。満一六歳以降の予防の要点は、身体の適切な休養と滋養のある食餌をとることである。

満三五歳から満五五歳までは比較的発病の危険が低い「第二安全期（準免疫期）」、満五五歳以降は「老年性」の結核を発病しうる「第四危険期」である。[44]

このように年齢毎の結核発病予防が論じられたのは、そもそも発病予防が生涯にわたって続くことを意味する。原は、とくに「第二危険期」について、次のように解説している。「第二危険期」は子どもから大人への身体的変化が起こる不安定な時期にあるため、体内の結核が「爆発」する危険は必然的に高くなる（「自然的動機」）。くわえて、この時期は就職や結婚、出産など「肉体上及び精神上の重大機会」が一斉に押し寄せ、心身ともに疲弊しやすい時期でもある。「重大機会」にともなう心身の疲労が結核発病の危険を一層高くする（「人為的動機」[45]）。

このような原の記述で興味深いのは、青年層が結核を発病しやすい理由を「自然的動機」「人為的動機」双方を用いて説明していることである。年齢に伴う身体の変化を意味する「自然的動機」も、生涯の「重大機会」に臨むことで身体的・精神的に疲弊する「人為的動機」も、おなじく青年期において避けて通ることができないものである。青年期に結核発病の危険が急激に高まる必然性を重ねて強調することで、全結核死亡者のうち青年層が「十分ノ七乃至十分ノ八を占めつゝある[46]」現状に相応した説明を試みたといえる。注目すべきもうひとつの点は、原が、結核菌が「爆発」する危険に遭遇することを必然的な出来事として論じることで、成人を文字通り結核発病の最大の危機を越えた者として位置づけたことである。成人になれるかどうかは、文字通り、体内に潜む結核菌との関係を調整できるかどうかにかかっているかのように語られたのである。

では「爆発の機会を与へぬことを主眼と[47]」し、体内の結核菌を手懐けるにはどうすればよいのか。原にとって「爆発の機会」とは、結核発病を誘発する「人為的動機」「自然的動機」である。しかし、主に年齢に伴う身体の変化を意味した「自然的動機」は年齢を重ねることによって必ず直面するため、回避が不可能である。それ故、発病予防の要点は「人為的動機」への対処にあるとされた。原は「予防の金科玉条」として「過激の精神的及び肉体的疲労を避け」ること、「常に消化器を健全にし善良なる食欲を保存する」ことの二項を挙げている。原は、身体・精神の過労につながり得る様々な出来事を、結核発病を誘発しうる危険因子として問題化し、これらの問題に対処する自らの心身に対して絶え間ない配慮を払うことを求めていった(48)。この絶え間ない配慮を、原は次のように表現している。「須ラク自然ニ帰レ、自然ハ人ノ安住ノ地ナリ。総テノ選択ガ、自然的ニシテ且ツ合理的ナランニハ、ソハ将来久シク、肉体的ニモ精神的ニモ悉ク善ナリ(49)」。

以上を踏まえて、『肺病予防療養教則』が唱えた人々と結核との新たな関係を三点にまとめる。第一に、そもそも結核の感染は誰もが免れない「普遍的現象」である。近代社会に住まう多くの人々は成人になるまでに結核感染者となる。第二に、結核の発病は体内に抱えていた結核菌の「爆発」によるものである。発病の原因は、個々の生活習慣のほかに身体・精神の状態やその動揺に求められた。第三に、結核の発病予防の要点は年齢によって異なる。潜在的な結核感染者である多くの人々は、それぞれの年齢毎に発病予防にいそしみ、生涯にわたって、自己の心身への配慮に邁進しなければならない。

重要な点は、結核の発病にまつわるこのような記述が、戦場のイメージとともに語られたことである。結核の蔓延した戦場においては誰もが「負傷」者となり、誰もが結核菌という「爆発」物を植えつけられる。結核の感染はそもそも前提であり、発病予防こそ重視すべきであることを主張してきた原の論説は、このような比喩によって強化されたといえる。原は発病予防の解説を以下の言葉で締めている。「正確なる予防の観念は、結核病の決し恐るゝに足らざる所以を徹底的に攻究、会得すると共に日常の行為を精神修養に依りて律するに至りて、初めて真に理解する事を得可し〔中略〕修養即予防の根底を為すものと云はざる可からず(50)」。

3　結核との関係を調整する

『肺病予防療養教則』第一七版が刊行された一九二二年には、すでに人口の多くが結核に感染しているとする記述が、雑誌記事などで散見されている。一九二二年一〇月の『婦人之友』に掲載された廣川松太郎（医学士）の記事「子供に潜伏して居る結核」は以下のように述べている。

昔時平氏の盛んな時に、平家にあらざれば人にあらずと、云はれたことがありますが、その筆法でこれを云へば、結核に罹らざれば、人にあらずと云つてもよい位で、至つて人間にはいり易く、一生に一度も結核に罹らない人は、殆んど無いと云つてもよい有様です。[51]

本節からは、『肺病予防療養教則』以降の通俗医学書が、廣川のいう「結核に罹らざれば、人にあらず」の時代をどのように描写し、結核と人々との関係をどのように説明してきたのかをみていこう。

発病予防の重視

『肺病予防療養教則』第一七版の三ヶ月後に刊行された川村六郎[52]『通俗肺病の合理的聯結療法』（一九二二年）の「第四章　肺病予防の要領」は、次の文章から始まっている。

肺病の予防と云へば、世人は一般に患者に接近せぬ様とか、喀痰の取締とか、家屋、器具の消毒とか、専ら結核菌の外方からくる伝染を予防する意味に解して居る〔中略〕吾人の肺病発生論に依れば甚だ無価値で、且つ到底不可能事であることを了解するであらう。即ち吾人大人の全部及び十二三歳以上の少年少女大半は、已に体内に結核菌の侵入を受けて居るのであるから今更結核菌の外方よりする伝染を憂ふるに足らないではないか。況んや世界中到る処濃厚に瀰蔓《びまん》して居る結核菌を完全に廻辟して、其侵入を免かれやうと云ふことは今日の実際上、到底出来得べからざる事柄である(53)。

このように始めたうえで川村は、結核の発病を、しばしば、体内に潜んでいた結核菌の「爆発」とよんだ。例えば、結核予防の方針について次のように述べている。「已に潜伏結核を持つて居る人は、決して結核の伝染を危惧する必要はない。それよりも自己の体内に潜伏して居る結核の爆発を来さない様に用心する方が最も緊用なのである(54)」。

興味深いことに『通俗肺病予防療養教則』以降の通俗医学書では、結核菌の「爆発」という比喩が頻繁にみられる。例えば向井徳寿(55)『肺結核の発生と予防』(一九二九年)は、青年期以降の結核発病について次のように記述している。

〔青年期以降の結核発病は〕既に久しく潜伏してゐた結核が身体の抵抗力の減退した隙に乗じて台頭したものであつて、即抵抗力の減退の方が発病の重大な要素となるわけである〔中略〕この抵抗力が衰へた隙に乗じて抑へ来つた潜伏結核が終に爆発するのが普通の形である。故に決して結核菌が飛込んだ事夫だけで結核患者になると云ふのは決してない(56)。

向井の著作にも現れた結核菌の「爆発」というの比喩は、結核の発病が病原菌の感染のみによるものではないとする見方を示すとともに、結核菌の潜伏する自身の身体をいかに配慮するかこそが、結核を発病するか否かを左右することを如実に表している。

では、何が結核菌を「爆発」する誘因となるのか。それは身体・精神の過労およびこれを誘引する不摂生な生活などに求められた。前出の川村六郎『通俗肺病の合理的聯結療法』は「潜伏結核の爆発を起す原因は、各自の日常生活法にある」とし、過度の運動や海水浴、深呼吸などを無暗に奨励することは、しばしば結核の発病を誘発すると主張している。[57]

公立結核療養所にかかわる医学者も積極的に通俗医学書を刊行し、発病予防を主軸とした結核予防方法を啓発した。遠藤繁清（一八八四〜一九六五：当時、東京市療養所副長[58]）は、原栄『肺病予防療養教則』と並ぶ代表的な通俗医学書である『療養新道』（一九二九年）において、発病の誘因について次のように論じている。

〔病気の快復直後や婦人の妊娠分娩の〕外に最も悪いのが、放蕩、試験勉強、過激の運動、其他一般に、心身の過労が、発病の動機となる。即ち、斯様な動機に依て、結核菌に対する抵抗力が衰へ、数年乃至数十年来、抑へに抑へ来つた所の潜伏結核を、最早抑圧し兼ねるに至つて、終に爆発するのが、普通肺患者の経路である。[59]

また岩佐大治郎（当時、大阪市立刀根山病院長[60]）『肺病の予防法と自然療養』（一九三一年）は、「煩悶、幽鬱、心労、等精神の沈衰した時、或は大酒、放蕩、夜更かし、睡眠不足、過度の勉強、過激の運動等、一般に心身の過労した時」を発病の「動機」に挙げている。[61] 岩佐によれば、これには「廃残の劣敗者たることを免れる為めには神身の過労を顧慮するの暇がない」生存競争に晒される近代社会固有の状況が深く関わっている。[62] 戦前期の通俗医学書の特徴として、結核の発病を誘発するものとして、身体の疲労だけではなく煩悶憂鬱など精神的な疲労も重視していた点があげられる。こうした通俗医学書の記述は、結核予防をめぐる議論に精神医学・精神衛生が介入できることを示唆していた。福田眞人や北川扶生子がすでに指摘しているように、結核はしばしば鋭敏な感受性や神経の過敏と結びつけられ、それが、「上流」や「天才」などといった甘美なイメージを喚起させる、独特の結核患者像をつくっていた。[63]

「潜伏結核」と予防的治療

近代社会の多くの人々の体内に結核菌が潜んでいるという見方は、しばしば健康／病気の二分法を曖昧にさせた。医学者らは、しばしば健康／病気の区別の困難さを問題にし、[64]なかには結核予防と治療とを方法的に統一しようとした者もいた。例えば、田澤鐐二（一八八二〜一九六七：当時、東京市療養所長）は「結核病では予防と治療とをはつきり分けることは出来な」いとして結核予防・療養を兼ねた「予防的治療」「治療的予防」を提唱した。[65]

こうしたなか多くの通俗医学書は、すでに結核感染を経過し病原菌を体内に抱えている状態を「潜伏結核」とよび、人口の多くが該当する「潜伏結核」者を、健康者と結核病者との境界線上を揺れ動く存在として位置づけた。遠藤繁清『療養新道』は「潜伏結核」者について次のように論じた。

現代の文明国に於ては、殆ど総ての大人が、軽重の差こそあれ、結核菌の伝染を蒙つてゐる事、又其伝染は大概十四五歳までに行はれてゐる事、この二項は否定し難い明らかな事実である。〔中略〕夫にも関はらず、夫等の人全部が結核患者ではなく、大多数は健康者として、活動して居るのである。只彼等は健康者と云ひながら、潜伏結核者なのである。[66]

このように述べて遠藤は、健康者と結核病者との違いは潜伏結核を抑えられているか否かの違いでしかないとし、「両者の解剖的の絶対差別は無い」と主張した。[67]他方で、結核に感染している状態を「潜伏結核」とするならば、ほぼ全ての人々がこれに該当してしまう点を問題にし、結核の発病には至っていないものの慢性的な不調に晒されている者を「潜伏結核」者としたのが、鴻上慶次郎[68]『劫火の前——容易に治る結核と治らぬ結核』（一九二七年）である。鴻上は、「潜伏結核」者を「結核菌が生育して其の発生の為に産出する毒素が体内に排出せられて循環するが為に、種々の慢性的中毒症状を起こす状況にある者」と定義している。[69]この「慢性的中毒症状」は胸痛や咳嗽、身体的・精神的疲労感などによって特徴づけられている。[70]鴻上は、「潜伏結核」を結核発病につながる状態という点で「病気」とみなし、「潜伏結核」の段階で予防的な「治療」を施すことを主張していた。

絶え間のない「自己への配慮」

岩佐大治郎『肺病の予防法と自然療養』は、「諸種の疾病」「心身の過労」「年齢に伴ふ体質の変化」「不衛生的生活」の四つの「動機」と連動して結核菌が「爆発」すると論じた。[71]しかし、岩佐によれば、体内の結核菌をどう扱うかによって、菌は病気に対する「護身用の武器」にもなるとされる。岩佐は次のように説明する。

> 吾等には寧ろこの潜伏結核は無くてはならぬ結核発病予防上の大切な護身用の武器だとも言へるのである。即ち、此の潜伏結核は戦場に臨む勇士の抱く手榴弾の様なもので、過てば身を亡ぼす危険物であるが、敵陣に肉薄してわが身に危害の迫つた時は、これが貴い護身用の武器ともなるのであるから、吾人は日常、合理的生活を持続して、抵抗力の減退することなき様に留意し、終生此の潜伏結核を護身用の武器として利用する事を忘却してはならない。[72]

ここでも『肺病予防療養教則』でみられたような「戦場」のイメージが用いられている。岩佐は、結核と人々との関係を論じるにあたり「護身用の武器」「戦場に臨む勇士の抱く手榴弾」などといった戦争のイメージを用いることで、近代社会の人々の置かれた緊迫した状況を読者に訴えかけている。上記の引用文中の「潜伏結核を護身用の武器として利用する」ための「合理的生活」とは、岩佐によれば「小児時代の感染による体内の潜伏結核を爆発せしめる様な発病動機をつくらない」[73]生活、すなわち岩佐の挙げた四つの「動機」をつくらない生活様式とされる。「潜伏結核」という「手榴弾」が誤爆する四つの「動機」を極力除くことで体内の結核菌を絶えず統御することが、岩佐の論じた結核の発病予防方法であった。そのうえで岩佐は、青年期について、自らの心身の状態に「半百年の生涯の内最も細心なる注意を払」うと同時に「生活衛生を守り、潜伏結核を爆発せしめる様な凡ての不摂生を慎む」ことが結核の発病予防につながると論じた[74]。

また遠藤繁清『療養新道』は、生活様式の改善などによって、結核発病の「動機」を取り除けるか否かによって、体内に潜む結核菌が「守護神」にも「悪魔」にもなるとして次のように論じている。

即ち知る、吾々文明国人が有する潜伏結核なるものは、身体に抵抗力の充実して居る間は、明かに吾々の守護神である。吾々は此の事実を悟り、折角の守護神が反逆の悪魔と化する事の無い様にくれぐれも注意すべきである。又潜伏結核は之を銘刀に例へる事が出きる。用ひ方によつて非常な役にも立てば、怖ろしい害をもする[75]。

前述の岩佐と同じように、体内に潜んだ病原菌を結核という病気から身を守るために利用すべきであることを、遠藤は強調している。先にみたように、遠藤が結核発病の原因として重視していたのは、個人の身体・精神の過労である。体内の病原菌は、身体・精神の過労によって、結核に対する「守護神」としての神性を失い、「悪魔」に変貌するのだと遠藤は語っている。ではどのようにして体内の結核菌を「守護神」として祀り続けるのか。遠藤はその手立てについて「不規律の生活、無理な仕事、心配事、寝不足、甚だしき粗食等を避けよ」「虚弱者は、業務も運動も、過激ならぬ様注意せよ」「常に不平を言はず、快活に勤労せよ」などと記している。[76] 遠藤の唱えた結核の発病予防の方法は、清潔な外部環境の維持のみではなく、自らの身体・精神の統御に及んでいた。

このように、『肺病予防療養教則〔第一七版〕』以降の通俗医学書は、人々と結核との関係をめぐる原栄の見方を引き継ぎ、近代日本社会に生きる人々を、健康と病気との境目を揺れ動く存在として位置づけた。そのうえで、通俗医学書を通して医学者たちが唱えた結核の発病予防方法とは、体内に潜んだ病原菌を駆逐することなく、むしろ結核という病気に対する「免疫」として善用する方法であった。[77] 啓発者たちは、結核の発病予防を論じるときに、体内の結核菌を「護身用の武器」「手榴弾」「守護神」「銘刀」に喩えるなど、結核という病気に対して「戦争」のイメージを用いて表現してきた。[78] 大正・昭和戦前期の通俗医学書は、近代社会を、都市化・工業化とともに結核菌の侵入、定着の免れない社会としてとらえ、近代日本社会の人々の置かれた「危機的状況」なるもの、および、そのような状況下における人々と結核菌との緊迫した関係を巧みに表現していたといえる。自己の身体・精神の絶え間ない調整は、結核発病予防上の問題という網にかけられたのである。

4　結核発病予防と精神衛生

これまでみてきたように、通俗医学書では、結核の発病を誘発するものとして、身体の疲労だけではなく、煩悶憂鬱など精神的な疲労も重視した。このような通俗医学書の記述は、結核予防をめぐる議論に精神医学・精神衛生が介入する余地を与えた。本節では、その一例を紹介しよう。

犯罪精神病学を専門とし、精神衛生の啓発者として精神疾患の大衆化を主導した精神医学者のひとりである金子準二（一八九一～一九七九）[79]は、結核と精神疾患とのかかわりについても多くの事柄を語ってきた。『診断と治療』臨時増刊である『結核殊に肺結核』（一九三三年）に掲載された論文「精神病学より観たる肺結核」で金子は、肺結核に関する精神病学的研究を紹介し、肺結核と精神疾患とのかかわりについて、おおまかに、次の六つの要点を解説している。

第一に、精神病の発病原因として肺結核が深くかかわっている。例えば、母親が結核で栄養状態が不良であると、胎児の身体的発育が阻害されると同時に精神的発育もまた障害を蒙る。「日常精神薄弱者ことに少年犯罪者として取扱ふ精神薄弱者には肺結核で死亡した母の最後の子供が多いが事実である」[80]。

第二に、日本の精神病院で「在院者の二分の一以上を占め」る「早発性痴呆」[81]の発病の原因を結核に求める学説がある。現在は内分泌の異常が「早発性痴呆」を引き起こすと考えられているが、結核菌の「毒素」が内分泌腺に作用して「早発性痴呆」の発病の原因になることも考え得る。

第三に、精神病を誘引する因子と肺結核を誘引する因子は、ともに身体的・精神的過労であり、なおかつ肺結核も身体的・精神的過労を引き起こすため、肺結核の発病が精神病を誘発する。肺結核は青年層に多く「一旦青年が肺結核と診断されると『前途は暗黒である』と直感するが常である」[82]。この直感による「心痛」が発病の誘因となり「躁鬱病」の発作が起こることがある。

第四に「結核性精神病」という結核を原因とする特別な精神病がある。結核は神経系統にも影響を及ぼし、譫《せん》妄《もう》を始めとした精神病症状を起こすことがある。さらに「精神病性肺結核」という精神病の合併症としての肺結核もある。精神病院の結核死亡率が高い原因は「精神病者では衛生的思想と云ふ文化人の思想は、最初に喪失する傾向があるので」肺結核は病院内に容易に伝播する[83]。

第五に、結核に親和性のある者には、特有の性格異常がある（「結核性性格者」）。結核性性格者にみられる精神的特徴は「意志の薄弱、無元気、自己中心的無遠慮、自恣、虚栄、猜疑、嫉妬、被害的念慮、企業癖、気分転変、悲観、楽観、好争性と感動性と衝動性と被暗示性と性欲との亢進等」である。[84] 肺結核病者にしばしば自殺する者がいるのは、結核性性格の特徴、すなわち悲観的で衝動性と感動性とが亢進していることともかかわりがある。

第六に、精神疾患と肺結核とのあいだに以上のような関係があるため、精神病者は「肺結核伝播者」としても注視する必要がある。例えば、結核性性格者は、自己中心的で「他人の迷惑を一切顧慮せぬ点がある」。さらに精神病者は「結核を持つて居るとの認識を持たぬが常である。随つて伝播を予防する等との心得がある筈はない」。しかも、精神病者に接触した者が「予防の措置を講ずると、それを被害的に曲解して、それが基礎となつて妄想が成立つとか妄想が拡大することもあるので」充分な結核予防措置をとることができない。「精神病者は肺結核の伝播者として至極の危険者である」[85]。

このようにして金子は、結核と精神疾患との重なりを見出すと同時に、結核を精神疾患の原因・誘因として位置づけ、結核に対する精神病学的な探究に積極的な意味を見出している。

5　日本結核予防協会「結核予防小冊子」からみる発病予防の浸透

これまでみたように、原栄『肺病予防療養教則』をはじめとした戦前期の通俗医学書は、病原菌の感染を前提とした結核の発病予防を提唱してきた。結核啓発の一大拠点である日本結核予防協会も、これに呼応するように、一九二〇年代のおわりから結核の発病予防を重視する考えを広く発信するようになった。「結核予防小冊子」は個人、および官公庁や学校、銀行、工場など全団体に広く配布され、結核予防協会の予防宣伝活動に大きな役割を果たした。[86] 本節では「結核予防用冊子」において、結核の発病予防がどのように記述されてきたのかを確認する。

一九一三年の設立以来、日本結核予防協会は、一九冊の「結核予防小冊子」を刊行してきた。刊行された小冊子は年代順に『人生の禍根』（一九一三年、一五万部）、『幸の為に』（一九一三年、一五万部）、『悪魔の生涯』（一九二一年、二〇万部）、『人類の敵』（一九二七年、一〇万部）、『児童と結核』（一九二九年、二五万部）、『結核読本』（一九三〇年、二五万部）、『予防衛生　栄養と結核』（一九三一年、一五万部）、『結核予防絵入パンフレット』（一九三二年、三〇万部）、『療養と予防の早わかり』（一九三三年、一一〇万部）、『牛乳と栄養』（一九三三年、三〇万部）、『凡太郎のお手柄』（一九三四年、五〇万部）、『療養の心得』（一九三四年、五〇万部）、『結核真髄』（一九三五年、六〇万部）、『漫画パッヅル僕らの健康』（一九三六年、五〇万部）、『改訂療養の心得』（一九三六年、三万部）、『健康読本』（一九三六年、二〇万部）、『銃後の健康』（一九三七年、一〇〇万部）、『結核予防は小児から』（一九三八年、五〇万部）、『銃後と結核』（一九三八年、一五〇万部）である[87]。

これらの小冊子のうち、病原菌の感染を前提とする考え方が初めて反映されたものは、一九二七年に刊行された『人類の敵』であると考えられる。前作の『悪魔の生涯』は、結核の塵埃感染説を色濃く反映し、街のいたるところに身を潜めながら、市井の人々の体内に侵入・繁殖しようと奮闘する結核菌たちの物語が描かれていた[88]。しかし『人類の敵』では「敵」としての結核菌の存在は前作よりも目立っておらず、むしろ、たとえ感染したとしても実際に発病をする者がごく一部であることが強調されていた。以下のように書かれている。

> 現代の人間の多数は体内に結核菌を保有して居るは事実だけれども実際は悉く発病するものでなく、終身何の異変もなくて経過するものもあり、又風《ママ》引き易い質である位で終始結核感染者である事に気付かずに仕舞ふものもあり、こんなものより重症迄の間に色々の階級の感染者がある、而して疾病と名づくる程のものは全数の僅々壱割以下に過ぎぬ[89]。

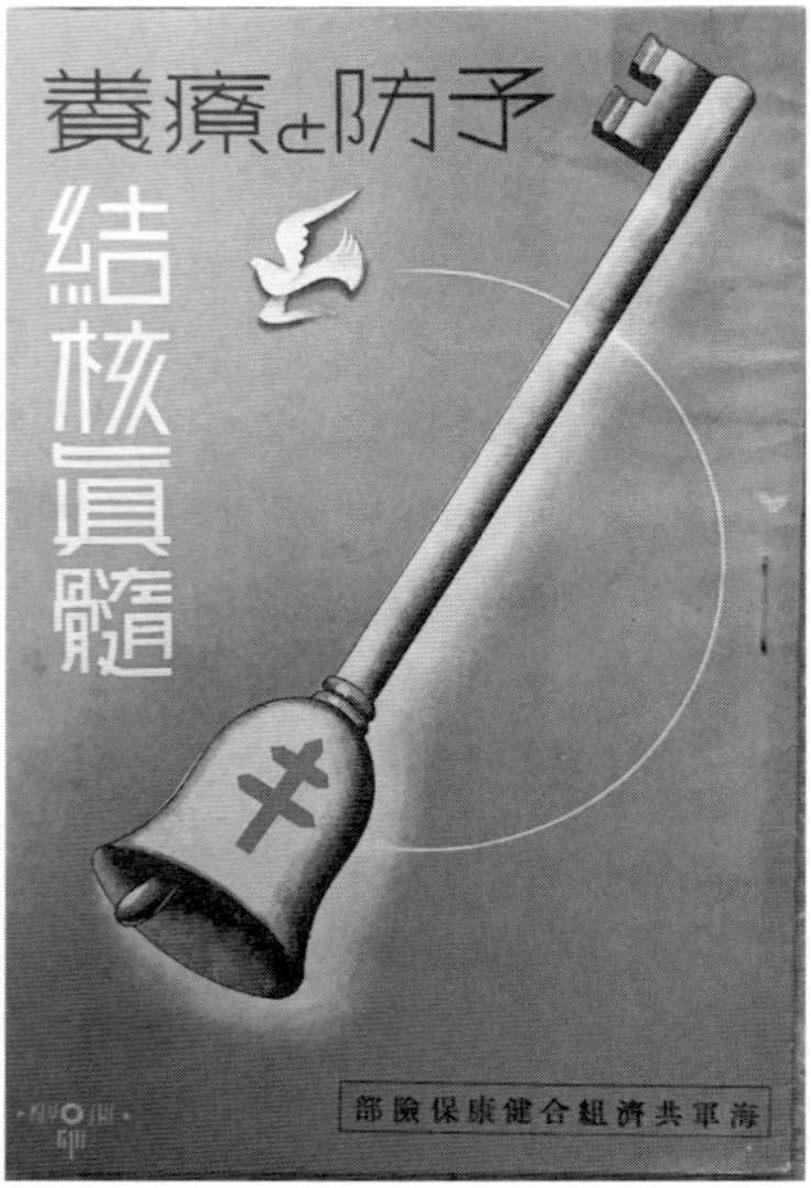

図1　『結核真髄――予防と療養』表紙写真（1935年）

このように『人類の敵』では、「現代の人間」の多くが潜在的な結核感染者であること、しかも感染者のほとんどが病気の発病に至らないことが明記され、後続の小冊子でもこうした記述は引き継がれている。例えば『結核予防絵入パンフレット』（一九三二年）は、多くの人々は「一生を通じて結核菌が侵入らぬことは無いくらゐであ」り、たとえ感染しても「平生の衛生により菌が容易に活躍出来ぬやうにすれば心配ない」「凡ては身体にある。しかし黴菌を無暗に怖れるな、真に用心せよ、更に発病させぬやう注意せよ」と説明している。[90]

また『結核真髄』（一九三五年）は、「殆ど総ての成人が結核菌に感染して居る」にもかかわらず大多数が結核を発病しないことを確認したうえで、[91]結核予防の要点を次のように論じている。結核の発病は多くの場合、生活を営むなかで「長い間に色々な誘因に会つて」身体の抵抗力が落ちたことによるものである。そのため、日常生活を「衛生の法則に適ふやう即ち合理的な衛生を心掛けるならば」たとえ感染していても発病を未然に防ぐことができる。[92]

発病予防の方法として『結核真髄』がもっとも重視するのは「過労予防」である。『結核真髄』は、「過労予防」を説明するにあたって、疲労を「肉体の疲労」「精神上の疲労」「感情の疲労」の三つにわけている。『結核真髄』によれば、「精神上の疲労」は「寧ろ肉体の疲労よりも害が多く、また精神過労は身体の活動を伴はぬことが多いから、血液の循環も悪く体内の新陳代謝も鈍くな」るため、一層注意が必要である。なお「感情の疲労」について、具体的な説明はないが該当ページに「感情の過労から」と題した挿絵、食卓で妻とおぼしき女性に箸や茶碗を投げ飛ばし、怒りを露わにする男性のイラストが挿入されているため、広く感情の制御ができなくなることを指すと推測される。

以上にみたように、一九二〇年代のおわりから、結核予防啓発の一大拠点である日本結核予防協会もまた発病予防発信の担い手となった。これを踏まえれば、結核の発病予防はこの年代には全国に広まっていたことが推測される。(93)

おわりに――結核菌を飼いならす

本章では、とくに大正・昭和戦前期の通俗医学書を検討し、通俗医学書が病原菌の感染を前提とし、結核の発病予防および発病予防の見地にもとづく個人衛生的な配慮に重きを置いていたことについて記述してきた。本章で明らかになったことは、次の三点である。

第一に、人々の体内に潜むと目される結核菌は、身体・精神の状態と連動して内部から「爆発」する起爆装置のようなものとして語られた。このような記述では、結核に取り囲まれた近代日本社会の置かれた危機的状況、および、そのような状況下における近代日本社会の人々と結核菌との緊迫した関係が想定されていた。こうした想定をもとに、近代社会の人々は体内に潜む結核菌を「爆発」させぬよう生涯にわたって配慮し続けなければならないとする認識が広く流布された。

第二に、病原菌の感染を既に経過しているとされた多くの人々は、健康と病気との境界を揺れ動く存在として位置づけられた。大正・昭和戦前期の通俗医学書が提唱した発病予防とは、いつ体内の結核菌が「爆発」するかもわからぬ不安定な心身に細かな配慮を行い、瀧澤利行が養生について述べたように、各々が「自らの健康や生活を形成するために「自ら」が規範をつくり」自らの心身を統御することを意味していた。統御の対象としてとくに重視されていたのが、個々人の思考等の傾向およびそれによる精神的「過労」であった。結核と精神的「過労」に関する言説は、とりわけ青年層に向けられた。通俗医学書における精神的「過労」の重視は、結核予防をめぐる議論に精神医学・精神衛生が介入する余地を与えた。

第三に、このような結核の発病予防において、結核菌はしばしば「武器」「守護神」など様々な比喩とともに語られ、体内に侵入・潜伏する結核菌を病気に対する「免疫」として利用する方途が示された。これをさしあたって「結核菌の飼いならし」とよぶことができるだろう。病原菌を飼いならすためには、菌を「飼う」自己の心身に対して綿密な配慮を行い、身体的・精神的「過労」を防ぐことが必要であるとされた。心身の過労を引き起こすものとして、過度の労働や勉強、大酒、房事過多、過敏な精神による煩悶憂鬱など、個々人の行動や思考の「過剰」であった。自らの心身に綿密な配慮を払い、自身の行動や思考を律することによって体内の結核菌を飼いならすことが、大正・昭和戦前期日本における「個人衛生」であった。

以上のように、大正・昭和戦前期の通俗医学書は、結核の発病予防を、病原菌の感染はもはや免れないと目される近代社会を生き抜くための条件として唱えた。近代社会において私たちは、すでに結核に住まわれている。そのような社会で生活するために、体内の結核菌との関係を調整するかのように、自身の行動や思考を調整する必要がある。このように通俗医学書は提唱していた。その点、結核の発病予防は「近代人」の、そして「近代人」になるための実践としても位置づけられ得るのである。結核の発病予防とは、発病しないための具体的な方策以上に、想像力を駆使して、あたかも自身に「爆発」物が埋め込まれているかのように振る舞い、自らを調整し、統御しようとする態度そのものであったといえよう。

次章では、結核の発病予防において、病気の発病と個々人の体質とのかかわりが強調されていた点に注目し、結核を発病する危険やその程度を予測することに関心が向けられていく様相を追うことにしたい。

（1） William Johnston, *The Modern Epidemic: A History of Tuberculosis in Japan*（Cambridge: Harvard University Asia Center, 1995）、青木純一『結核の社会史——国民対策の組織化と結核患者の実像を追って』御茶の水書房、二〇〇四年、北川扶生子『結核がつくる物語——感染と読者の近代』岩波書店、二〇二一年、ほか。
（2） 常石敬一『結核と日本人——医療政策を検証する』岩波書店、二〇一一年、六頁。
（3） 成田龍一「衛生意識の定着と「美のくさり」——一九二〇年代、女性の身体をめぐる一局面」『日本史研究』第三六六号（一九九三年）、六六頁。
（4） 中華民国期の中国の結核対策を検討するなかで、雷祥麟は、一九三〇年代の中国では結核が、伝統的な家族構成や生活習慣を原因とする「家族病」とみなされた結果、個々人の習慣やふるまいが改善の対象とされたこと、このような認識にもとづく結核対策が生活運動ともむすびついたことを指摘している（Sean Hsiang-lin Lei, "Habituating Individuality: The Framing of TB and its Material Solutions in Republican China," *Bulletin of the History of Medicine*, Vol. 84, No. 2（2010）: 248-279）。
（5） 服部伸「序論——身体と環境をめぐるマニュアルの社会史」服部伸編『「マニュアル」の社会史——身体・環境・技術』人文書院、二〇一四年、二二頁。また、川村邦光『セクシュアリティの近代』は、通俗的な書物等の分析を通じて、近代日本においてセクシュアリティをめぐる緒言説が科学的なものに絡みとられていく様相を検討した。その過程で『通俗医学』（一九二三年創刊）など一般向けの医学・衛生雑誌にも言及している（川村邦光『セクシュアリティの近代』講談社選書、一九九六年、一五一－一五二頁）。
（6） 青木『結核の社会史』。
（7） Keiko Daidoji, "The Formation of Constitutional（Taishitsu）Medicine in Early Twentieth-Century Japan: The Scrofulous Constitution（Senbyōshitsu）and Tuberculosis," *Historia Scientiarum*, Vol. 27, No. 2（2018）: 199-217.

(8) 長与専斎「発会祝詞」『大日本私立衛生会雑誌』第一巻第一号(一八八三年)、八-一〇頁。

(9) 宝月理恵『近代日本における衛生の展開と受容』東信堂、二〇一〇年、八九-九〇頁。長与専斎の衛生思想に関する最近の研究に、小島和貴『長与専斎と内務省の衛生行政』慶應義塾大学出版会、二〇二一年、がある。小島は、長与専斎の衛生行政構想の根幹には「内務省衛生局官吏をはじめ市町村吏員や警官、医師等からなる「官」の側と、健康問題を抱える住民からなる「民」の側が相互に協調すること」があったことを指摘している(小島『長与専斎と内務省の衛生行政』、一三一頁)。

(10) 杉山四五郎「衛生の本義」『大日本私立衛生会雑誌』第四三一号(一九一九年)、一二九頁。なお、公衆衛生講習会の日時については、「公衆衛生講習会員」『医海時報』第一二八六号(一九一九年)、一二三頁、を参照した。

(11) 瀧澤利行『近代日本健康思想の成立』大空社、一九九三年、瀧澤利行『健康文化論』大修館書店、一九九八年、ほか。近代期における養生論と衛生論との交錯については、成田龍一「身体と公衆衛生――日本の文明化と国民化」歴史学研究会編『講座世界史4 資本主義は人をどう変えてきたか』東京大学出版会、一九九五年、三七五-四〇一頁、阿部安成「伝染予防の言説――近代転換期の国民国家・日本と衛生」『歴史学研究』第六八六号(一九九六年)、一五-三一頁、を参照。

(12) 瀧澤『近代日本健康思想の成立』、一三六頁。

(13) 新村拓『売薬と受診の社会史――健康の自己管理社会を生きる』法政大学出版局、二〇一八年、一四-一五頁。

(14) 同前、一五頁。

(15) 青木『結核の社会史』、一四頁。

(16) 竹中成憲『通俗肺病予防養生法』伊東庄之助、一八九五年、四-五頁。

(17) 藤井淑禎『不如帰の時代――水底の漱石と青年たち』名古屋大学出版会、一九九〇年、一二五頁。

(18) 同前、一三四-一四七頁。

(19) 石神亨『通俗肺病問答――一名・肺病予防法及養生法』石神亨、一九〇二年、四八頁。

(20) 北里柴三郎『強肺深呼吸法』広文堂、一九一一年、八頁。

(21) 同前、三〇頁。

(22) 原栄は内科医。一九〇四年に京都医科大学を卒業後、一九〇九年から一九一一年にかけて欧州へ留学、テュービンゲン大学のポール・バウムガルテン(Paul Clemens von Baumgarten:一八四八～一九二八)に師事した。帰国後の一九一二年、大阪に原内科医院を開いた。また、第五高等学校の在学中に夏目漱石から俳句を教わり、俳句結社「紫溟吟社」で寺田寅彦、厨川千江らとともに俳人として活動した(俳号は蒲生紫川)。原の代表的な著作としては、ほかに『輓近肺結核早期診断及治療論』(一九〇八年）、『肺病患者は如何に養生すべきか』（一九二四年）など。

(23) 原栄『通俗肺病予防及私宅療養教則〔初版〕』吐鳳堂、一九一二年、十七頁。

(24) 戦前期日本における自然療法の実践については、福田眞人『結核の文化史――近代日本における病のイメージ』名古屋大学出版会、一九九五年、青木『結核の社会史』、北川『結核がつくる物語』、西川純司『窓の環境史――近代日本の公衆衛生からみる住まいと自然のポリティクス』青土社、二〇二二年、を参照。

(25) 原栄『肺病予防療養教則〔第一七版〕』吐鳳堂、一九二一年、「自序」一一頁。

(26) 『肺病予防療養教則〔第一七版〕』の刊行と同じ年の一九二一年に原は、同書をもとに『主婦之友』誌上に「肺病患者は如何に養生すべきか」（『主婦之友』第五巻第九号（一九二一年）から第七巻第八号（一九二三年）まで）を連載している。この連載記事は、『主婦之友』の創業者である石川武美が原を「数回にわたって訪問し、ひさづめ談判で、書きしぶる博士を説得したという、曰くつきの療養記事であった」（主婦の友社『主婦の友社の五十年』主婦の友社、一九六七年、一〇六頁）。完結後この連載記事をまとめた『肺病患者は如何に養生すべきか』（主婦之友社、一九二四年）は、一九四一年までに七五版を重ねる記録破りのベストセラーとなった。

(27) 福田『結核の文化史』、青木『結核の社会史』。ドイツの自然療法については森貴史『ドイツの自然療法――水治療・断食・サナトリウム』平凡社新書、二〇二一年、を参照。

(28) 成田「衛生意識の定着と「美のくさり」」六九頁。

(29) 青木『結核の社会史』、三六頁。

(30) 同前、三四頁。

(31) 同前、三五頁。

(32) 同前、三六頁。

(33) 青木は、第三五版は「全三三五頁で初版の二倍を超える頁数」となっているとするが（青木『結核の社会史』、三三頁）、大改訂を行った第一七版のページ数は全三三五頁であり、かつ、現存する『肺病予防療養教則』各版を確認する限り、第一七版から第五五版（一九三九年）のページ数は変化していない。よって、第一七版から第三五版まで内容に大きな変化はないと判断した。

(34) 原栄『通俗肺病予防及私宅療養教則〔初版〕』吐鳳堂、一九一二年、五三―一一五頁、ほか。

(35) 原栄「此書ヲ読ム人ヘノ注意」原栄『肺病予防療養教則〔第一七版〕』、三頁。

(36) 原栄『肺病予防療養教則〔第一七版〕』、四頁。

(37) 同前、三-四頁。
(38) 同前、四頁。
(39) 同前、一九-二〇頁。
(40) 同前、一九頁。後述するように、結核菌の「爆発」という比喩は原以降の通俗医学書でも頻繁に用いられている。
(41) 同前、三二頁。
(42) 同前、三四頁。
(43) 同前。
(44) 同前、三七-四〇頁。原の論じた年齢別の結核予防方法は後続の多くの通俗医学書で踏襲された(岩佐大治郎『肺病の予防法と自然療養』文雅堂、一九三一年、織畠秀男『肺結核の予防と療養』素人社書屋、一九三四年、ほか)。
(45) 同前、四〇頁。
(46) 同前、三七頁。
(47) 同前、三八頁。
(48) 同前、三九-四〇頁。
(49) 同前、四〇頁。
(50) 同前。
(51) 廣川松太郎「子供に潜伏して居る結核」『婦人之友』第一五巻第一〇号(一九二一年)、九一頁。
(52) 川村六郎は一九〇〇年大阪高等医学校を卒業。大阪府警察部技師、大阪府防疫事務官などを務め大阪府の衛生行政に関わった。一九一四年大阪に淡輪療病院を開き、一九二五年現地に川村病院を設置した。川上六郎については、原静村『昭和に輝く』南海新聞社、一九三五年、四五-四七頁、を参照。
(53) 川村六郎『通俗肺病の合理的聯結療法』啓文社、一九二一年、三七頁。
(54) 同前、四〇頁。
(55) 向井徳寿は医学士。小池重(一八七四~一九五九:内科医・作家)によれば、杏雲堂病院(東京)で小池と共に診療に従事し、帰郷後開業医となった(小池重「序」向井徳寿『診療簿余話』克誠堂書店、一九三〇年、五頁)。
(56) 向井徳寿『肺結核の発生と予防』金原書店、一九二九年、二五-二六頁。
(57) 川村『通俗肺病の合理的聯結療法』、四〇-四一頁。「潜伏結核」については次項で議論する。

(58) 遠藤繁清は一九〇八年に東京帝国大学医科大学を卒業後、一九二〇年に東京市療養所副長、一九三六年に南満洲保養院長(初代)など重職を歴任した。一九四二年から一九四四年まで日本医療団理事を務めた。明治大正期の洋画家、中村彝(一八八七～一九二四)の最後の主治医としても知られる。遠藤繁清については、主に泉編『日本近現代医学人名事典 1868-2011』、一〇三頁、を参照した。
(59) 遠藤繁清『療養新道』実業之日本社、一九二九年、三六七頁。
(60) 岩佐大治郎は一九三〇年から一九三三年まで大阪市立刀根山病院長を務めている。なお、前任者は、第一章、第四章、第六章で言及する有馬頼吉である(国立療養所刀根山病院編『国立療養所刀根山病院創立八十年記念誌』国立療養所刀根山病院、一九九七年)。
(61) 岩佐『肺病の予防法と自然療養』、六頁。
(62) 同前、一〇七頁。
(63) 福田『結核の文化史』、北川扶生子「モダン都市と結核」北川扶生子編『コレクション・モダン都市文化大 53巻 結核』ゆまに書房、二〇〇九年、六九九-七三五頁、北川『結核がつくる物語』。
(64) 向井『肺結核の発生と予防』、六-九頁、今村荒男『肺結核の発病と症状』渡辺光太、一九三三年、三-五頁、ほか。
(65) 田澤鐐二「肺結核の最新療法」東西医学社編『医学常識 第7巻』東西医学社、一九三一年、二八頁。
(66) 遠藤『療養新道』、二六四-二六五頁。
(67) 同前、二七一頁。
(68) 鴻上慶次郎は、東京市療養所などに勤めた後、新宿で診療所を開所している(東京新宿鴻上診療所)。
(69) 鴻上慶次郎『劫火の前――容易に治る結核と治らぬ結核』崇文堂、一九二七年、二二頁。
(70) 同前、三八-四七頁。
(71) 岩佐『肺病の予防法と自然療養』、五-六頁。
(72) 同前、六-七頁。
(73) 同前、一〇七頁。
(74) 同前、一〇六頁。
(75) 遠藤『療養新道』、二七五頁。結核菌に対する「守護神」という比喩は『療養新道』固有のものではなく、向井徳寿『肺結核の発生と予防』金原書店、一九二九年、鴻上『劫火の前』、など複数の通俗医学書で確認される。

（76）遠藤『療養新道』、三〇四頁。

（77）現代日本における糖尿病者の生活世界を検討する過程で浮ヶ谷幸代は、食餌療法に対する糖尿病者の戦略的な実践、すなわち食餌療法についての知の様式を自己流に解釈し、取捨選択しながら自身の生活習慣に取り込んでいく治療実践の様相を検討する際の分析用語として「飼いならす」という言葉を用いている（浮ヶ谷幸代『病気だけど病気ではない――糖尿病とともに生きる生活世界』誠信書房、二〇〇四年、七三-九九頁、浮ヶ谷幸代「食事実践を飼い慣らす人たち――現代日本における糖尿病者の事例から」鈴木晃仁、石塚久郎編『食餌の技法身体医文化論Ⅳ』慶應義塾大学出版会、二〇〇五年、一七〇-一八九頁）。ところで、アーロン・スキャブランド（Aaron Skabelund）が指摘するように、「飼いならす（domesticate）」は「文明化する（to civilize）」同意語のひとつであり、この単語は「動物の成長や特性を食物調節や敵からの保護、選択的繁殖などによって人口的に調整することで、特定の動物が人の手に頼ることで生存を保障される」ことを指す。また「飼いならす」は「かつて他者である人間の行動や性格を形成するための同様の試みについても」用いられていた語である（Aaron Skabelund, *Empire of Dogs: Canines, Japan, and the Making of the Modern Imperial World* (New York: Cornell University Press, 2006), p.10（アーロン・スキャブランド（本橋哲也訳）『犬の帝国――幕末ニッポンから現代まで』岩波書店、二〇〇九年、二五頁））。

（78）二〇世紀半ばからのアメリカの、免疫をめぐる大衆的な言説における戦争や兵器、武器のメタファーについては、Emily Martin, *Flexible Bodies: The Role of Immunity in American Culture from the Days of Polio to the Age of AIDS* (Chicago: Beacon Press, 1995（エミリー・マーチン（菅靖彦訳）『免疫複合――流動化する身体と社会』青土社、一九九六年）、を参照。同書でマーチンは、「免疫」という概念が、フレキシビリティと適応性を重視する現代の身体観の中核になっていることを論じている。

（79）金子準二は一九一七年東京帝国大学を卒業後、一九二一年に東京府立松沢病院院長、一九二四年に東洋大学教授（犯罪心理学）、一九三一年に昭和医学専門学校教授を歴任したほか、一九二三年警視庁衛生技師、一九三五年東京府立少年鑑別所鑑別員、一九四二年に東京都内務部医務課技師など精神衛生行政に深く関わった。戦後は日本精神病院協会の設立など民間精神病院の組織化、精神衛生法（一九五〇年）の制定に尽力した（泉編『日本近現代医学人名事典　1868-2011』、一八一頁）。

（80）金子準二「精神病学より観たる肺結核」關口蕃樹、坂口康藏編『結核殊に肺結核』診断と治療社、一九三三年、七六六頁。

（81）「早発性痴呆」とは、現在は統合失調症とよばれる精神疾患の古い呼称である。

（82）同前、七六八頁。

（83）同前、七八〇頁。

(84) 同前、七七二頁。
(85) 同前、七八二頁。
(86) 青木『結核の社会史』、一〇七頁。
(87) 眞野準編『日本結核予防協会沿革略誌』眞野準、一九四一年、二七‐二八頁。
(88) 佐藤敏夫、長田幹彦著、大日本結核予防協会編『悪魔の生涯――結核菌の告白』佐原惟質、一九二一年。
(89) 遠山椿吉著、日本結核予防協会編『人類の敵』結核予防会、一九二七年、五頁。
(90) 眞野準編『結核予防絵入パンフレット』日本結核予防協会、一九三二年、一五頁。
(91) 春木秀治郎、佐藤正、岡治道著、眞野準編『結核真髄――予防と療養』日本結核予防協会、一九三五年、三‐四頁。ただし「殆ど総ての成人が結核菌に感染して居る」根拠として、病理解剖やツベルクリン反応検査によって「大都会などに生活する成人は、殆どすべて結核菌の感染を受けて居る」点を挙げていることに留意したい（春木秀治郎、佐藤正、岡治道（眞野準編）『結核真髄』、三頁）。
(92) 同前、一三頁。
(93) 日本結核予防協会による啓発映画の製作については、澤田るい「教育映画草創期における日本結核予防協会の映画製作」『文化資源学』第一九巻（二〇二一年）、一‐一三頁、を参照。

第三章　戦前・戦中期日本における結核予防と「体質」概念

本章では、日本における結核予防に「体質」概念が結びつけられ、将来的な結核病者の抽出に関心が向けられていく様相を追う。体質とは、一般的に遺伝と環境の相互作用によって形成される個々人の身体的特質を指し、日本では一九世紀末頃から広く知られるようになった概念である。体質概念は、個人の病気の罹りやすさなどを説明する用語として近代日本社会に浸透し、人々が自らの健康を管理するための思考様式を提供した[1]。また体質は医学研究の対象にもなり、病気に対する反応の個人差、集団間差が探究された。前章では、結核の発病予防として、個人の心身に対する配慮が重んじられたことを明らかにしたが、本章では、こうした発病予防に提唱に「体質」概念が深く関わっていた点に注目する。

欧米における「体質（constitution）」概念の歴史については、とくに全体論医学（medical holism）との関わりに焦点を当てた研究が蓄積されている[2]。結核と「体質」概念との関係についても、例えばミカエル・ワーボイス（Michael Worboys）は、細菌学の勃興した二〇世紀においても、臨床医や病理医が、結核発病の要因として個々人の体質を重視し、細菌の役割を二次的なものとして捉えていたことを明らかにしている[3]。

日本についてはまず、近代日本の健康観の変遷を追った鹿野政直が、一九〇〇年代から一九二〇年代を「「体質」の時代」と位置づけ、日常薬の登場、美容と健康の結合、滋養・栄養の重視を特徴とした「体質」改善が、当該時代の健康管理における主題として浮上していたことに注意を促した[4]。結核と「体質」概念とのかかわりについては北川扶生子が、近代日本における結核の病因説の変遷を、環境要因説から体質遺伝説への変遷として記述している。ただし、北川の歴史記述は、体質概念を優生学および、優生学を下支えしていると北川がみなす軍国主義的な価値観と結びつけ、結核と体質をめぐる緒言説を戦時期に特有なものとして位置づけている[5]。

日本における体質概念の包括的な研究は、大道寺慶子によって緒に就いたばかりである。大道寺は、結核に罹りやすい体質と考えられた腺病質を取りあげ、通俗的な概念としての腺病質が戦前期日本の結核の治療・予防にどのように適用されたかを考察している。このなかで大道寺は、腺病質が脆弱な身体と憂鬱な精神によって特徴づけられていたことを指摘するとともに、少なくとも戦前期日本においては、先天的な素因よりも後天的な環境や個人の努力による「体質改善」を重視する傾向があったと論じている[6]。

これらの研究成果をうけて本章では、通俗的な概念としての体質をめぐる議論のみではなく、日本では一九三〇年代から制度化・組織化された体質医学をはじめとした体質をめぐる医学研究の動向なども踏まえながら、結核の発病と「体質」概念とがどのように関係づけられてきたのかを通時的に検討する。

1　結核と体質をめぐる通俗医学書の記述

本節では、一九〇〇年代から一九一〇年代の通俗医学書から、結核と「体質」との関係がどのように論じられたのかを概観する。近代日本において、結核に感染していても発病にいたる者がごく一部である理由を説明することは、医者や医学者にとっての重要な課題であった。そうしたなか、「体質」という用語は、結核への脆弱性および結核を発病する人間と発病しない人間との境目を漠然とあらわす概念として用いられ始め、通俗医学書などを通じて「結核を感受しやすい体質」という考え方が、広く一般大衆に周知された。

「結核を感受しやすい体質」の提唱

「結核を感受しやすい体質」に注意を向けさせた初期の通俗医学書のひとつとして石神亨『通俗肺病問答』（一九〇二年）が挙げられる。石神は、結核に罹りやすい体質として「腺病質」を紹介している。石神によれば、「腺病質」は肺病患者の子または肺病者に養育された子、栄養不足などの子どもに多いとされる。腺病質の者は、頸部のリンパ腺（「頸腺」）が肥大しており、頭瘡や耳漏に罹りやすい。腺病質には「鈍性」と「敏性」のふたつの型がある。

鈍性のものは身体精神ともに活発ならず皮下脂肪多くして肥満するも柔軟なり顔色蒼白にして顔面浮腫せる如く口唇厚し敏性のものは精神過敏にして事物に感動し易く身体痩せて身丈高く皮下脂肪少なくして皮下に欠陥を透見し顔色白くして頰部潮紅し睫毛秀長にして口唇紅なり／腺の腫大せるは既に結核に侵されたる者にして早晩肺病又は他部の結核症を発するものなり(7)

上記の記述からわかるように、腺病質は、おもに外見や性格によって特徴づけられた。腺病質の特徴が、身体的な性質のみではなく精神的な傾向によっても規定されていたことは、すでに大道寺慶子が指摘しているとおりである。大道寺は、腺病質とくに「敏性」の特徴について、一八世紀の欧州における結核観、すなわち才能があり、機知に富み、美しいスタイルをもつ結核病者のイメージと重なると論じている。(8)

福田眞人が詳細に明らかにしているように、近代日本においても結核と、痩せた身体、白い肌などといった美的なイメージとがむすびつけられ、結核が美人や才人の病としてロマン化されていた。(9)こうした点を踏まえれば、腺病質をはじめとした「結核を感受しやすい体質」を示すものとして挙げられた特徴は、いずれもイメージとしての結核病者の特徴を投影したものであった。すなわち、「結核を感受しやすい体質」は、結核病者的な特徴から事後的につくられたものであったと考えられる。

同時期に刊行された田村化三郎『肺の衛生』（一九〇四年）は、肺病になりやすい体質として「労瘵質」と「腺病質」のふたつを挙げている。労瘵とは結核の近世以前の呼称で、肺病でありながら同時に気鬱症や「恋の病」のイメージがもたれていた病である[10]。労瘵という呼称は、明治期の通俗的な医学書等にも散見される[11]。田村はまず、労瘵質の特徴を次のように説明している。「頸は細長く、胸は扁平で胴が長く、皮膚は薄くて蒼白く、皮下の脂肪は少なくて青い静脈が透いて見へ、顔は白く頬は赤く、（消耗性頬紅）肩より背にかけて「うぶ毛」がたくさんに生へ全体が痩せて弱く見ゆる」[12]。

これに対して腺病質とは、労瘵質にみられるような特徴にくわえて「頸に瘰癧《るいれき》が沢山出来易く且つ皮膚が弱くて風邪をひき易い」子どもを指す[13]。腺病質者は、一般的に利発そうで落ち着いた性格をしているため大人たちからの評判がよいが「後年肺病の候補者となり「才子多病」とか「佳人薄命」とか詩人に謳はれる不幸な寵児である」[14]。石田や田村が腺病質の特徴として頸部リンパ腺の肥大を挙げたように、腺病質とは、結核と親和性のある子どもの体質であるとともに、瘰癧という結核性の病症を伴っている状態であった。

結核に罹りやすい体質は、「労瘵質」のほかに「肺病質」「結核体質」などとよばれた。白根清四郎『通俗救肺病』（一九〇六年）は、「結核菌ノ澱著シ発育シ易キ身体ノ性質」を「肺病質ト云フ」としたほか、結核に罹りやすい体質の者がもつ身体的特徴を、父母からの遺伝が関係するものとして論じた[15]。

結核に罹りやすい体質の遺伝

通俗医学書において、結核に罹りやすい体質の遺伝は、当時一般大衆のあいだで広く信じられていた結核の遺伝説を修正するために論じられた。前掲の石神亨『通俗肺病問答』は、結核は遺伝病ではなく、細菌による伝染病であることを強調し、肺病人の子孫に肺病患者が多い理由のひとつを「遺伝素因とて肺病人の子孫は肺病に侵され易き体質を遺伝するに由る」と説明している。[16] 田村化三郎『肺の衛生』も石神と同じように、一家族の内に肺病者が多く出る要因を、体質の遺伝に求めている。[17]

竹中繁次郎『最新肺病治療法』(一九一七年)は、「体質の関係、俗に「あの人は肺病に罹り易いやうな人である」とよく云ふが、此の肺病に罹り易いやうな人は、即ち此の素因遺伝のある人である」とし、結核を感受しやすい体質の遺伝を認めている。ただし、竹中繁次郎が「然らば如何なる体質が肺病に罹り易いのであるかと云ふに、胸廓は細長く扁平《ひらた》く、肺活量が少く、頸が長く、皮膚の蒼白い、痩せて居る」と説明するように、結核を感受しやすい体質であるかどうかの判断は、外見的な要素に依存していた。[18]

一方で、通俗医学書は、体質の遺伝という考え方にもとづいて、親族に結核病者・死亡者のいる者に対して、自身を結核に脆弱な体質をもつ者とみなし、自身の健康に気をかけるべきことを求めた。一例を挙げれば、竹中成憲『通俗肺結核予防法』(一九〇七年)は、結核が「本症に罹るの素因(たち)を父より子に遺伝するを以て血統に肺病ある人は常に全身病気なき様に致し置べし故に例へば胃弱なれば医者に診察を受け治療すべし」としている。[19] また竹中成憲は、親族に肺病者のある人々に対して、結核に罹りやすい職業、すなわち官吏、教員、商家の番頭など「室内にて勉強する業即ち坐業」を避け、山海にかかわる職業、農夫、体操教師など「戸外に於ける業」に就くことと助言している。[20]

体質に配慮した人生設計

「結核を感受しやすい体質」そのものは、外見や性格といったある程度主観的なものによって特徴づけられ、それゆえに統一的な定義をもたなかった。しかし、通俗医学書の挙げた痩せた体、蒼白い肌、過敏な神経などの特徴に該当する者は、職業選択や結婚出産などに際して、結核に罹りやすいことを想定した人生設計をたてることが推奨された。

柴山五郎作『肺結核』（北里柴三郎校閲、一九〇七年）は、腺病質者や「体質薄弱」の者に対して、すでに結核発病の疑いがある者や結核軽快者と同じように「屋外の職業、田園生活、海上生活然かも劇働ならざるもの」を選ぶよう勧めている[21]。また柴山は腺病質者らが「結婚をしたならば、容易に結核に罹る様になる、殊に不熟虚弱なる女子が懐妊して産褥を経過する場合には、甚はだ懸念すべきものである、是れは其の素因が高まつた為めに、潜伏して居つた結核が現はれて来ると云ふものも少なくないからであらう」と述べ、結婚や出産をきっかけに「潜伏して居つた結核」が発現する可能性が高いことを考慮すべきであるとしている[22]。

井上壽男『肺之健康法（肺病予防法）』（一九一三年）もまた、「結核性体質の人は職業を選び、過激の労働、坐業等を避け又塵埃中の仕事を禁じ、又身体虚弱のものは都会よりも田舎にて生活すべし」とし、自身の体質に配慮した職業や生活拠点を選択することを結核予防方法として推奨している[23]。

2　産児制限、虚弱児童対策における「体質」概念の適用

産児制限運動と結核

本節では、一九二〇年代頃から唱えられた産児制限や虚弱児童対策の考えに「体質」の概念が組みまれていく過程をあつかう。

一九二〇年代初頭から三〇年代半ばにかけて、産児制限運動の拡がりとともに、結核患者や結核に脆弱であると考えられる者の避妊・中絶が盛んに議論された。雑誌や新聞、通俗医学書など様々な媒体を通じて問題を語っ

た論者は、大きく分けてふたつの関心からこの問題を議論した。第一に妊娠出産の母体への影響、第二に産まれる子が結核を発病する可能性である[24]。とくに第二の点は、「胎内感染」や出産直後の母子間感染のほかに、結核に罹りやすい体質の遺伝の問題として論じられ、一般向けの衛生雑誌などでは、体質の遺伝の観点から、避妊を勧奨するものもみられた。例えば、宮原立太郎（一八七八〜一九三六：宮原病院・聖路加国際病院）[25]による一九二八年の記事「結核婦人が妊娠したら何うすればよいか？」は、次のように解説している。母体の結核は、妊娠分娩によって憎悪するばかりでなく「結核性の体質も亦容易に生れ出づる子供に伝はり来るものである」。また、母体は健康であっても父親が結核である時は「母体に関係なしにその子に素質を付与する」。そのため「結核の存する夫婦間には須く生殖の制限又は断念をしなくてはならぬが当然の帰結」となる[26]。

また本多操（倉敷中央病院）による一九三三年の記事「避妊問題と優生運動」は以下のように主張する。「殆んど凡ての吾々人類は其菌に侵さるゝ機会に曝露されて居る現状」、結核を発病するか否かを大きく左右するのが「体質の相違」である。「所謂結核素質を父母より伝へられた先天的に弱い体質の小供こそ迷惑な次第で又気の毒なものである」。ゆえに、夫婦のどちらかが結核に対して脆弱な体質をもつ場合、その夫婦に対して「吾人は優生学的見地より避妊問題を推称したいのである」。これが、病原菌の感染を前提としなければならない「我国結核予防問題の最も徹底した方法であり、最も力強い運動であると信じて居る」[27]。子どもへの体質の遺伝を理由とした避妊が、実際にどの程度行われたのかについては本書は触れないが、少なくとも啓発的な論説では「結核を感受しやすい体質」は子に引き継がれるという考え方と、そのような体質をもつ子の出生を阻止しようとする考え方とが結びつき、将来的な結核病者を減らす手段として産児制限が浮上したことがわかる。

「結核に罹り易い体質」の遺伝を阻止しようとする論調は、しばしば変質論的な色を帯びていた。精神衛生の啓発者としても知られる精神科学者、杉田直樹（一八八七〜一九四九）[28]は、結核に罹りやすいという「変質性の体質」は親から遺伝するものであり、その「変質性の体質」が子どもの「精神作用」に影響を与えると訴える[29]。杉田は、体質の遺伝の与える影響ついて以下のように論じている。

父母の後天的に得た疾病、父母の先天的の体質、或は父母の梅毒、結核と云ふやうな害因により、児孫の身体的精神的の素質が段々不良となり、代々を重ねて変質の程度が高まつて来た所に、社会の生活状態は圧迫して来たから、吾々の神経系は年々に過敏になつて参りました〔中略〕斯くして吾々の神経系の変質は益々強められて行くわけでありますから、その子たり孫たる今日以後の児童の生来性の変質状態も、年々に其度を強めて行く、即ち児童が益々生れつき神経精神に或病的傾向を示すものが増して行くといふ事はどうも免れない。(30)

以上は、結核に対する抵抗性の退化が世代を越えて遺伝し、その退化は結核への脆弱さだけではなく「神経系の変質」にも現われることを論じたものである。

同時代の医学雑誌でも、「結核に罹り易い体質」の遺伝が問題にされた。それは、結核患者の妊娠の問題と一緒になって論じられる傾向にあった。一九二八年の『診断と治療』に掲載された総説論文「結核と妊娠中絶問題」において、有馬英二(一八八三〜一九七〇:北海道帝国大学)は、次のように記述している。結核は「文明国に於ける最も普遍的疾患の一」であり「生殖の旺盛な青春期から壮年期にかけて最も進行性の経過をとる」。そのため、結核と女性の妊娠・中絶の問題は「結核と結婚問題と共に重大なる婦人問題の一として深刻に考慮せられなければならず」さらに「結核者は不健全なる体質を後裔に遺伝すてふ点から国民健康の向上に関しても由々しき大問題であると云ひ得る」(31)。結核と妊娠問題は、単に学術的攻究の価値があるものとしてよりかは「実際問題或は社会問題としてもつと根本的に考慮せらる可きものである」とされた(32)。

このように、産まれた子が結核を発病する可能性は、「結核を感受しやすい体質」の遺伝としても語られ、そのような体質をもつ子の出生の阻止を構想する議論さえも流通した。では、すでに「結核を感受しやすい体質」をもつとされた子どもに関しては、どのような対処が構想されたのか。これについて、次項では、同時期に整備された虚弱児童対策を例に検討する。

学校身体検査と「腺病」

腺病質者など「結核を感受しやすい体質」をもつ者を将来的な結核病者として抽出する試みは、学校衛生のなかでも行われた。抽出の試みは、まず学校の身体検査で行われた。一八九七年に、従来の活力検査に換わるかたちで「学生生徒身体検査規程」(一八九七年三月一五日、文部省訓令第三号)[33]が定められ、健康診断としての性格の強いものに改められた。測定項目として新たに体格(強健、中等、薄弱の三区分に区別)などが加わったほか、身体検査の際に発見した「疾患」などを検査表の備考欄に記入すべきことが定められた[34]。三年後に省令として新たに定められた「学生生徒身体検査規程」(一九〇〇年三月二六日、文部省令第四号)は、身体検査時に発見した疾病を検査表に記入すべきとし、記入すべき疾病として「腺病」が明記された(第五条第十一項)[35]。

「腺病」は、一九四四年に新たに制定された「学校身体検査規程」(一九四四年五月一七日文部省令第三三号)で結核検診による初感染者等の早期発見と発病防止に重点がうつるまで、検査表に記入すべき疾病として継続的に挙げられた。

学生生徒身体検査規程における「腺病」は、腺病質と同義であると考えられる。身体検査を含む学校衛生について解説する、原田芳雄、稲葉幹一編『学校衛生の研究及児童病』(一九一一年)は、「腺病」を以下のように説明している。「腺病」とは「幼時に於ける栄養不良症にして、軽微の刺戟に対し甚だしく反応する体質を備ふる者」である[36]。「腺病」の者は、「結核に犯され易き素性」があるため、衣食住の改良などによる「治法」が必要である。「腺病」を将来的な結核病者として注視すべきとされていたであろうことがわかる。

学校の身体検査において「腺病」など将来的な病者の抽出に関心がもたれたことに関連して、別所英夫は、二〇一四年の論文で次のような分析をしている。別所は、一九二六年の『教育時論』に掲載された岡田道一（一八八九～一九八〇）の論考「体質による児童生徒の運動方法如何」で、今日の医学者や学校衛生等の関係者が「統計にのみ苦心して、内蔵の検査を忽せにする傾向がありはしないか。こゝに於て私は児童の体質を心臓及び肺臓より観て〔後略〕」と述べられている点に注目し[37]、岡田の叙述を「これまでの「体格」という通念のもとでの児童・生徒の身体へのまなざしに加え、「体質」という語でとらえられるまなざしへの変容をみることができる」と解釈している[38]。

虚弱児童対策における「結核を感受しやすい体質」の焦点化

実際に、大正期からの学校衛生で本格化した虚弱児童対策では、腺病質児童をはじめとする、結核と親和性があるとされた児童の処遇に焦点が当てられた。毛利子来によれば、虚弱児童という概念は、「体格不良なもの、栄養不良・発育不良なもの、いわゆる腺病質なもの、異常体質なもの、貧血・心臓病のあるものなどが含まれて」おり「医学的にはっきりしない」概念であったとされる[39]。しかし、腺病質はつねに虚弱児童の概念に含まれ、学校衛生において虚弱児童を対象とした夏期聚落、林間学校、養護学級などは「そのねらいの一つに必ず結核予防がかかげられていた[40]」。

このような虚弱児童対策の方針について、文部省学校衛生官として昭和初期の学校衛生を主導した大西永次郎（一八八六～一九七五）は、次のように位置づけている。

従来の学校衛生の方針に於て、結核予防を専ら教員の結核といふことの上に考慮を置き、感染予防の点に多く関心を有つてゐたのであるが、一たび虚弱児童といふ問題を捉へて、結核の発病予防に向つて進むやうになつて来ると、当然虚弱児童を如何にして健康な身体にするかといふことが大なる目標とならなければならぬのである。故に結核予防といふ大きな社会衛生学上の問題は、一は感染予防に対する公衆衛生の問題であり、一は発病予防に対する学校衛生の問題であつて、要するに学校衛生は結核予防事業の一の大きな部面、或は半分を占めるといふ風に考へても差閊《さしつかえ》へないのである。(41)

大西は、虚弱児童対策を結核の発病予防のうちに位置づけ、虚弱児童を「健康な身体にする」ための種々の試みを、結核予防事業に資するものとして論じていた。

なお、虚弱児童の選定は、学校身体検査による体格の測定や「疾病」の検査表への記入に大きく依存していたと考えられる。一九二四年四月七日に文部省が各地方長官に対して「身体虚弱児童特別取扱に関する照会」を発し、このときに虚弱児童の選定方法についても調査を求めていた。調査の集計をもとに、文部省は次のように報告している。虚弱児童に対して何らかの措置をとっている小学校では、虚弱児童を「概ね学校医の身体検査を基礎として選定」している。選定の際「日常に於ける教師の有意、保護者の申出、病気欠席の状況、或は運動作業の実施等」も参考にするが、いずれの場合においても学校医の意見を徴することがほとんどである。一般的に身体虚弱とされるのは「1貧血　2腺病　3栄養不良　4肺心臓の軽度の疾患　5神経質　6其他特殊の原因なくして筋骨の薄弱者」であり、この六つに該当する児童を養護の対象にすることについて文部省も同意している。(42)

さらに文部省は次のような指摘をしている。身体検査によって判定された発育不良者を虚弱児童として選定する学校が「可成り多数であつた」。しかし「これは身体の発育が、一定の年齢標準に達しないと云ふことを示せるものであつて、必ずしも虚弱児童に限らない、従て此際は他の身体虚弱の原因が、存在せざる限りこれを省くのが適当である」。(43)多くの小学校では、虚弱児童の選定が身体測定による体格の測定に立脚していたことがうかがえる。

以上のように、結核予防を主目的に掲げた虚弱児童対策において、腺病質者など結核に親和性がある体質をもつとみなされた児童は養護の対象となった。虚弱児童の定義そのものは明確ではなかったものの、腺病質はつねに虚弱児童の概念に含まれており、虚弱児童対策には、将来的な結核病者の抽出とその保護という性格があった。また、虚弱児童の選定は体格の測定に大きく依存した。それには、結核への脆弱さは外見によってある程度予測できるという考え方がともなっていたと考えられる。

3 「結核を感受しやすい体質」の存在への疑問

スポーツ選手の結核

一九三〇年前後から「結核を感受しやすい体質」の者を抽出することができる可能性、ひいては「結核を感受しやすい体質」そのものの存在に疑義が呈されはじめていた。この時期に、文部省の調査などによって、強壮な体格をもち一見健康さを体現していると思われていたスポーツ選手が実は結核に対して脆弱であるらしいことが明るみに出たため、体格の測定に依存していた「結核を感受しやすい体質」の抽出を再考する必要が生じていた。こうした動向には、一九二〇年代半ばからの日本におけるスポーツ医学の興隆がかかわっていると考えられる。一九二四年に国立体育研究所が設立されたほか、スポーツ医事研究会（一九二八年設立）などスポーツ医学の探究を目的とした研究会が開催されるようになるなど、運動競技と健康との関係に関する調査研究が盛んになっていた(44)。

こうしたなか文部省は、運動競技の健康や学業成績への影響を明らかにするために、大正二年度から大正六年度に師範学校を卒業した運動選手を対象に「運動選手の健康状態と学業成績」を調査し、非選手の成績と比較した。その結果、卒業後五ヶ年における選手死亡率が、非選手よりも高率であり、死亡した選手の半分が結核等呼吸器疾患によるものであることが注目された。従来は健康体を体現していると考えられていた運動選手が、むしろ非選手よりも健康を害していることは文部省でも問題視された[45]。

上記の調査結果をうけて文部省は、とくに運動選手死亡者に結核による死亡が多い点に焦点を当てて、一九二八年、日本中央結核予防会に文部大臣諮問「結核予防に鑑み体育運動の適当なる実施方策如何」を提出した[46]。翌一九二九年に日本中央結核予防会は答申書を出し、次のような提言を行った。まず「無理解なる運動が健康を毀損し疾病を誘発せること」とくに「結核性疾患体質薄弱者を対象とする疾患は過重なる運動、過激なる競技、運動医学を無視せるスポーツ等により誘発せらるるの虞あり」ことを十分に理解させ、体育運動に関する正しい知識を国民に普及させる必要がある。そのためにもスポーツ専門医の養成・普及などが必要であるほか「特に個人の体質虚弱者老幼者等に対する特殊なる運動体育の方法を研究する」べきである。また日本中央結核予防会は、体育を奨励した結果「往々にして画一的方法に依り個人体質の如何を顧みず之を強要せんとする弊あるは看過すべからざる現象なり」とし、個々人の体質や結核への脆弱性に応じた運動を行わせるべきことを唱えた。日本中央結核予防会の答申は、体育運動を行う者の体質や結核への脆弱性への配慮を重視し、画一的な運動奨励を戒めるものであった[47]。

運動選手と結核の問題に拍車をかけたのが、一九三一年における人見絹枝（一九〇七〜一九三一）の死である。人見は陸上競技選手で、日本人女性ではじめてのオリンピック・メダリスト（一九二八年アムステルダム大会八〇〇メートル走第二位）として知られている。「五尺六寸十五貫」の恵まれた体格を有した人見の身体は、ある種の強健さやたくましさを体現していると考えられていた[48]。その人見が一九三一年八月二日に、結核性肺炎の一種である乾酪性肺炎によって死去したのである。人見の死を『朝日新聞』は次のように報じている。

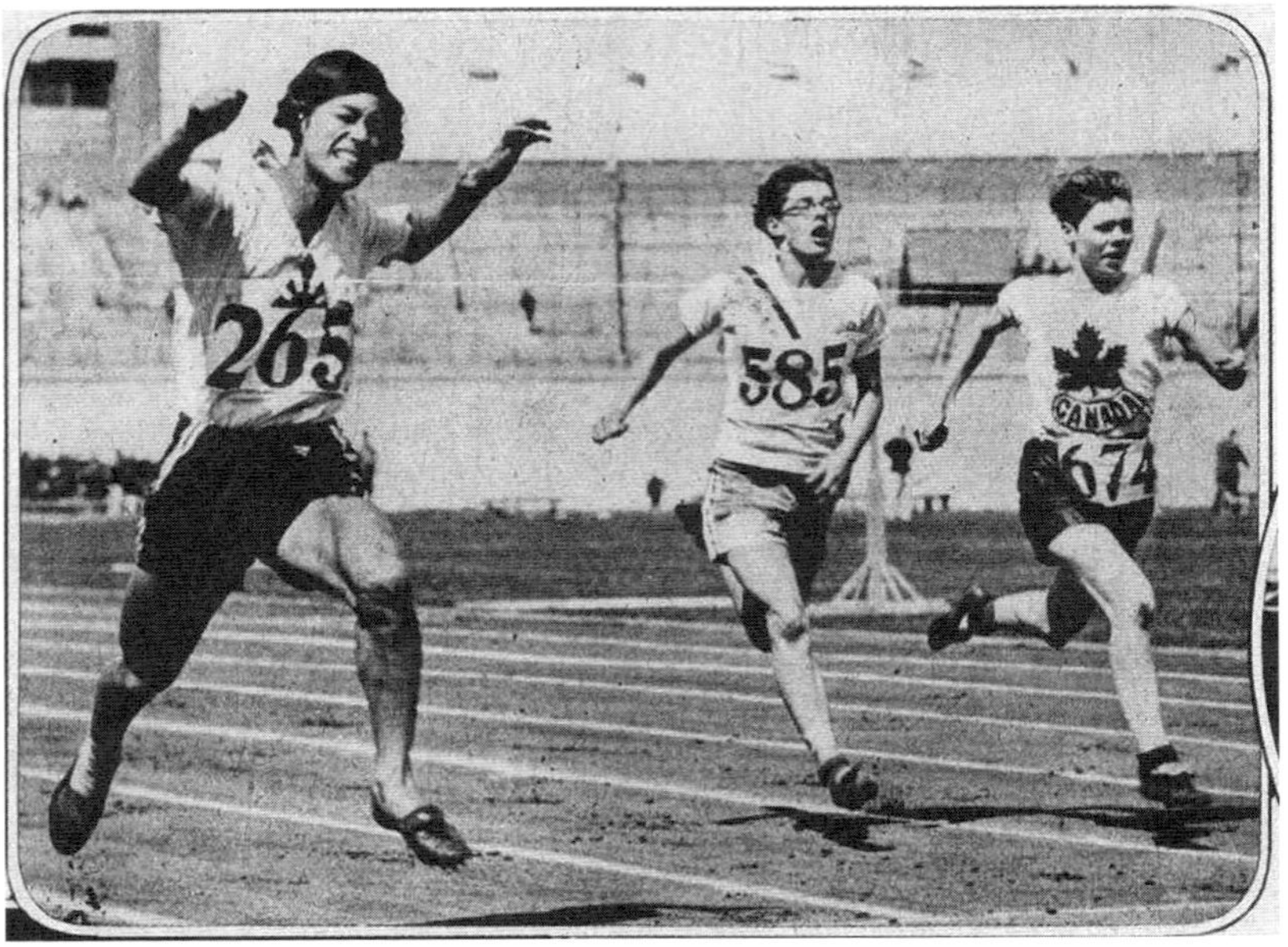

図2　1928年アムステルダム・オリンピック大会女子100メートル走予選を1着で通過する人見絹枝（出典：「桧舞台の大接戦を語る　オリンピック画報　人見絹枝さんの奮闘ぶり」『アサヒグラフ』第251号（1928年）、17頁）

我国女子陸上競技会に太陽の如くさん然と光輝いてゐた人見さんがポックリ巨木を倒す如く死んでしまつた、五尺六寸十五貫の、男とさへ見える浅黒い巨体、見事に発育した筋肉〔中略〕普通の女子とは一寸けたの違つた巨人であつた[49]

筋骨たくましかった人見が結核性の疾患で「ポックリ」死去したことは、広く人々の関心を集めた。雑誌『公衆衛生』一九三一年九月号には次のような時評が寄せられている。

人見絹枝嬢は女流選手として世界のスポーツ界に著聞した人である。その身長五尺六寸二分、身体の発育は日本人女流には珍らしいほどの立派さであつた。日本人も運動で鍛へればあゝなると云ふ頼もしい信念を吾人に与へるに十分であつた。その人見さんが二十五か六の若さで、しかも結核性の疾患で死ぬとは何と云ふ皮肉な事実であらう。[50]

スポーツ選手と健康との関係をめぐる議論の高まりをうけて、文部省は、全国でスポーツ選手の健康状態を調査するとともに、将来はスポーツ選手の健康相談や検診などに特化した健康相談所を設置することを計画した。[51]一九三三年一〇月二五日に文部省体育研究所内に「運動医事相談所」が設立され、齋藤一男（一九〇一～一九五三：整形外科）や白石謙作（一八九七～一九六四：内科）を中心とした専門家が相談事業に携わった。[52]

腺病質児童・虚弱児童に対する結核調査

前項と同時期に、X線撮影技術の普及[53]を背景に、従来は結核に対して脆弱であると考えられた腺病質者やいわゆる虚弱児童に関する結核調査が各地で行われた。その結果、虚弱児童と健康児童とのあいだでは、結核の罹りやすさに明確な差が認められないことが多数報告された。[54]

例えば、柳澤小松（東京市南海尋常小学校医）は自身の調査を次のように報告している。

> 殊ニ注意ヲ惹イタノハ優良児童ノ胸部レ線像ニ於テカナリ強度ノ淋巴腺腫脹ヲ実証シ得タルモノガ多数ニアルコトデアリマス、シカモ虚弱児童ト雖モ殆ドレ線像上ニ肺門部淋巴腺腫脹ヲ認メ得ナイモノモアリマス、要スルニ胸部レ線像ニ於ケル肺門淋巴腺ノレ線所見ノミニヨツテ児童ノ健康、不健康ヲ区別スルコトハ私ノ実験例ニヨツテハ殆ンド不可能ノコトデアルト思ヒマス[55]

上記の結果をもとに柳澤小松は、児童に対する結核調査は「従来よりも一歩進めて全児童即ち虚弱児童は勿論普通児童乃至優良児童にも之を実行」すべきであることを提言している[56]。

また、高橋潤二（名古屋医科大学）をはじめとした、結核と身体検査との関係についての研究は、頸部リンパ腺の拡張などの外見的な特徴、栄養状態、発育状態と結核の感染、発病とは密接な関係が認められなかったと結論づけた。この結論は、身体検査は結核の早期発見に資さず、したがって、身体検査による虚弱児童や「腺病」児童の選定が、将来的な結核病者の抽出につながらないことを意味していた[57]。

このような見解を決定づけたものとして『学校保健百年史』（一九七三年）が挙げているのが、新井英夫（東京府立静和園）による「小学校児童の結核に関する研究」（一九三五年）である。新井は東京市小石川区の小学校児童にツベルクリン反応やX線撮影などを行い、健康児童群と虚弱児童群とを比較したところ、ツベルクリン反応の陽性率は両者にほとんど差がなかったほか、虚弱児童群のみならず健康児童群からも結核発病者が発見された。発病者のひとりは最近まで健康優良児として複数回表彰をうけていた[58]。

腺病質者・虚弱児童に関する以上のような調査結果の公表をうけて医学者らは、虚弱児童を将来的な結核病者とみなして、これを保護する従来の方法を見直し、むしろ、体格や外見的な特徴に依存せずに、ツベルクリン反応検査やレントゲン検査をもとに結核発病危険者・結核発病者を抽出する方法を探りはじめた。このことを『学校保健百年史』は次のように記述している。「従来虚弱児童を結核の卵とみなして、これに重点をおいて管理する方式が、全く見当はずれのものであることが明らかになつた[59]」。

「結核を感受しやすい体質」概念の見直し

将来的な結核病者を抽出するための従来の方法の見直しは、児童に対するツベルクリン反応検査を身体検査の一環として実施することから始まった。まず一九三六年に、東京市が小学校児童に対するツベルクリン反応検査およびレントゲン検査を始め、学生生徒・児童を対象にした（研究目的とは異なった）結核検診が徐々に全国に普及した。[60]

さらに一九三七年一月二七日に、「学生生徒児童身体検査規程」（一九二〇年七月二七日、文部省令第一六号）を廃するかたちで公布された「学校身体検査規程」（文部省令第二号）は、学生生徒・児童に対する結核検診に法的な根拠を与えた。同規程では「学生生徒児童ノ身体ノ養護鍛錬ヲ適切ニシ体位ノ向上ト健康ノ増進トヲ図ル」という目的が明記され（第一条）、体格の測定のほかに、「結核性疾患、腺病、肋膜炎」をはじめとした疾病異常の発見に力を入れるべきであることが定められた（とくに第五条第一四項）[61]。

また第一〇条では、監督官庁もしくは学校長が必要と認めたときは臨時身体検査を行うことができると定められたが、これは、既定の身体測定のほかに「体温測定、結核の諸検査等特殊の身体検査を十分活用せしめんとの趣旨」によるものである[62]。このような改定について、文部省学校衛生官の大西永次郎は次のように解説している。

> 旧規定に於いては、疾病及び異常を発見するといふことが極めて消極的であつて、検査者は必ずしも診査しなければならぬのでなく、検査の際に見つかつた場合に身体検査評に記入することになつてゐるのであるが、新規定では一応全身の色々な部分、例へば呼吸器、循環器、消化器、神経系等を検査し積極的にこれ等の疾病及異常の発見に努力せしむることに定められたのである。[63]

このように、体格の測定に依存しない結核検診が模索されていた。結核政策については、一九三九年に厚生省が、都市部の小学校児童「一八〇万人」に焦点化した「都市小児結核予防所」の設置を指示した[64]。「都市小児結核予防施設ニ関スル件」（厚生酒発予第二五号、一九三九年四月一七日）は、東京、大阪、京都、愛知、兵庫、神奈川各府県知事に対して、あわせて四〇ヶ所の都市小児結核予防所を設置し「小学児童ニ付結核感染ノ有無及感染者ニ対シテハ結核性疾患ノ在否並ニ之ガ程度ヲ検査シ罹患者ニ対シテハ養護ノ方途ヲ講ズルト共ニ新患者ノ発生防止ニ務ムル」よう求めた[65]。

以上のような、虚弱児童と結核に関する新たな動向を毛利子来は、「概念も効果もあいまいな虚弱児保護が〔中略〕結核対策と結びつけられて普遍化されることになっていく」過程として解釈している。毛利は、学校でツベルクリン反応やレントゲン検査等が盛んに行われるようになった結果、「単なる自然陽転者」が病弱児童や一般虚弱児等「学校で「問題」になるもの」と一緒くたに養護施設に「隔離」されることとなったと論じた[66]。

4 日本における体質医学の興隆と新たな「体質」概念の模索

欧州諸国における第一次世界大戦の経験と体質医学の黎明

本節では、一九二〇年代頃から興った日本の体質医学に視点をうつし、結核と体質との関係をめぐる認識に体質医学がどのような影響を与えたのかを検討する。体質医学をめぐって日本の医学者間で共有される歴史観の多くは、体質医学の起源をヒポクラテスの体液論から求めているが[67]、結核など感染症と体質との関係に焦点を当てるならば、宿主側の体質を含め、病気の原因について多因子的に説明しようとする傾向そのものは一八九〇年代におこりはじめたと考えられる。アンドリュー・メンデルソーン（Andrew Mendelsohn）が指摘するように、一八九〇年頃から一九一〇年頃にかけての細菌学では、細菌の変異性、無症候性感染、病原性と宿主抵抗性などといった新たな知見を得たことによって、病気の感染と発病をめぐるより複雑で多因子的な説明を構築する必要に迫られていた。宿主の抵抗力を規定する体質という概念は「細菌学、臨床医学、病理学の研究者がひとしく共有する重大な病因論的問題のあらわれとして認識され[68]」、実験医学や臨床医学においても、病因や病態を理解する要素として体質が探究されるようになっていた。その点、医学研究における体質への注目は、細菌学に対する反動ではなく、むしろ細菌学内で生じた課題であった[69]。

体質医学の制度化が急速に進んだのは、第一次世界大戦前後からである。先行する歴史記述では、同時期における全体論医学の台頭とのかかわりで、おおよそ以下のように説明されている。この時期の欧州諸国では、病気の成立に個人の先天的・後天的な体質が重要であるとし、病気の成立を器官や神経の個別的な異常ではなく、身体的・精神的機能の特性の総和から解釈しようとする全体論医学が復活していた。これを背景に、遺伝的条件と環境的条件によって規定された「個性」の総和を体質とみなし、生物医学と全体論医学とをむすびつける近代体質医学の制度化が推し進められていた[70]。また、大道寺慶子が述べるように、医学、とくに内科学の体質への関心は、二〇世紀初頭における「ホルモン」の発見と一九二〇年代頃からの内分泌学の興隆と深く関わっている。内分泌学は、全身的な調節機構を研究するものであるという点において、素因や体質といった概念と深く結びついていた[71]。

鹿子木敏範によれば、体質にかかわる医学研究はおもに次の三つの方向性から進められた。第一は相貌学的方向で、外見的な特徴や表出から、精神的特性を推測するものである。第二は臨床医学的方向で、身体的な特性やそれがもたらす罹病傾向などを追究するものである。第三は遺伝学的方向で、素因とされる特性について遺伝とその発現の様相を究明するものである[72]。第一の方向はエルンスト・クレッチマー（一八八八～一九六四）『体格と性格』（一九二一年）をはじめとした類型論によって、第二の方向は内分泌学や免疫学などによって、第三の方向は遺伝学やその見地にもとづく双生児研究によって推進された[73]。

とくに体質医学の制度化が急速に進んでいたのがドイツである。ドイツでは、第一次世界大戦を通じて、国民の身体的・精神的健康を増進させ、総力戦に適応した国民を創出することが喫緊の課題として浮上しており、国民の健康増進を実践するための理論的基盤として体質医学に注目が集まっていた[74]。日本の体質医学の牽引者である森茂樹がまとめるところによれば、ドイツで体質医学の機運が高まった背景は以下である。第一次世界大戦期のドイツにおいて、心臓病者や神経衰弱素質者、結核素質者などが、戦時中の「高度の身体的・精神的労作に耐え」、それに対して身体検査等で健康者と判定されていた者が、労作に耐えられなかった例が少なくなかったことが明らかになった。また、戦時における飢餓など窮乏に対する「耐久力」が従来の医学の予想に合致せず、身体の強壮さや病気に対する抵抗性の強さのみでは「耐久力」の程度を推し量ることができないことがわかった。そのため「体力と共に、意思力・精神力が教育上重要で、それが広義の体質問題として取り上げるべきであると判定されたことに依るものと思われる」[75]。体質医学の興隆には、総力戦の経験を背景とした国民の「健康」「健康増進」の問い直しが深く関わっていた。

日本における体質医学の制度化・組織化

大道寺慶子が指摘するように、一九二〇年代までに、欧州の体質論・類型論が日本にも紹介された[76]。一九一六年四月に開催された第四回日本病理学会総会において、体質論・素因論にかかわる三つの宿題報告が行われており、そのうち三浦謹之助（一八六四〜一九五〇）[77]の報告「体質及素因論」は、欧州における体質論の系譜を概説するものであった[78]。三浦は、体質を臓器および組織の「理化学的性質」の差異による先天的な性状と定義し、体質をさらに次の三つに分類している。「三別スレバ其外形ニ現ハルヽ者ハ則チ体格ニシテ其身体及機能ヲ為スモノハ則チ体質ノ本体狭義ノ体質ニシテ其精神的現象ヲ稟賦ト云フ」[79]。そのうえで、ヒポクラテスの体液説から続く体質論の系譜を整理するとともに、病気に罹りやすい身体的性状すなわち「素因」に属する体質として胸腺淋巴体質や腺病などを概説している。

一九二〇年代後半には、欧州の体質医学が日本で本格的に紹介されはじめた。体質医学は、病気に対する反応などの個別性を重視した新興の医学分野として位置づけられた。一九二七年の第二十七回北陸医学会における中村八太郎の講演「内分泌と体質及び疾病」は、体質の考え方に内分泌学の知見を組み込もうとする体質医学の一系統を紹介している。この講演で中村は、結核と体質との関係について「保健衛生上注意を要するもの」として注視し、以下のように述べている。

体質として結核症と変性徴候との関係は深きものにて往々『結核症に素因大なるものは変性体質なり』と迄極言するものあり。事実上結核症を有するものの骨格又内臓に種々の変異ありて、吾人が変性徴候と称すべきものを見ること少なからず。(80)

上記の引用における「変性徴候」「変性体質」とは、中村も本文中で使用している「変質徴候」と同義であると考えられる。中村の報告における「変性徴候」「変性体質」「変質徴候」は、病的傾向のある身体の状態を指しており「個々としては小なる変異にても却て集合しては臨床上其他に大なる意義あることあり、所謂変質徴候の如きもの之なり」と説明されている。(81)

ただし「変質徴候（Degenerationszeichen）」は、犯罪精神病学・犯罪人類学の用語でもあったことに留意する必要がある。日本において「変質徴候」という用語は、むしろ犯罪精神病学の文脈で使用されていた。チェーザレ・ロンブローゾ（Cesare Lombroso：一八三五～一九〇九）などによる犯罪精神病学・犯罪人類学において「変質徴候」とは、「平らで幅が広く不格好な頭蓋、突き出した耳、急傾斜の口蓋、吃音、斜視など」遺伝的変質によって身体に刻印された特徴を指し、これらの可視的な「変質徴候」によって個人の犯罪傾向を知ることができると考えられていた。(82)その点を踏まえれば中村の報告における「結核症に素因大なるもの」としての「変性体質」は、遺伝等による身体の変異の蓄積という含意もあると推測される。また中村は、従来は腺病質として説明されていた「淋巴体質」「胸腺淋巴体質」などはむしろ「結核症に比較的抵抗強く、且其の主変の来る臓器を異にせり」という、欧州圏における最近の学説も紹介している。

一九二八年には『診断と治療』の臨時増刊として『疾病治療と体質』が刊行された。「近来個人（Individuum）の研究が盛になつて来た〔中略〕斯の如き趨勢は、実に臨床医学の上にも影響を及ぼす可きは明かである」[83]という編者、稲田龍吉（一八七四〜一九五〇：当時東京帝国大学）[84]の序文から始まるこの論集には、疾病治療と体質に関する四〇本の論文と二〇本の臨床報告が寄せられた。結核に関連する論文としては、有馬英二「結核と体質」[85]、田澤鐐二「喀血と体質との関係」[86]が掲載されている。

このうち有馬英二の論文は、結核と体質とのかかわりをめぐる欧州圏の研究動向を整理している。論文で有馬英二は、欧州圏の医学界では、結核に罹りやすい体質として「無力性体質（status asthenicus）」や「淋巴性体質（status lymphaticus）」が提唱されていたこと、近年の研究では「無力性体質」や「淋巴性体質」の者の肺結核は概して良性であり、比較的良好な経過をとる傾向にあること、とくに「淋巴性体質」は腺病（瘰癧）を伴っているため、肺結核に対してある程度の免疫をもっていると考えられていることなどを紹介した。

日本で体質医学の制度化・組織化が行われたのは一九三〇年代からである。日本の体質医学を牽引したのは、熊本医科大学（のちに京都帝国大学）の森茂樹（一八九三〜一九七一）[87]であった。森は、一九二七年から一九二八年にかけてベルリン大学（現フンボルト大学ベルリン）とプラハ大学（現プラハ・カレル大学）に留学して内分泌学研究に従事していた。帰国後の一九三二年、森が中心となって、熊本医科大学病理学教室内に研究団体「内分泌及実験治療研究会」を設立し、「体質問題」の探究および「日本人の体質改善」を目的とした医学研究の組織化を進めた（機関誌『内分泌及実験治療』[88]）。森が京都帝国大学に転任した一九四〇年に研究会の名称を、研究会創立当初からの目的である「体質改善による国民作業能力の増進」を反映した「日本体質研究会」に改め、拠点も京都帝国大学に移った（機関誌『体質学雑誌』[89]）。内分泌及実験治療研究会および日本体質研究会は、日本の体質医学研究を代表する研究団体となった[90]。『内分泌及実験治療』『体質学雑誌』は、各号で、体質医学に関連する文献目録を掲載し、結核と体質にかかわる国内外の研究成果も詳細に列記していた[91]。森は、機関誌に講座「結核と体質」（一九三九年）「結核症の体質学的研究」（一九四一年）「再び結核症の体質学的研究」（一九四二年）を掲載し、結核と体質との関係を攻究する必要を論じながら、結核病学関連の雑誌等に掲載された関連論文を紹介した[92]。「結核症の体質学的研究」で森は、結核に対する感受性は種属間のみならず同一種の個体間でもかなりの差異があることを、近年の動物実験的研究が明らかにしていることなどを紹介した。そのうえで、体質医学の見地から結核を追究することの意義について、次のように記し、体質を遺伝的要因と環境的要因との双方によって形成される身体の形態および機能として理解されるべきことを論じた。

近年に至つて結核と体質との関係が、一般医人の注目を大いに喚起するに至つた。それには種々な理由が考へられるであらうが、結核症が極めて我国に於ては広く国民に淫浸してゐる事と、本症の病型経過予後等が単に結核菌の条件即ちその毒力数量等によつて影響せられる点よりも、寧ろ感染個体の内的要約即ち当人の体質乃至疾病素因によつて大いに影響せられる事が、臨床的経験からも亦実験的研究からの明かに認められると云う事実が、主なる要因と考へられるのである。／結核の体質学的研究に関しては、一般体質学の研究要項を総て勘考する必要のある事は云ふ迄もなく、従つてその範囲は極めて広範に亘るのである。即ち遺伝的関係、内分泌関係、姿質方面、免疫学的方面其他凡ゆる環境条件との関係を攻究する必要があるのである[93]。

個体間によっても異なる結核に対する感受性の全貌は、体質医学の観点にもとづく複合的な研究すなわち「遺伝的関係、内分泌関係、姿質方面、免疫学的方面其他凡ゆる環境条件との関係」といった様々な方面からの探究を総合することで初めて理解できるものであるとし、森は、体質医学の見地から結核を攻究する意義を、体質医学のもつ総合性にもとめた。

また森は、体質にかかわる総合的な医学研究を行う研究所の設立を立案、推進した。森が京都帝国大学に転任する前年である一九三九年に、熊本医科大学附属研究所として、体質医学の学理およびその応用の研究を目的とした「体質医学研究所」が設立された。体質医学研究所は、日本で初めての単科大学附属研究所であった[94]。体質医学研究所は当初、病理学部門（初代教授：森茂樹[95]）のみから発足したが、一九四一年に形態学部門（初代教授：竹屋男綱）、翌一九四二年に体質臨床学部門（初代教授：木田文夫）が増設された[96]。

これらの部門のうち、木田文夫（一九〇八～一九七〇）の率いる体質臨床学部門は、結核をはじめとした諸疾病の罹病型・罹病頻度をめぐる家系調査を行った[97]。木田文夫は[98]、日本における臨床体質学および遺伝体質学のパイオニアであり、また体質医学に関する活発な著作活動を行ったことから、体質医学の啓蒙者としても知られている。とくに体質の遺伝性に注目していた木田文夫は、独自に「罹病性体質歴調査表」を作成していた。「罹病性体質歴調査表」は、調査対象者自身が記入する形式をとっており、自身や家族の病歴、風邪に罹る頻度などといった自身の罹病傾向、生活習慣等を詳細に記入するものであった。体質臨床学部門は「罹病性体質歴調査表」をもとに特定の集団、家系の罹病傾向などの調査を推し進めた[99]。結核については、慶松洋三（熊本医科大学体質医学研究所体質臨床学部門、熊本医科大学副手）が、木田の指導のもと、結核罹病型および罹病頻度に関する家系調査、結核諸病型の家系集積性について調査した[100]。

以上のように、一九三〇年代に入って体質医学研究が組織化され、体質医学の重要な課題のひとつとして結核と体質との関係をめぐる新たな認識の構築が位置づけられた。

体質医学にもとづいた結核予防・治療体系の希求

ここまで、日本の体質医学が組織化され、結核と体質に関する医学研究が本格化したことを確認した。しかし、少なくとも主だった結核病学者や結核行政関係者らは、新興の医学分野である体質医学の成果を結核予防の体系に組み入れようとする動きに対して、きわめて慎重な態度をとっていた。その動機のひとつに、結核予防体系に体質という概念を取り入れることが結核対策の遂行の妨げになることへの懸念があった。岡治道は、一九三八年一〇月一六日に黒丸五郎に宛てた書簡で次のように述べている。

私の考へでは、結核には体質の影響の多いことは明かなので、唯表面上之を出すと、折角よくなりかけた一般の思想が再び遺伝に帰り、結婚問題等の為に隠すことゝなり、予防も治療も困難となる為に、眼をつぶってだまってゐる丈けです。(101)

すなわち、たとえ結核と個々人の体質とに何らかの関係があったとしても、これを表面化すれば「一般の思想」が耐えきれず、かつて広く大衆に浸透していた結核の遺伝説にもどり、現行の結核予防・治療が妨げられることを岡は懸念していた。また、一九四〇年代に出版された主だった結核書でも、体質医学の知見を結核予防体系に取り入れることに対して否定的な立場がとられた。山岡克巳（技術院参技官）『結核予防の体系』（一九四三年）は、結核と体質をめぐる医学研究について次のように評価している。

年齢性別以外に如何なる人が結核に罹り易い体質を有し、如何なる人が罹りにくいかと云ふ点に就ては現在の医学は未だその鍵を摑んで居ないと云つてよい〔中略〕具体的に如何なる体質を有するものが結核に対して如何なる抵抗力を示して居るかと云ふ点に至つては、従来の研究は全く何等の材料をも提供して居ないのである。(102)

これを示す例として、山岡は虚弱児童と結核との関係をめぐる最近の見解を紹介している。最近の結核研究は、「所謂虚弱児童と一般の健康児童との間に於て結核の感染率も罹患率も何等の差異の無い事を立証して居るのであつて、少くとも学童の体格と結核との間には関連性を認め得ない」。このように述べ、山岡は次のように結論づけている。こうした研究状況に鑑み、結核と体質の問題は将来の研究に俟つべきものであり、「予防の観点から現在に於てこれを考慮することは却つてその混乱を来すのみである。以上の理由から、結核予防の体系の中に体質の問題を採り入れることは未だその時期でないと云ふべきであらう[103]」。

さらに、『日本の結核[104]』(一九四二年)『産業と結核』(一九四三年)など、のちに日本科学史学会が「啓蒙的価値の高かった」と評する結核書を執筆した宮本忍(一九一一〜一九八七:軍事保護院医官、傷痍軍人東京療養所)は、姉崎卓郎との共著『結核を語る』(一九四四年)で「結核体質」の解説として次のように述べた。「一般には、結核そのものは遺伝しなくとも、結核体質とでもいふやうなものがあつて、それは遺伝するらしいと考へられてゐるやうであるが、今日の医学はまだこの問題に確答を与へ得ない」。このように述べ、宮本は、結核と親和性のある体質およびその遺伝を、通俗的な考えを出ないものとして位置づけた[105]。

このように、結核病学や結核予防事業にかかわる一般向けの書籍においては、体質医学をはじめとした結核と体質との関係をめぐる医学研究を未達なものとして位置づけ、結核と体質にかかわる研究への積極的な評価を避けた。

こうしたなか一九四〇年代に、体質医学に関する活発な著作活動を行い、一般大衆へ体質医学にもとづく知見を啓発しようとしたのは、とくに遺伝体質学にかかわった医学者たちであった。日戸修一と木田文夫は、著作のなかで結核と体質とのかかわりについても紙幅を割き、結核の発病やその予防を体質という観点から捉え直すことの重要さを伝えていた。以下では日戸修一『日本人の体質』(一九四〇年)、木田文夫『体質の科学』(一九四二年)を例にその様相をみていく。

日戸修一[106]『日本人の体質』は、体質医学の知見を概説するとともに、個々人の体質がもつ「素質(ここでは将来発揮され得るすぐれた性質や能力を意味する)」を最大化することで国家の力を最大化する「体質国家主義」を唱えるものである。『日本人の体質』は、体質の遺伝を重視する姿勢をみせており、かつ素質の最大化の方法として優生結婚を挙げるなど、『科学人』に掲載された書評で「氏は主として遺伝学の研究に従事される。そして氏の体質論は殆んど、之を出でない」と書かれるほどには[107]、遺伝学や優生学に相当接近した内容となっている。

『日本人の体質』のなかで日戸は、結核の発病を「体質的に言ひ換えると」次のように説明できるとしている。「そもそも結核に感染し、発病し、治癒するといふやうな出来ごとを決定するものが、われわれの体質である」。体質とは、体内に侵入してきた結核菌と対峙する「われ」に先発し、われを規定する、動的なもの、静的なものの総称である」[108]。このように論じ、日戸は、結核に対するその時々の身体の反応の総称を「体質」としている。

そのうえで次のように述べる。「伝染病とは何か、といふ意味を答へなければならないとしたら、それはその体質にとつては当然の遭遇戦なのだといふ宿命的な言ひ方を、どうしてもしなければならない。結核は結核に、ヂフテリーはヂフテリーに、もうさうなるより他はなかつたのである。さういふ一点に体質はゐたのだ」[109]。日戸によれば、病気を発病するかしないかは個々人の、その時どきの体質によって決定され、それは宿命的である[110]。このように日戸は、結核に罹ることの因果性を主張し、その要素として体質を位置づけた。

そのためか日戸は、結婚指導などによる、結核に対して脆弱とみなされた体質の遺伝の阻止を重視した。日戸は、結核に関する欧州の双生児研究を例示しながら結核発病と遺伝とのかかわりを主張し「既に大部分の運命をもち、さうなるよりは仕方のない」「体質のもつ不気味な運命を、われわれはかなり事前に防止することが出来ることを考へなければならない」と唱えている[111]。

日戸は、個々人がそれぞれの「体質に備はつた素質を発達させ切る」ことを体質の「個性化」と呼んだ。日戸によれば、発達させ切るべき「素質」とは、ひとりひとりがもつ「体質の最高の活動力」であり「国家のために一人一人が出し切らなければいけない」ものである[112]。日戸が重視したのは、体質という概念を通じて、個々人が病気に対する反応の個性を認識し、同時に、自身の体質のもつ「運命」を予測しその遺伝を統御することで、個々人が、それぞれの体質のもつ潜在的な能力や個性を、国家への貢献という場において発揮するような人口集団をつくることであった。

『日本人の体質』の二年後に刊行された木田文夫『体質の科学』もまた、体質を「一人一人の人体固有構造の力学的の構へ[113]」とよび、体質の個性なるものを強調した。同書の終盤において木田は、体質医学の厚生科学への応用を論じている。ここでいう「厚生科学」とは、ひろく国民の保健衛生にかかわる学術研究およびその政策応用を指しており、一九四〇年の厚生科学研究所の設立とともに用いられ始めたことばであると考えられる。木田は、厚生科学を代表するものとして国の結核対策事業を挙げている。

実質、この論述の内容は、当時国が推し進めている結核対策事業の紹介にとどまっているが、その際に国の結核対策事業を、ある「ひ弱い体質の少年」に対する、体質医学の観点にもとづいた結核予防・治療の実践として記述しなおしている点において注目される。

木田は、結核の予防・治療に関して「体質学は未完成であつて、体質変換について有力な方法を、まだ充分には提供し得ない[114]」としながらも、実際には学校衛生や結核集団検診などのかたちで、体質の概念にもとづいた結核予防・治療が実行に移されていると論じる。木田は、養護学級や休暇聚落、そして第六章で論じるBCGワクチンの接種を、結核に対する抵抗力をつけることを目的にした事業としてまとめ、これを「体質固有構造が反応様式を変ずる様に努力する」ための実践と言い換えている[115]。すなわち木田は、結核対策事業を、ひとりひとりの体質を結核に対してより強いものに転じさせるためのものとして記述していた。

こうした厚生科学の性質を木田は次のように語っている。「個人の体質は、国家の固有構造に従つて一定の方向づけを受ける〔中略〕国家厚生科学は、この貴重な一員の身心の健康を要望し、社会奉公の眼目を全うする、より良い体質を成長分化させることに努力する[116]」。厚生科学は国民ひとりひとりの体質に目を向け、その「成長分化」に介入することで、国民ひとりひとりが、結核対策事業に即して言い換えれば、結核に対してより強く健康で、社会奉公の眼目を全うできるような能力をもった体質をつくっていく。このように木田は、国の遂行する結核対策事業を、体質医学的な考え方がすでに浸透し実践にうつされているものとして位置づけた。

以上のように日戸や木田は体質の個体差を、個々人の体質の固有性・唯一性と言い換えながらも、それを、国家への貢献というより高次な目標のために最適化すべきものとして語り、その例として結核が用いられた。また、日戸は結核など疾病予防の観点にもとづく体質への介入を将来実現すべきものとして語ったのに対して、木田は、すでに現今の結核政策事業で取り入れられているものとして論じた。

おわりに——異常から個体差へ

本章では、日本における結核予防に体質概念が結びつけられ、将来的な結核病者の抽出に関心が向けられていく様相を検討した。これを小括すると以下のようになる。近代日本において、結核に感染していても発病する人間がごく一部である理由を説明することは、医者や医学者にとっての重要な課題であり続けた。こうしたなか「体質」という概念は、結核を発病する人間と発病しない人間との境目を漠然とあらわすものとして用いられ、通俗医学書などを通じて「結核を感受しやすい体質」という存在が一般大衆に提示された。結核に対して脆弱な体質は、「結核体質」「腺病質」などとよばれ、痩せた体、蒼白い肌、過敏な神経などによって特徴づけられた。「結核を感受しやすい体質」という考え方そのものは、外見や性格によって特徴づけられ、それゆえに統一的な定義をもたなかった。しかし、痩せた体、蒼白い肌、過敏な神経など「結核を感受しやすい体質」としてとりあげられた特徴に該当する者は、職業選択や結婚出産などに際して、結核に罹りやすいことを想定した人生設計をたてることが推奨された。

このような「結核を感受しやすい体質」という想定は、一九二〇年代頃から唱えられた産児制限や虚弱児童対策の考えにも取り入れられた。一九二〇年代初め頃から三〇年代半ばにかけて、産児制限運動の拡がりとともに、結核患者や結核に脆弱であると考えられる者の避妊・中絶が盛んに議論された。とくに産まれる子が結核を発病する可能性は、結核に対して脆弱な「体質」の遺伝の問題として論じられ、そうした「体質」をもつ子の出生を阻止しようとする論調さえもがおこった。また、すでに「結核を感受しやすい体質」をもつとされた子どもに関しては、同時期から整備された虚弱児童対策の対象となった。林間学校や養護学級など虚弱児童の保護を目的とした事業において、「結核を感受しやすい体質」をもつ子どもは虚弱児童とほぼ同一視された。虚弱児童は筋骨の薄弱、扁平な胸など外見的な特徴をもつとされ、その選定は体格の測定に大きく依存した。それは、結核への脆弱さが外見によってある程度予測できるという考え方にもつながった。

一九三〇年代から、腺病質や虚弱児童をめぐる医学研究などによって「結核を感受しやすい体質」の存在や将来的な結核病者の抽出という可能性に疑義が呈されるようになった。一九三〇年前後にスポーツ選手の結核死が注目され、強靱な身体をもつはずの人間がなぜ結核に斃れるのかが、新たな問題として浮上した。これにともない、従来は結核に対して脆弱であるとされていた腺病質者やいわゆる虚弱児童に関する医学研究が行われた。その結果、腺病質者はむしろ肺結核に罹りにくいとする研究成果が示されたほか、小学校児童を対象に行った疫学調査では健康者集団にも結核発病者を一定数発見できることが明らかにされた。それは、従来の体質概念では結核に対する脆弱性を予測することができないことを意味していた。また、同時期に結核の初感染発病説が提唱され、結核の発病は初感染から短期間のうちに起こるとする理解が優勢になった。そのため、腺病質者や虚弱児童を結核の卵として重視する方針は見直され、むしろツベルクリン反応をもとに初感染者を選びだし養護することが目指されるようになった。

本章の最後では、一九三〇年代に制度化・組織化された日本の体質医学に視点をうつし、結核と体質をめぐる認識に体質医学的な知見がどのような影響を与えたのかを検討した。西欧では第一次世界大戦前後から、病気の成立に個人の先天的な体質が重要であるとする考え方が興り、とくにドイツではクレッチマーの体型論や遺伝学などを応用した近代体質医学の制度化が急速に進んでいた。こうしたなか日本の体質医学は、ドイツの成果を引き受けるかたちで興隆し、個々人の「体質」と病気への感受性との関係などを研究した。日本の体質医学において「体質」という概念は、遺伝学や内分泌学、免疫学など様々な知見の総合によって理解される身体の形態および機能とされ、森茂樹や木田文夫など内分泌学や遺伝学などを専門とした医学者によって体質の分類・体系化が進められた。その一環で結核と体質との関係をめぐる新たな認識も模索され、結核感染に対する反応という機能の個体差そのものに注目が集まった。結核に対する反応の個体差への注目は、しばしば「結核に対する免疫反応の強い」人口集団をつくることへの期待も伴っていた。一九四〇年代に体質医学とくに遺伝体質学の知見を積極的に啓発した医学者は、体質の個体差を、国家への貢献というより高次な目標のために最大化すべき能力として語り、その例として結核を用いた。

以上を通じて、第三章では「結核を感受しやすい体質」という考え方を通じた、将来的な結核病者を抽出することへの願望とその挫折、そして結核と体質をめぐる新たな認識の模索を通じて、体質概念の指し示すものが、結核に対する感受性の異常から、結核に対する免疫反応の個体差そのものに変わってきたことを論じた。

（1） Keiko Daidoji, "The Formation of Constitutional (Taishitsu) Medicine in Early Twentieth-Century Japan: The Scrofulous Constitution (Senbyōshitsu) and Tuberculosis," *Historia Scientiarum*, Vol. 27, No. 2 (2018): 199-217. 川喜田愛郎が指摘するように、体質は、個体にかかわる概念として理解されるものであり、局在病理観では捉えにくい全身的な病気を説明する言葉とし

ても機能していた（川喜田愛郎『近代医学の史的基盤　下』岩波書店、一九七七年、九二四頁）。

（2）Christopher Lawrence and George Weisz eds., *Greater than the Parts: Holism in Biomedicine, 1920–1950* (New York: Oxford University Press, 1998).

（3）Michael Worboys, *Spreading Germs: Disease Theories and Medical Practice in Britain, 1865–1900* (New York: Cambridge University Press, 2000), Michael Worboys, "From Heredity to Infection? Tuberculosis, 1870–1890," in *Heredity and Infection: The History of Disease Transmission*, eds. Jean-Paul Gaudilliére and Ilana Löwy (London: Routledge, 2001), pp. 81–100.

（4）鹿野政直『健康観にみる近代』朝日選書、二〇〇一年。

（5）北川扶生子「モダン都市と結核」北川扶生子編『コレクション・モダン都市文化　第53巻　結核』ゆまに書房、二〇〇九年、六九九-七三五頁、北川扶生子『結核がつくる物語――感染と読者の近代』岩波書店、二〇二一年。

（6）Daidoji, "The Formation of Constitutional (Taishitsu) Medicine in Early Twentieth-Century Japan,".

（7）石神亨『通俗肺病問答――一名・肺病予防法及養生法』石神亨、一九〇二年、二七頁。

（8）Daidoji, "The Formation of Constitutional (Taishitsu) Medicine in Early Twentieth-Century Japan,", p. 209.

（9）福田眞人『結核の文化史――近代日本における病のイメージ』名古屋大学出版会、一九九五年、福田眞人『結核という文化――病の比較文化史』中公新書、二〇〇一年。

（10）三田村鳶魚「西鶴の当世顔」『三田村鳶魚全集　第十二巻』中央公論社、一九七六年、三一二-三二〇頁、三田村鳶魚「恋の病」『三田村鳶魚全集　第十二巻』中央公論社、一九七六年、三二〇-三三四頁、所収。江戸時代において労瘵の病因が男性と女性とで異なっていたことについて検討し、結核をめぐる医学的認識におけるジェンダーバイアスを考察したものに鈴木則子『近世感染症の生活史――医療・情報・ジェンダー』吉川弘文館、二〇二二年、四八-七四頁、がある。

（11）福田眞人は、近代期における結核（殊に肺結核）の名称として、肺労（肺癆）、肺病、労瘵、労咳、伝屍、骨蒸、結核が用いられていたことを指摘している（福田『結核の文化史』、一八-一九頁）。

（12）田村化三郎『肺の衛生』読売新聞社、一九〇四年、四頁。

（13）同前、四-五頁。

（14）同前、一八五頁。

（15）白根清四郎『通俗救肺病――一名・肺ノ保養法』朝陽堂、一九〇六年、七-一二頁。

（16）石神『通俗肺病問答』、一三頁。

(17) 田村『肺の衛生』、一一-一三頁。
(18) 竹中繁次郎『最新肺病治療法』丙午出版社、一九一七年、三一頁。
(19) 竹中成憲『通俗肺結核予防法』鳳文堂、一九〇七年、三頁。
(20) 同前、一一頁。
(21) 柴山五郎作著、北里柴三郎校閲『肺結核——社会教育』誠之堂、一九〇七年、一七六-一七七頁。
(22) 同前、一八四-一八五頁。
(23) 井上壽男編『肺之健康法（肺病予防法）』国民衛生叢書、一九一三年、五一頁。
(24) 刑法堕胎罪のもとでも、妊婦が結核や心臓病、腎臓病などに罹っている、妊婦に重い悪阻があるなど、妊娠が妊婦の生命にかかわると医師が判断した場合は、妊婦が人工妊娠中絶を受けることが認められていた（荻野美穂『「家族計画」への道——近代日本の生殖をめぐる政治』岩波書店、二〇〇八年、九〇頁）。とはいえ、欧州圏を含む当時の医学界では、妊娠が結核の病態にどのような影響を与え得るのかについて統一的な見解を得られておらず、結核に罹っている妊婦、結核を人工中絶適応症に認定するかどうかは常に論争の的になっていた（大里俊吾「肺結核ト人工妊娠中絶——内科的見解」『結核』第一一巻第九号（一九三三年）、八三九-八七八頁）。日本でもしばしば、大学等の産婦人科医が、医学雑誌等を通じて、結核妊婦患者の人工妊娠中絶と中絶後の患者の経過の事例について報告を行っている。少なくとも大学等における人工妊娠中絶は、妊婦の生命保護のみではなく、結核妊婦患者の中絶前後における病態の変化などの検証を兼ねていた（藤村元張「肺結核ト妊娠並ニ其処置」『日本婦人科学会雑誌』第一五巻第一一号（一九二〇年）、七七九-八三八頁、藤村元張「肺結核ト妊娠並ニ其処置（承前）」『日本婦人科学会雑誌』第一五巻第一二号（一九二〇年）、八六八-八八八頁、緒方十右衛門、原田光男「妊娠ト肺結核」『グレンツゲビート』第二巻第一号（一九二八年）、七二-一二七頁、緒方十右衛門、曽我直彦「再ビ妊娠ト肺結核ニ就テ」『グレンツゲビート』第二巻第一〇号（一九二八年）、一三二一-一三三三頁、明城弥三吉「妊娠と肺結核」『治療及処方』第一三巻第一二号（一九三三年）、一八一一-一八一八頁、大里「肺結核ト人工妊娠中絶」、ほか）。一九三三年に結核妊婦患者の人工妊娠中絶に関するこれまでの研究を総括した大里俊吾は、人工妊娠中絶をすべきかの判断が「宗教問題、人口問題、社会政策等」の影響も受けることを指摘したうえで、実際の判断については「個人ノ体質、環境、社会的事情等ヲ加味」し「内科医若シクハ結核専門医ト産科医トガ、専門的知識並ニ技術の外ニ、所謂医学的常識ト職業的良心トノ命ズル処ニ従ヒ、協力シテ下スベキデアル」との見解を示している（大里「肺結核ト人工妊娠中絶」、八七三頁）。
(25) 宮原立太郎は、一九〇一年に千葉医学専門学校を卒業後、一九〇五年、アメリカ留学などを経て一九〇七年に帝国胃腸院（のちの宮原病院）を開業。一九一一年に自院にX線器械を導入。日本におけるX線治療の先駆者として知られる。結核治療・予防として結核患者や虚弱児童に対するX線照射を積極的に行ってきた。X線照射を繰り返したことで右手中指にX線癌を発症し、これがもとで一九三六年に死去。宮原立太郎については、市原市教育委員会『X線医学界の先駆者宮原立太郎』市原市教育委員会、一九七五年、を参照。

(26) 宮原立太郎「結核婦人が妊娠したら何うすればよいか？——肺病の予防及治療の手当と自己防衛の最良策」『通俗医学』第六巻第五号（一九二八年）、四六頁。

(27) 本多操「避妊問題と優生運動」『家事と衛生』第九巻第六号（一九三三年）、一八頁。

(28) 杉田直樹は一九一二年東京帝国大学を卒業後、欧州留学などを経て、一九二二年に東京帝国大学助教授、一九二七年に松沢病院副院長、一九三一年に名古屋医科大学教授、一九三九年に名古屋帝国大学教授、一九四六年に県立城山病院長。日本の児童精神医学の開拓者として知られている（泉孝英編『日本近現代医学人名事典 1868-2011』医学書院、二〇一二年、三三二頁）。

(29) 杉田直樹『低能児及不良児の医学的考察』中文館書店、一九二三年、二一九頁。

(30) 同前、三三三-三二四頁。

(31) 有馬英二「結核と妊娠中絶問題」『診断と治療』第一三巻第四号、一九二八年）、三八九頁。

(32) 同前、三九〇頁。

(33) 日本における学校身体検査の始まりは、一八七八年から体操伝習所で行われた活力検査である。活力検査の目的は、体操が生徒の身体発達にどのような影響を及ぼすかを調べることであり、したがって、検査の内容は体格や身体機能、体力の測定であった。一八八八年一二月二八日に「学生生徒ノ活力検査ニ関スル訓令」が公布され、直轄学校は毎年の活力検査を義務づけられた。学校身体検査の歴史的経緯などについては、文部省監修、財団法人日本学校保健会編『学校保健百年史』第一法規、一九七三年、江口篤寿、高石昌弘編『健康診断（現代学校保健全集8）』ぎょうせい、一九八二年、河野誠哉「「測定」の認識論的基盤——明治・大正期の学校身体検査を題材に」『東京大学大学院教育学研究科紀要』第三七巻（一九九七年）、一一三-一二二頁、などを参照。

(34) 「学生生徒身体検査規程」『官報』第四一〇七号（一八九七年三月一五日）、一八九-一九一頁。

(35) 「学生身体検査規程」『官報』第五〇一六号（一九〇〇年三月二六日）、三七二-三七三頁。

(36) 赤井直忠、原田芳雄、稲葉幹一編『学校衛生の研究及児童病』広文堂、一九一一年、一九二-一九三頁。

(37) 岡田道一「体質による児童生徒の運動方法如何」『教育時論』第一四六一号（一九二六年）、六-七頁。

（38）別所秀夫「わが国の近代教育制度における体力概念の誕生と展開――近代教育制度成立から第二次世界大戦終結まで」『体育学研究』第五九巻（二〇一四年）、一二一頁。
（39）毛利子来『現代日本小児保健史』ドメス出版、一九七二年、二〇二頁、二〇三頁。
（40）文部省監修『学校保健百年史』、二〇三頁。青木純一は、結核の流行を背景として成立した虚弱児童教育を、休暇聚落（避暑保養所、郊外聚落、高原聚落など）、開放学校（林間学校、海浜学校など）、特別学級（養護学級など）の三つに大別している（青木『結核の社会史』、二八三―二八四頁）。ところで、近年、休暇聚落、開放学校などの実践を、虚弱児童対策とは違った文脈で解釈しようとする研究が行われている。例えば渡辺貴裕は、当初は虚弱児童の体質改善を目的としていた林間学校が、大正期には人格淘汰などの教育的意義を前面に押し出すようになっていたことを指摘している（渡辺貴裕「〈林間学校〉の誕生――衛生的意義から教育的意義へ」『京都大学大学院教育学研究科紀要』第五一巻（二〇〇五年）、三四三―三五六頁）。また野口穂高は、日本の林間学校は、虚弱児童の養護を主目的としつつも、健康児童向けの実践も盛んに行っていたこと、林間学校では自然観察や郷土学習など開催地の自然や文化を体験する学習活動など、健康増進以外を企図する実践も展開されていたことなどを明らかにしている（野口穂高「大正期における「林間学校」の受容と発展に関する一考察――その目的と実践内容の分析を中心に」『学術研究：人文科学・社会科学編』第六四巻（二〇一六年）、三八七―四〇七頁、野口穂高「昭和初期の東京市における体育・学校衛生関連の施設・活動の拡充と「林間学校」」『学術研究：人文科学・社会科学編』第七〇巻（二〇二二年）、三三一―三五二頁、ほか）。
（41）大西永次郎『虚弱児童の養護――施設中心』右文館、一九三一年、一七―一八頁。
（42）文部大臣官房学校衛生課「身体虚弱児童の取扱に関する調査」『官報』第三六七九号（一九二四年十一月二十六日）、四頁。
（43）同前。
（44）小野三嗣『日本における体力医学研究の歴史と展望』大修館書店、一九九一年、一七―一八頁。
（45）文部省学校衛生課「運動選手の健康状態と学業成績」『日本学校衛生』第一三巻第九号（一九二五年）、六七四―六八七頁、「一般学生より多い運動選手の死亡率　文部省で5年間の調査」『読売新聞』第一七三七八号（一九二五年七月三〇日）、三面。
（46）「運動選手の半数は肺結核で死亡する　文部省で対策考究」『読売新聞』第一八三七六号（一九二八年四月二九日）、一一面。
（47）「結核予防と体育運動　日本中央結核予防会の答申」『医海時報』第一八三四号（一九二九年）、一八八六頁。
（48）人見の身体の「強健さやたくましさ」は、しばしば男性的なイメージとひもづけられた。人見絹枝がジェンダー規範を逸脱した存在として表象されていたことについては、藤田和美「解説」『女性のみた近代第1期第6巻　人見絹枝『女子スポーツを語る』」ゆまに書房、二〇〇〇年、二三五-二四〇頁、山下大厚「ジェンダー／セックス／身体　アイデンティティの不連続性と攪乱――アスリート人見絹枝における闘争的身体と存在証明をめぐって」『法政大学大学院紀要』第四七巻（二〇〇一年）、一二七-一三七頁、谷口雅子『スポーツする身体とジェンダー』青弓社、二〇〇七年、Robin Kietlinski, *Japanese Women and Sport: Beyond Baseball and Sumo* (London: Bloomsbury, 2013)、を参照。

(49)「人見絹枝嬢きのふ逝く　世界的女流陸上選手」『朝日新聞』第一六二五七号（一九三一年八月三日）東京朝刊、七面。

(50) 無記名「人見絹枝さんの死」『公衆衛生』第四九巻第九号（一九三一年）、三〇頁。

(51)「人見嬢の死が刺戟　選手の健康調べ　スポーツ医学確立へ」『読売新聞』第一九五六八号（一九三一年八月一三日）、東京朝刊、七面。なお、人見絹枝の死がスポーツ選手と健康をめぐる議論に拍車をかけ、スポーツ医学の確立の契機になったことを議論するものに、Dennis J. Frost, *Seeing Stars: Sports Celebrity, Identity, and Body Culture in Modern Japan* (Cambridge, Mass.: Harvard University Asia Center, 2010).

(52)「スポーツ相談開始」『医事衛生』第三巻第四二号（一九三三年）、一一八頁、日本体力医学会編『日本におけるスポーツ医学研究』明治生命厚生事業団、一九六四年、一〇頁。一九二〇年代半ばからの日本スポーツ医学の展開については、佐々木陸摩「戦前日本におけるスポーツ医学の台頭――一九三〇年代前半におけるその理念と実践を中心にして」『スポーツ科学研究』第二〇巻（二〇二三年）、七三-九四頁、佐々木陸摩「スポーツ医学の誕生――戦前日本におけるその理念と実践」博士論文、早稲田大学、二〇二三年を参照。

(53) 詳細は第五章を参照。

(54) 新井英夫「小学校虚弱児童ノ結核調査」『結核』第一一巻第一一号（一九三三年）、九八三-一〇〇〇頁、柳澤小松「小学児童（特ニ虚弱児及優良児童）ノ胸部レントゲン所見ニ就イテ」『日本学校衛生』第二二巻第一〇号（一九三四年）、八一五-八三一頁、佐藤昇「虚弱児童ノ胸部「レントゲン」所見」『結核』第一七巻第一号（一九三七年）、八四-九五頁、金井進、清水寛「学齢児童ノ結核感染ニ関スル知見補遺」『結核』第一五巻第一五号（一九三七年）、四〇五-四〇八頁、ほか。

(55) 柳澤小松「小学児童（特ニ虚弱児及優良児童）ノ胸部レントゲン所見ニ就イテ」『日本学校衛生』第二二巻第一〇号（一九三四年）、八二四頁。

(56) 同前、八三〇頁。一九三〇年代から始まった健康優良児の認定については、鹿野『健康観にみる近代』、六一-六六頁、高井昌吏、古賀篤編『健康優良児とその時代――健康というメディア・イベント』青弓社、二〇〇八年、を参照。

(57) 髙橋潤二、松本毅、黒田秀雄、畔柳晴雄、筑根潔、前島信一、谷本祖「学童ノ「ツベルクリン」皮内反応ト身体検査トノ関係」

『結核』第一二巻第三号（一九三四年）、一二四-一四三頁。

(58) 新井英夫「小学校児童の結核に関する研究（上）」『学校衛生』第一五巻第六号（一九三五年）、三五三-三八六頁、新井英夫「小学校児童の結核に関する研究（中）」『学校衛生』第一五巻第七号（一九三五年）、四五五-四七〇頁、新井英夫「小学校児童の結核に関する研究（下）」『学校衛生』第一五巻第八号（一九三五年）、五〇七——五二七頁。

(59) 文部省監修『学校保健百年史』第一法規、一九七三年、二〇四頁、ほか。

(60) 同前、二〇四-二〇五頁。

(61) 「学校会身体検査規程（文部省令第二号）」『官報』第三〇一八号（一九三七年一月二七日）、六〇五-六〇九頁。

(62) 大西永次郎「学校身体検査規程の改正に就いて（下）」『学校衛生』第一七巻第五号（一九三七年）、三一〇頁。

(63) 大西永次郎「学校身体検査規程の改正に就いて（中）」『学校衛生』第一七巻第四号（一九三七年）、二四六頁。

(64) 厚生省予防局「都市小児結核予防に就て」『内務厚生時報』第四巻第五号（一九三九年）、五七〇頁。

(65) 「都市小児結核予防施設ニ関スル件（厚生省発予第二十五号）」『内務厚生時報』第四巻第五号（一九三九年）、六八〇-六八二頁。都市小児結核予防所の設置については、三井登「結核感染児童の増加と予防対策——都市小児結核予防所設置（一九三九年）を中心として」『体育学研究』第五一巻（二〇〇六年）、六二三-六三三頁、を参照。

(66) 毛利子来『現代日本小児保健史』ドメス出版、一九七二年、二〇三頁。

(67) 宮尾定信『臨床体質学』金原出版、一九七一年、鹿子木敏範「体質研究の歴史的展開」『小児科診療』第四五巻第五号（一九八二年）、六三六-六四四頁。

(68) John Andrew Mendelsohn, "Medicine and the Making of Bodily Inequality in Twentieth-century in Europe," in *Heredity and Infection: The History of Disease Transmission*, eds. Jean-Paul Gaudillière and Ilana Löwy (London: Routledge, 2001), p. 29.

(69) John Andrew Mendelsohn, *Cultures of Bacteriology: Foundation and Transformation of a Science in France and Germany, 1870-1914* (Ph.D dissertation, Princeton University, 1996), Mendelsohn, "Medicine and the Making of Bodily Inequality in Twentieth-century in Europe."

(70) 宮尾『臨床体質学』、鹿子木敏範「体質研究の歴史的展開」『小児科診療』第四五巻第五号（一九八二年）、六三六-六四四頁、Christopher Lawrence and George Weisz, "Medical Holism: The Context," in *Greater than the Parts: Holism in Biomedicine, 1920-1950*, eds. Christopher Lawrence and George Weisz (New York: Oxford University Press, 1998), p. 1. 梶田昭が指摘するように、二〇世紀初頭からの生理学、病理学は全体として、前世紀における個別（器官別、系統別）的かつ解析本位の研究に対

する反省から、細分化した視点を全体へもどそうとする傾向にあった。病原細菌学における免疫学・アレルギー学の興隆はその一例である（梶田昭『医学の歴史』講談社学術文庫、二〇〇三年）。なお、本書では便宜上、体質をめぐる医学研究全般を「体質医学」と表記する。

(71) Daidoji, "The Formation of Constitutional (Taishitsu) Medicine in Early Twentieth-Century Japan,", p. 205.

(72) 鹿子木俊範「体質研究の歴史的展開」『小児科診療』第四五巻第五号（一九八二年）、六三六–六四四頁。

(73) 三村悟郎「体質医学の展望——21世紀をめざして」『日本体質学雑誌』第五九巻第二号（一九九七年）、六五–六六頁。

(74) 一九一〇年代からのドイツの体質医学については、Carsten Timmermann, *Concepts of the Human Constitution in Weimar Medicine, 1918-1933* (M.A. thesis, University of Manchester, 1996), Cay-Rüdiger Prüll, "Holism and German Pathology (1914-1933)," in *Greater than the Parts: Holism in Biomedicine, 1920-1950*, eds. Christopher Lawrence and George Weisz (New York: Oxford University Press, 1998), pp. 46-67, Michael Hau, "The Holistic Gaze in German Medicine, 1890-1930," *Bulletin of the History of Medicine*, Vol. 74 (2000): 495-524, Carsten Timmermann, "Constitutional Medicine, Neoromanticism, and the Politics of Antimechanism in Interwar Germany," *Bulletin of the History of Medicine*, Vol. 75, No. 4 (2001): 717-739, Michael Hau, *The Cult of Health and Beauty in Germany: A Social History, 1890-1930* (Chicago: The University of Chicago Press, 2003), Michael Hau, "Constitutional Therapy and Clinical Racial Hygiene in Weimar and Nazi Germany," *Journal of the History of Medicine and Allied Sciences*, Vol. 71, No. 2 (2015), pp. 115-143, ほかを参照。

(75) 森茂樹「体質学の歴史」宮尾定信編『疾病と体質（1）』診断と治療社、一九六四年、六頁。

(76) Daidoji, "The Formation of Constitutional (Taishitsu) Medicine in Early Twentieth-Century Japan,", p. 202.

(77) 三浦謹之助は一八八七年に東京帝国大学を卒業後、一八八八年に内科助手（ベルツ教師）、一八八九年に欧州留学、一八九〇年にパリ大学でジャン＝マルタン・シャルコー（Jean-Martin Charcot：一八二五〜一八九三）から神経内科を学ぶ、帰国後、一八九五年に東京帝国大学教授、一九一二年に宮内省御用掛、附属医院長などを務める。定年退官後、一九二五年に同愛記念病院院長（初代）。青山胤通、入澤達吉らとともに日本内科学の確立に尽力した人物として知られる（泉編『日本近現代医学人名事典 1868-2011』、五八〇頁）。

(78) 大道寺慶子も、日本に体質の医学的研究を紹介した初期のものとして三浦謹之助の宿題報告を挙げている。大道寺の論考では三浦の報告を一九二六年としているが、筆者が確認する限り、報告の刊行年は一九一六年であり、かつ報告の内容もドイツ等の近代体質医学を含んでいないため、本書は三浦の宿題報告を近代体質医学以前の体質論を紹介したものとして位置づけた。

(79) 三浦謹之助「体質及素因論」『日本病理学会会誌』第五巻（一九一六年）、三頁。
(80) 中村八太郎「内分泌と体質及び疾病」『日本之医界』第一七巻第八六号（一九二七年）、五頁。
(81) 同前。
(82) エーミール・クレペリン（遠藤みどり、稲浪正充訳）『強迫神経症』みすず書房、一九八九年、二九六頁、を参照。
(83) 稲田龍吉「内科的方面」稲田龍吉編『疾病治療と体質』診断と治療社、一九二八年、一-二頁。
(84) 稲田龍吉は一九〇〇年に東京帝国大学卒業後、一九〇五年に京都帝国大学福岡医科大学教授、一九一八年に東京帝国大学教授。定年退官後、一九四二年に癌研附属康楽病院長（初代）、一九四三年に日本医療団総裁（初代）、日本医師会長などを務め、戦時期の医療体制の構築に深くかかわった。また、一九一五年に井戸泰とともにワイル病の病原体スピロヘータの発見・純粋培養、ワクチン血清の作成などを行い、ワイル病予防・治療に寄与した医学者として知られる（泉編『日本近現代医学人名事典 1868-2011』、六六頁）。
(85) 有馬英二「結核と体質」稲田龍吉編『疾病治療と体質』診断と治療社、一九二八年、四〇二-四二九頁。
(86) 田澤鐐二「喀血と体質との関係」稲田龍吉編『疾病治療と体質』診断と治療社、一九二八年、四三〇-四三四頁。
(87) 森茂樹は、一九一九年に京都帝国大学を卒業後、一九二六年に熊本医科大学教授、一九四〇年に京都帝国大学教授。定年退官後、一九五九年に山口県立医科大学学長、一九六六年に神戸学院大学学長を務める。内分泌学、腫瘍病理、体質医学の研究・教育で活躍した（森先生謝恩記念会編『体質・内分泌・そのほか――森茂樹先生玉文集』森先生謝恩記念会、一九四五年、泉編『日本近現代医学人名事典 1868-2011』、六一七頁）。
(88) 森茂樹「結核と体質」『内分泌及実験治療』第七巻第四号（一九三九年）、四六七-四七一頁、森茂樹「日本体質学会の日本医学会加盟に対する要望趣旨書」『日本体質医学雑誌』第一八巻第五号（一九五三年）、二一五頁。
(89) 同前、森茂樹「本会並に本誌の改称に際して」『体質学雑誌』第九巻第一号（一九四〇年）、一頁。
(90) なお、一九五〇年に日本体質研究会を母体に「日本体質学会」が設立され、現在も日本体質学会は生活習慣病など遺伝素因と環境要因双方に関連するとされる疾病をめぐる研究活動を推進している。
(91) 目録の一部は、森茂樹、鈴江懐編『日本内分泌文献集――自律神経を含む　明治32年至昭和11年』内分泌及実験治療研究会、一九三六年、森茂樹、鈴江懐編『Deutsche und englische Literatur der Endokrinologie ＝欧文内分泌文献集』内分泌及実験治療研究会、一九四〇年、として書籍化されている。鈴江懐（一九〇〇～一九八八）は、森とともに病理学、体質医学などの研究につとめ、戦後は日本リウマチ研究を代表する医学者としても知られている。一九二七年に熊本医科大学に転任してからは、ハンセン病と結核をめぐる体質医学的な研究にも従事した。近年、熊本医科大学在職時代の鈴江による「ハンセン病患者骨格標本」の作製が注目を浴びている（藤野豊「熊本における「ハンセン病患者骨格標本」問題の検証――ハンセン病医療と七三一部隊を結ぶ論理」『戦争責任研究』第八一号（二〇一三年）、六二―七〇頁）。

(92) 森「結核と体質」、森茂樹「結核症の体質学的研究」『体質学雑誌』第九巻第七号（一九四一年）、一〇八四―一〇八七頁、森茂樹「再び結核症の体質学的研究」『体質学雑誌』第一〇巻第四号（一九四二年）、三七一―三七四頁。

(93) 森「結核症の体質学的研究」、一〇八四頁。

(94) 日中戦争開始前後において、「研究の戦時体制化」（国立教育研究所編『日本近代教育百年史第五巻　学校教育3』教育研究振興会、一九七四年、一二八一頁）の一環として、戦時体制下の緊急課題への対応を目的とした大学付設研究所の設立が相次いでおり、体質医学研究所もそうした流れで設立された研究所のひとつである。一九三九年以降における大学附属研究所の設立については国立教育研究所編『日本近代教育百年史第五巻　学校教育3』、一二八一―一二八二頁、寺崎昌男『日本近代大学史』東京大学出版会、二〇二〇年、二五二―二五四頁、などを参照。

(95) 森の在職期間は四ヶ月と極めて短期間であり、体質医学研究所の実質的な研究活動は第二代教授、波多野輔久の時代から始まっている。波多野はかねてから、結核に脆弱な体質は環境によって治せるという観点から、太陽光線の結核治療や予防への応用に関心をもっていた（波多野輔久『科学の森陰』山雅房、一九四二年、二〇九―二一〇頁）。一九四一年に病理学部門は「赤外感光色素合成第12号」を創製し、消化不良症・粟粒結核症患者への実験的投与を行っている（波多野輔久編『感光色素・体質・実験治療第一巻』熊本医科大学体質医学研究所体質病理学部、一九四一年）。近年、波多野輔久は、陸軍技術本部第七研究所（のちの陸軍第七技術研究所）の委託によって感光色素「虹波」の研究および、九州療養所（現在の国立療養所菊池恵楓園）のハンセン病患者に対する「虹波」の投与を行った人物として知られるようになっている（「ハンセン病患者　戦中に人体実験」『京都新聞』第五〇五三〇号（二〇二二年一二月五日）、一面、「人権なき研究埋もれさせぬ」『京都新聞』第五〇五三〇号（二〇二二年一二月五日）、八面。波多野による感光色素の研究には、尾形輝太郎（一八九一～一九五五：理化学研究所）、鈴江懐、今永一（一九〇二～一九九七：熊本医科大学）、宮崎松記（一九〇〇～一九七二：菊池恵楓園園長）、緒方維弘（一九〇五～一九七九：熊本医科大学）などがかかわった。なお『京都新聞』による記事では、波多野、鈴江、宮崎がともに、石井四郎率いる七三一部隊に医学研究者を送った京都帝国大学出身であること、鈴江が、石井四郎と同じく、清野謙次（一八八五～一九五五）のもとで学んでいたことなどを報じ、七三一部隊による人体実験との連続性を強調している。いずれにしても、体質医学研究所による「体質」研究については、今後も検討を進める必要がある。

（96）一九四一年には、日本内分泌学の権威で京都帝国大学を定年退官したばかりであった辻寛治（一八七九〜一九六〇）の寄付より、京都施薬院協会（同年「厚生病院」に改名）内に財団法人体質研究所が設立されている（「辻寛治博士私財を擲《なげう》ちて体質研究所を起す」『京都医事衛生誌』第五六八号（一九四一年）、一二一‐一二二頁）。

（97）体質臨床学部門は、独自に『体質医学研究所臨床部論文集』（一九四二〜一九四八年、全二二巻）を刊行していたが、第五巻（一九四五年）以前のものについては現存を確認できていない。

（98）木田文夫は、一九三二年に東京帝国大学を卒業後、一九四一年、国立北京大学医学院教授などを経て、一九四二年に熊本医科大学教授、一九四九年に日本医科大学教授、附属病院長。一九四〇年代から、遺伝体質学の立場から精力的な著作活動を行い、日本における体質医学の啓発につとめた（熊本大学『熊本大学三十年史』熊本大学、一九八〇年、一〇〇一頁、一〇二三頁、一〇二七頁、泉編『日本近現代医学人名事典 1868-2011』、二〇五頁）。ところで、本多創史は、近著『近代日本の優生学』において木田文夫を、永井潜や古屋芳雄を中心とした主流派優生学に対する特異な批判者として評価している。すなわち木田は、血族間で引き継がれるのはあくまで体質・素質であること、明らかな遺伝病を除いて、「環境要素の調整による病的反応の抑制や、あらわれ方の変更といった改善」こそを重視するべきであることを論じ、主流派優生学のもつ宿命的な遺伝観を否定したと、本多は評している（本多創史『近代日本の優生学――〈他者〉像の成立をめぐって』明石書店、二〇二二年、二五七‐二八八頁）。このような本多の評価は、日本の優生学法制について日本精神神経学会が二〇二四年に公表した調査報告書『優生保護法下における精神科医療及び精神科医の果たした役割に関する研究報告書』にも反映されている（富田三樹生「精神神経学会と優生学法制――精神科医療と人口優生政策」日本精神神経学会法委員会『優生保護法下における精神科医療及び精神科医の果たした役割に関する研究報告書』日本精神神経学会法委員会、二〇二四年、一三八‐一三九頁）。

（99）木田文夫、吉谷範夫、村瀬溥太郎「罹病性体質歴調査につきて」『熊本医学会雑誌』第二〇巻第一〇号（一九四四年）、七五七‐七六二頁。「罹病性体質歴調査表」は、「罹病傾向」という用語について次のように説明している。「何か同じ様な病気とか、或は病気とは言へぬ位のごく僅かな身心上の変化が、二度三度癖になつて繰返されるのが罹病傾向の一つです。更に又、病気とは言へぬ位のごく僅かな身心上の変化も、強くなつたり弱くなつたりして、しばらく続いたり、しつこく取り切れなかつた場合、これも矢張罹病傾向の一つの現はれです。或は他の人ならば何でもない様なことに、自分丈け特別な変化が生じる場合もさうです。病気になつた時、人一倍激しかつたり、人並違つた現れ方をする場合もさうです」（木田文夫、吉谷範夫、村瀬溥太郎「罹病性体質歴調査につきて」『熊本医学会雑誌』第二〇巻第一〇号（一九四四年）、七六〇頁）。木田の「罹病性体質歴調査表」は、戦後も熊本医科大学などで使用され続けた（熊本大学『熊本大学三十年史』、一〇二七頁）。

(100) 慶松洋三「結核罹病型及び結核罹病頻度に関する医師家系調査成績（結核罹病型に関する研究、第1報）」『同仁会雑誌』第一七巻第一二号（一九四三年）、九七二-九八一頁、木田文夫、慶松洋三「結核発病型に関する家系研究（第1報）」『医学と生物学――速報学術雑誌』第五巻第四号（一九四四年）、一七一-一七三頁、慶松洋三「結核の長期罹病率に関する研究、第2報）」『同仁会雑誌』第一八巻第七号（一九四四年）、六六〇-六七三頁、慶松洋三「結核の長期罹病率に関する研究（結核罹病型に関する研究、第2報）」『同仁会雑誌』第一八巻第七号（一九四四年）、六六〇-六七三頁、慶松洋三「結核罹病率の家系集積性に関する研究（結核罹病型に関する研究、第3報）」『同仁会雑誌』第一八巻第八号（一九四四年）、七三〇-七三八頁、慶松洋三「結核漿膜炎及び肺結核諸型の家系内集積性に関する研究（結核罹病型に関する研究、第4報）」『同仁会雑誌』第一八巻第九号（一九四四年）、七九三-七九九頁、慶松洋三「結核諸発病型の家系集積性に関する研究（結核罹病型に関する研究、第5報）」『同仁会雑誌』第一八巻第一〇号（一九四四年）、八四一-八四七頁。同時期に行われた結核家系調査としてはほかに、荒谷寿治「結核ノ家族集積性ニ就テ」『慶應医学』第一九巻第一号（一九三九年）、四三-五七頁、がある。

(101) 岡治道「〔岡書面〕3」黒丸五郎『岡治道先生と私――その背景としての結核事情』三浦書店、一九六八年、七二頁、所収。

(102) 山岡克巳『結核予防の体系』大日本教化図書、一九四三年、六〇-六一頁。

(103) 同前、六一頁。

(104) 日本科学史学会編『日本科学技術史大系　第25巻（医学　第2）』第一法規出版、一九六七年、三〇一頁。

(105) 宮本忍、柿崎卓郎『結核を語る――専門医と体験者との対談』亜細亜書房、一九四四年、二七七頁。宮本忍は一九三七年に東京帝国大学卒業後、一九四〇年に傷痍軍人東京療養所（軍事保護員技官）、一九四五年に国立東京療養所、一九四九年に外科医長、一九五六年に日本大学教授、定年退職後の一九七六年に日本大学総合研究所教授。肺結核外科学の確立者として知られている。医学史に関しては『医学思想史』（一九七一～一九七五年）などの著作がある。（泉編『日本近現代医学人名事典　1868-2011』、六〇五頁）。

(106) 日戸修一は新潟医科大学を卒業後、一九三六年、第一区府県立全生病院医官としてハンセン病患者収容、病院内でのハンセン病研究に従事した。一九三八年に辞任後、東京帝国大学伝染病研究所に勤め、ハンセン病と体質にかかわる研究を遂行するとともに、体質医学に関する医学論文を積極的に執筆していた。「癩と遺伝」（一九三九年）で日戸が「生長した人間の大部分は、癩といかに密接に接近しやうと大概は未感染に終る。例へば癩療養所に於ける医師、看護婦は未だ曾《ママ》と癩に罹患したことはなかつたし、癩の家族或は夫婦についても癩に結婚後感染したと思はるやうな例は実に稀である。〔中略〕つまり癩に同じやうに曝され、同じ危険率をもつてゐる多くの人達のうち、実に僅かのものだけが発病し、大部分之に罹患しないのは何故であるか」「癩の体質の一部である素質或は素因といふやうなものが一般と異つた立場にあつて、この素因があると癩にかゝり易く、且つ癩の発病を促すのではなからうか、而してこの素質は遺伝病の因子をもつてゐるのではなからうか」と述べたように、日戸の関心は一貫して、ハンセン病の発病を決定づけるものの存在にあり、その存在を、体質という概念に求めていた（日戸修一「癩と遺伝」『東京医事新誌』第三一三六号（一九三九年）、二八–三二頁）。以上のようにハンセン病政策に従事しながら日戸は、体質医学に関する著作『日本人の体質』（一九四〇年）、『異常体質』（一九四一年）、『結婚と体質』（一九四一年）を刊行している。なお、伝染病研究所在職中に日戸は召集され、一九四四年に第九師団軍医中尉として沖縄に駐屯、ハンセン病患者台帳を作成し、同年九月に、日戸の指揮のもと、日本軍は沖縄全域のハンセン病在宅患者等を一斉に沖縄県立国頭愛楽園に収容した。「日戸収容」とよばれた大規模な患者収容によって、国頭愛楽園の入所者は、定員四五〇人に対して、九一三人にまで急増した（吉川由紀「解題」沖縄県教育庁文化財課資料編集班編『沖縄県史　資料編23　沖縄戦日本軍資料　沖縄戦6』沖縄県教育委員会、二〇一二年、七六八–七六九頁、などを参照）。全生病院時代における日戸の北条民雄（一九一四～一九三七）との交流、および北条の没後における北条民雄作品をめぐる川端康成（一八九九～一九七二）との「争論」については、西村峰龍「『寒風』成立の経緯――川端康成と日戸修一の関係を軸にして」『国文学』第九六巻（二〇一二年）、二五三–二七一頁、を参照。

(107)　竹広登「ビタミンと健康及び疾病との関係――又は、日本人の名に於いて、日戸修一著「日本人の体質」を駁す」『科学人』第一巻第六号（一九四一年）、八八頁。

(108)　日戸修一『日本人の体質』文藝春秋社、一九四〇年、一六四頁。

(109)　同前、四六頁。

(110)　同前、四七頁。ただし日戸が強調するように、その体質は不変のものではなく「いまの体質はきのふの体質ではない。昨日の体質は創造の経路をとつて今の体質に発展して来てゐるのである」（同前）。

(111)　同前、二五三頁。

(112)　同前、「序」三頁。

(113)　木田文夫『体質の科学』白水社、一九四二年、五三頁。

(114)　同前、二一四頁。

(115)　同前。

(116)　同前、二二二–二二三頁。

第四章　公立結核療養所と「隔離」の社会的機能の追求

本章は、一八九〇年代から一九三〇年代前半の日本を対象に、結核療養所およびそこでの患者収容をめぐる議論の諸相を検討する。日本では、結核患者はとくに貧困層に多いとみなされ、一九二〇年代頃から都市部に貧困患者らを収容する公立療養所が設置された。その過程で、また設置後においても、公立療養所が予防施設として有効であるのかがつねに議論の対象となっていた。そうした議論には、結核予防における「隔離」という機能そのものへの問いも含まれていた。

日本の結核療養所に関するこれまでの研究は、公立結核療養所の治療施設としての不備を指摘してきた。青木純一[1]は、公立結核療養所設立の経緯やその問題点を検討し、病床の不足、入所費の一部有料化など、貧困患者の収容・治療とはほど遠い実態が公立療養所にあったことを論じている。また北川扶生子[2]も、私立療養所は高額で、公立療養所も病床数が圧倒的に不足していたため、多くの結核患者は自宅での療養を余儀なくされたことを指摘している。これらの研究は、公立療養所が治療施設としての機能を担えなかった実態を強調し、適切な治療を受けることのできなかった患者の困難を記述してきた。対して本章では、療養所のもつ機能そのものが、つねに論争の的になっていたことに注目する。

欧州の結核療養所を対象とした歴史研究は、おもに結核療養所の社会的機能に焦点を当ててきた。リンダ・ブライダー[3]（Linda Bryder）やフランシス・スミス（Francis Barrymore Smith）[4]は、二〇世紀の結核療養所が有効な治療機能をもっていなかったことを指摘し、医学的介入の果たした役割に疑問を呈したうえで、療養所の患者を社会から隔絶させる機能に着目している。またミカエル・ワーボイス（Michael Worboys）は、結核療養所が治療施設として機能していたというよりは、むしろ交差感染の温床になっていた可能性があることを論じている[5]。そうした、医学的介入の成否を問う研究に対して、フローリン・コンドロー（Flurin Condrau）は、療養所における治療を現代の結核治療との比較で評価することはできず、むしろ医学的成功の意味の歴史性こそが問われるべきであることを主張している[6]。またコンドローは、結核療養所が、患者の長期的な隔離にとどまらない様々な機能をもつ施設であったことを論じ、療養所での患者の経験もまた多様であった点を注視するよう促している[7]。コンドローの提示した観点は、日本における結核療養所の歴史性を理解するうえでも重要である[8]。

上記の研究状況をふまえて、本章では、近代日本のとくに公立結核療養所をめぐる議論を対象に、公立療養所の患者収容にどのような社会的機能が求められてきたのか、結核予防と「隔離」との関係がどのように理解されてきたのかを考察する。

本章の対象とする年代は、結核菌が発見され病気の感染防止に焦点が当てられる一八九〇年代から、相談事業を主軸とする発病予防に結核対策の重心が移され始める一九三〇年代前半までとする。一九三〇年代から全国各地に公立の健康相談所が設立され、発病予防を目的とした保健指導が行政の主導で行われるようになる。その制度化が一九三七年の保健所法である。保健所法により、結核対策事業の中心が療養所から保健所に替わった。そのため一九三〇年代前半を区切りとし、検討を行う。

1　結核の塵埃感染説と喀痰の「隔離」

結核の塵埃感染

本章の検討を始めるにあたって、まず、結核の感染をめぐって日本ではどのような考え方が共有されていたのかについて整理する。第一章で確認したように、一八八二年にロベルト・コッホ（Robert Koch）が結核菌を発見し、菌の感染が病気の原因であるとされると、結核の感染経路に関する様々な学説が唱えられた。一八八八年にゲオルグ・コルネット（Georg Cornet）が塵埃感染説を、一八九七年にはカール・フリュッゲ（Carl Flügge）が飛沫感染説を提唱した[9]。

これらの学説のうち、衛生問題に深くかかわるものとしてとくに注目されたのが塵埃感染説である。一九〇一年にロンドンで開催された国際結核会議（International Congress on Tuberculosis）では、塵埃感染が結核の主たる感染経路であることが確認され、結核予防に関する決議が採択された。その内容には次の三点が含まれていた。すなわち、第一に結核患者の排出する痰は人から人へ結核菌を運ぶ主たる媒体である点、第二に結核患者がみだりに痰沫を喀出することは抑制されなければならない点、第三に病院や診療所は患者に対して痰壺の使用を推奨するべきという点である[10]。

塵埃感染説はすみやかに日本にも伝わった。一八九二年二月には、コルネットの塵埃感染説に関する論文の翻訳が『官報』[11]に掲載されており、政府が塵埃感染説に高い関心をもっていたことがうかがわれる[12]。北里柴三郎をはじめとした日本の細菌学者らは、雑誌記事や一般向けの医療書を通じて、結核の塵埃感染を人々に啓発した。例えば、一八九五年の『婦人衛生雑誌』で北里柴三郎は、結核の感染経路について次のように解説する。

一番多い呼吸器からどうして其れがくるかならば結核患者の痰の中に結核黴菌が居りますから此黴菌が痰と一緒に外に出て来ましてさうして其痰が乾てしまいまして塵と一緒に成て他の人が其れを吸入して罹ると云ふがまあ伝染する一番多い道でありますそれでござりますからさう云ふ風にして知らず識らず他人に伝染しますⒼ

北里らによる解説は、結核菌は塵埃とともにあらゆる場所に拡散しており、結核患者との接触の有無を問わず「知らず識らず」のうちに結核菌の侵入を受けるものであるという理解を、人々に共有させた[14]。

塵埃感染説は、公的な施策にも採用された。人間の結核に関する初めての法令である内務省令「肺結核予防ニ関スル件」(内務省令第一号、一九〇四年[15])では、喀痰の取締りに関する規程が定められ、学校など公共空間における「唾壺」の設置(第一条)、結核患者の居住した部屋や所有物の消毒(第三条)が義務づけられた。また、公共空間では「唾壺」以外に痰を吐くことが禁じられた(第二条)。

ここで留意するべき点は、この省令で初めて結核患者の病院での処遇に関する規定も設けられたことである。第四条第一項では、肺結核患者と「他ノ患者」とを同じ病室に収容しないことが定められている。ただしこの規定は、身体の衰弱などによって健常者よりも結核を感受しやすい人間と結核患者の喀痰とを近接させないようにするために定められたものであると考えられる。

「肺結核予防ニ関スル件」制定に際して発せられた「肺結核予防ニ関スル件ニツキ内相ノ訓令[16]」は、国民への告諭事項のひとつに「呼吸器ニ異状アル者、病後衰弱シタル者、体質虚弱ナル者又ハ小児ノ如キハ結核病毒ニ感染スルノ虞アルヲ以テ肺結核又ハ其ノ疑イアル患者ニハ可成近接スルヲ避クルコト」を掲げている。それをふまえれば「肺結核予防ニ関スル件」における「隔離」に、結核患者を一般社会から切り離すという意味は含まれていなかったと推察される。

結核対策と「隔離」をめぐる議論のはじまり

結核について「隔離」を用いた議論が本格化するのは、一九〇八年頃から始まった結核予防法の草案作成からである。作成に着手したのは、東京帝国大学出身の医学者によって組織された明治医会である。一九〇八年に明治医会は全八条からなる結核予防法案を作成し、内務省に建議した。ただし、この法案は議会に上程されずにおわっている。(17)

明治医会案では、結核の塵埃感染説に則って「当該患者ノ分泌物若クハ排泄物中ニ結核菌ヲ証明スルモノ及疾病伝播ノ危険アルモノ」を「結核病」と称し、対処の対象とした。そのうえで、法案には結核患者の「隔離」に関する規程が盛り込まれた。第四条には、「病毒ノ伝播」の防止にかかわる医師の指示を遵守できない患者「殊ニ患者ノ状況ニシテ病毒伝播ノ危険アリト認ムル」者について「行政官庁ハ之ヲ隔離スルコト」ができるとある。ここからわかることは、明治医会案では「患者ノ分泌物若クハ排泄物」の消毒に代表される予防を実践できない者が「隔離」の対象となりうるという点である。ただし、「隔離」の中身がどのようなものかについては、条文に明記されていない。(18)

いずれにしても、明治医会案における「隔離」とは、病気の伝播にかかわる「患者ノ分泌物若クハ排泄物」への対処を実行しない結核患者に対する取締りとしての側面が大きかったことが、法文からうかがえる。廣川和花によれば「隔離」が公衆衛生の用語として定着したのは、一九世紀後半のコレラなど急性伝染病の対策を通じてである。(19) この指摘をふまえれば、明治医学会案は、もとは急性伝染病対策の用語であった「隔離」を結核予防に適用しようとしたものだったといえる。

2　公立結核療養所の設置と「隔離」をめぐる議論

「肺結核療養所ノ設置及国庫補助ニ関スル法律」の制定

結核と「隔離」についての議論が新たな局面をむかえたのは、一九一四年に「肺結核療養所ノ設置及国庫補助ニ関スル法律」（以下、「療養所設置法」）が制定されてからである。この法律は、人口三〇万以上の都市に「療養ノ途ノナキ者」すなわち経済的に困窮し自宅等での療養が難しい肺結核患者を収容する療養所を設置することを趣旨としており、全三条から成る[20]。

この時期は、患者調査等により貧困層に結核患者が多いとみなされ、結核の蔓延が社会問題として認識されるようになった時期である[21]。一九〇〇年代半ばから医師らが、結核は「貧民病」であることを主張しはじめたほか[22]、一九一一年二月一一日には明治天皇より「施薬救療ノ勅語」が発せられ、患者救療の機運が高まっていた[23]。同年に恩賜財団済生会、白十字会といった、貧困層の結核病者の救済を目的とした団体が相次いで設立された。さらに一九一三年に日本結核予防協会が設立され、結核予防にかかわる啓発活動に従事した。

日本では一九世紀末から、須磨浦療病院（兵庫県、一八八九年設立）をはじめ、民間の結核療養所（サナトリウム）が各地につくられた。しかし入院費が高額なため、サナトリウムが一般的な結核療養施設になることはなかった。そのため、富裕層でなくとも入所できる療養所の設置をもとめる声がますます強くなっていった。療養所設置法の制定には以上のような背景があった[24]。

法案の審議の過程で杉山四五郎政府委員（内務省衛生局長）は、収容の対象を「療養ノ途ノナキ者」とした理由について次のように説明する。結核患者は貧困層に多い。貧困患者は「療養ヲ欲シテモ療養ノ方法ガナイカラ憐レデアル」ばかりでなく、療養方法を知らないため病気を「家族ニマデ伝染」させる。そのため、とくに貧困患者に、家族等への伝染防止を含んだ療養方法を教えることは「急中ノ急デアル」。このように説明し、貧困患者を保護し、適切な療養方法を身につけさせるための施設が必要であると訴えた[25]。

帝国議会では、貧困患者の教育の必要がたびたび言及された。北島多一政府委員（一八七〇～一九五六：内務省衛生局防疫課長[26]）は、結核療養所の目的には「患者ヲ隔離シテ健康ノ人ニ移サヌヤウニスル」ことと「患者ニ療養ノ方法ナドヲ教ヘル」ことを掲げ、とくに第二の目的について次のように説明する。

> 又療養所ヘ容レマシタモノニハ、ヨク肺病ノ療養ノ方法ヲ教ヘ、或ハ職業ノコトナドヲヨク注意イタシテ、斯ウ云フ患者ハ仮令癒ヘテ出マシテモ、或ル種類ノ職業ハ成ルベクシナイ方ガ宜イト云フヤウナコトヲ教ヘテヤル、或ハ食物デアリマストカ、或ハ熱ノ出タ時ニハドウ云フヤウニスルト云フコトマデ、病院内ニ居ル間ニヨク教ヘテ置クコトガ必要デアル、其外、痰ノ消毒トカ、患者ガ痰ヲパッ〳〵方々ヘスルト云フコトハ非常ニ危険デアルカラ、其痰ハ斯ウ云フヤウニシロト云フヤウナコトヲ教ヘタラ宜カラウ[27]

ここでは、結核療養所には教育施設としての機能があることが明示されている。すなわち職業の選択から喀痰の管理方法までを満遍なく教え、患者を社会に帰すことが療養所の重要な使命のひとつとして語られている。したがって、北島が療養所の第一の目的に掲げた「隔離」は、患者が病院外での予防・療養方法を身につけるまでの一時的な措置であるともいえる。

以上にみたように、療養所設置法では収容の対象が「療養ノ途ノナキ者」に限定された。それにより療養所収容に、患者やその家族への福祉という要素が盛り込まれたともいえる。重要なのは、収容の条件に「療養ノ方法」を自力で行えないことが含まれている点である。貧困患者や重症患者の病気の感染性そのものよりは、喀痰の処理など「伝染」防止を実践できないような環境に患者が置かれていることが問題にされた。

結核予防法案の審議における「消毒其ノ他予防方法」の指示をめぐる議論

療養所設置法が制定された翌月に、結核予防団体の全国組織である全国結核予防連合会が第一回年次大会を開催し、結核予防法案の検討を明治医会から引き継いだ(28)。法案の作成は日本結核予防協会が担当し、三度の修正を経て一九一七年に最終案がまとまった。その内容は療養所設置法を反映して、療養所収容の規定も定めたものであった。

明治医会案から大きく変わったところは、明治医会が「隔離」とよんだところのものを「収容」と言い換えており、条文に「隔離」の語が用いられていない点である。第十条では、主務大臣は、肺結核患者のうち「消毒其ノ他予防方法」に関する医師の指示を遵守しない患者、「患家ノ状況ニ依リ消毒其ノ他予防方法不十分」な患者そして「療養ノ途ナキ者」を「収容セシムル為メ」肺結核療養所の設置を命じることができるとされている(29)。

日本結核予防協会案は、結核予防としての喀痰等の消毒やその指導が強調され、塵埃感染説がより濃く反映されている。とくに注意すべきは、療養所収容の対象が「消毒其ノ他予防方法」の実行可能性によって定められている点である。日本結核予防協会案の趣旨は、社会的・経済的な要因によって「消毒其ノ他予防方法」を実践できない患者を療養所で保護することにあったといえる。

日本結核予防協会はこの法案を帝国議会に建議する予定であったが、法案の上程は実現しなかった(30)。そして翌一九一八年、結核予防法案の検討は保健衛生調査会・大日本医師会医政調査会にうつされ、この検討をもとに法案は修正され、政府によって帝国議会に建議された。帝国議会での議論を経て、一九一九年三月二七日にこの法案が「結核予防法」として成立するに至った。結核予防法とは、結核対策の基本法として制定された法律である。この法律では、患者の使用した物品や部屋の消毒などのほかに、人口五万以上の都市に「療養ノ途ナキ者」を収容する結核療養所を設置することが定められた[31]。

一九二七年二月二六日に政府が帝国議会に提出した法案では、医師による「消毒其ノ他ノ予防方法」の指示（第二条）、指示を遵守できない患者の官吏・吏員への申告（第三条）が義務づけられていた。また第三条の規定に違反した者の罰則規定も設けられていた（第十五条）。くわえて、地方長官は「結核患者ニシテ療養ノ途ナキモノ及予防上特ニ必要ト認ムルモノ」を療養所に入所させることができるとしていた（第八条）。これまでの法案を勘案すれば、政府は「消毒其ノ他ノ予防方法」を実行できない患者を「予防上」の理由で収容する可能性をある程度想定していたと推察される[32]。

議会では、おもに第三条やその罰則規定に関心が集まり、第三条に対する反対意見が相次いだ[33]。貴族院議員として参加していた北里柴三郎は、次のように発言した。結核患者は「自分ガコンナ病気ニ罹ッテ居ルカラ何モソンナニ人マデ何スルコトハナイ」と投げやりな態度になり、「ペッペト其辺ニ痰唾ヲ吐カウト」するものである。医師は、喀痰の処理等に関する指導を行うが、患者の行動を逐一監視することはできない。もし第三条が適用されたら、医師は患者の予防指導を怠ったとみなされ、取締りの対象になってしまう。医師が取締りの対象になってしまっては、今後医師と警察官吏との間に「円滑ヲ非常ニ欠クヤウニナリハセヌカ」。このような懸念を北里は表明した[34]。

北里の発言の後も、法案をめぐる貴族院議員らの議論が、喀痰の取締りをめぐる医師と警察との対立に集中した。これらの議論からは、病気の感染性そのものよりも、患者の喀痰の処理が問題になっていたこと、診療所等の医師による指導のみでは患者の喀痰を抑制できないと考えられていたことがうかがえる。以上のような反対意見により、最終的には第三条およびそれにかかわる罰則規定は削除され、これが結核予防法として成立した。

帝国議会における「隔離」をめぐる議論

本節では、帝国議会における結核予防と「隔離」をめぐる議論を振り返り、対感染症事業と社会事業が重なり合うかたちで結核政策が形成されたことを確認した。ここから三つの要点を指摘することができる。

第一に、明治医会案では、結核予防に関わる医師の指示を遵守できない患者のうち「殊に患者の状況にして病毒伝播の危険ありと認むる」者を「隔離」の対象にした。明治医会案が作成された当時は、塵埃感染が結核の主な感染経路だとみなされており、患者やその家族による喀痰の管理や適切な処理が結核予防上不可欠であると考えられていた。

第二に、対感染症事業と社会事業とが折衷されるかたちで結核対策法制が組み立てられるなかで、「隔離」の語が貧困患者や重症患者の療養所収容と同義とされた。また療養所は、患者の収容のみではなく、患者に対して喀痰の処理や生活上の注意などに関する教育を行い、患者を社会に帰す教育施設としての役割も期待された。

第三に、結核予防法制定までの議論の全体を通して、患者の感染性そのものではなく、患者が「消毒其ノ他予防方法」を適切に行える状況にあるかどうかが問題にされ、療養所収容のひとつの基準としても論議された。その過程で、社会的・経済的な要因によって療養や「消毒其ノ他予防方法」に勤しむことができない集団として貧困層が見出され、療養所収容の対象として位置づけられた。

上記のような方針は、一九二〇年代頃から順次開設された公立療養所の運用方針にも反映されている。例えば、東京市療養所は「本所ノ使命」（一九二〇年）で、設立の目的を「療養所へ患者ヲ収容シテ、結核菌ノ散布ヲ防グ」ことに求めている。そのうえで患者収容の方針について、以下のように示している。

随分多数ノ患者ノアル中デ、四百名ヤ五百名ダケ収容シタカラトテ目ニ見ユル程ノ成績ハ挙ガラナイカモシレマセンガ、併シ療養所ヲ一ツノ結核患者教育機関ト見テ、入所患者又ハ出入ノ人々ニ対シ努メテ療養及予防上ノ注意ヲ会得セシメ、一通リ教育ノ終ツタ患者ハ随時新患者ト交代セシムル様ニスレバ、一年ニハ二千人以上ノ患者ガ入所スルコトガ出来、余程結核予防上ニ貢献スルコトモ出来ヤウカト考ヘマス。[35]

注意したい点は、病気が治癒し伝染の危険がなくなることが退所の条件ではなかったことである。東京市療養所が目指していたのは、患者に対して療養や予防に関する教育を施し、短期間で患者を社会に帰すことである。患者は退所後、療養所で得た知識をもとに自宅等での療養や予防に邁進する。そのような患者を社会に増やすことが公立結核療養所の使命として了解されていた。[36]

このようにして、公立結核療養所は、病気の蔓延防止にくわえて貧困患者や重症患者の教育という役割が与えられ、結核予防を司る一大機関として位置づけられた。しかし一九三〇年代に入ると、公立結核療養所の結核予防施設としての機能およびその有効性が問い直されることになる。

3 「療養所無用論」と公立結核療養所の役割の模索

有馬頼吉の「療養所無用論」

一九三一、一九三二年に、日本結核予防協会の機関誌『人生の幸福』で、公立療養所の結核予防施設としての有用性をめぐる一大論争が起こった。ことの発端は、第一章でも言及した有馬頼吉（当時有馬研究所所長）が、一九三一年一〇月の第五回日本中央結核予防会総会で行った特別講演「世界各国に於ける結核予防事業の趨勢」であり、その内容が「結核予防の国際的現況」として『人生の幸福』に転載されたことによる。

『人生の幸福』における論争とは、有馬が、公立結核療養所への患者収容が結核の撲滅に寄与しないことを論じたのに対して、日本結核予防協会評議員の紀本参次郎などが、公立療養所を救療施設とみなし、患者救療の役割を軽視する有馬を非難したというものである。有馬の議論は「療養所無用論」とよばれ、ひろく結核予防事業にかかわる読者に強い衝撃を与えた。本節では「療養所無用論」とこれに対する紀本らの批判を手がかりに、結核対策に携わる専門家たちのあいだで、公立療養所への患者収容がどのように捉えられていたのかを検討する。検討を通じて、療養所が結核の蔓延防止と患者の救療とを両立しうるのかが「療養所無用論」をめぐる議論の核心になっていたことを本節は指摘する。

論争のきっかけとなった記事「結核予防の国際的現況」で有馬は、まず欧州では結核予防事業が本格化する前に結核死亡者が減っている点に言及し、欧州における結核死亡率の低下は「何うあつても自然現象であつて結核予防に特別努力したから起つた現象ではない」と論じる。死亡率低下の要因について、有馬は次のように述べる。

> さういふことに気が付きましてから、何ういふ訳かと思うてそれを段々研討して見ますれば、国の商工業の発達に比例して結核の死亡率が減少したと云ふことが分つたのであります。その商工業の発達から、私の自分勝手あ《ママ》言葉で云ひますと、結核に対して、馴地になるから——処女地性になるから、それによつて結核が減少してくるのであると思ひます。その減少の模様は、一国内に於て都会が主にさういふ風に死亡率の減少を示し、地方にはその減少を示すことが非常に遅く現れてくるのであります。(37)

結核に対して「馴地」になることとは、有馬の言葉を借りれば「詰り上下一般に結核の病気が伸延してくれば、為に一時は増加するけれども遂には段々に減少してくる」「自然の現象」であるとされる(38)。結核に対して「馴地」になった土地では「子供の時から屢々弱い結核菌を吸込」むため、人々は後天的に結核に対する免疫を得る。このようにして結核に斃れる者は減っていく。そのような現象が「日本にもある」(39)。実際に、都市部では「一五歳以内で大概のものは感染して居る。[40] 有馬によれば、全人口的な結核感染こそが欧州における「今日最も有力なる結核死亡減少の原因である」。[41] このように前置きしたうえで有馬は、日本の公立療養所は、そもそも結核予防施設として機能していないと断じる。その理由を有馬は、次の二点に絞って説明する。

第一に、病床を増やすことで結核患者の増加を防ぐことは、経済的な問題からみて現実的ではない。一九三〇年一二月の時点では、公立結核療養所の数は一七施設であるが、その病床数はわずか二四五五床である。[42] 有馬によれば国内には結核患者が七〇万人から一〇〇万人はいると推定されるなか、既設の病床で結核患者の増加を食い止めようとすることは、不可能に近い。かりに、七五万人の患者すべてに病床を与えるための施設を整えたとしても病床を維持するためには、年に一五億円、すなわち「今日の国の経費と全く同じ位、それ以上」の費用がかかる。「病人を隔離して、丁度急性伝染病に対すると同じ方針で」結核に対処する方法そのものが「非常に不経済」である。[43]

第二に、貧困患者・重症患者のみを収容する現在の方針は、そもそも結核患者の減少に何ら寄与しない。重症になるまで野放しにされている患者は、療養所に収容されるときにはすでに「家族全部に病毒をぶつかけて」いるものである。「重症患者を隔離しても隔離した傍らから新患者は出てくる、雨後の筍の如く次から次からと出て来る」。[44] たとえ、貧困患者・重症患者の収容に「家族の生産能率を碍げない、或は医療費を下げる」側面があるとしても、結核菌の散布から社会を防衛する機能をもち得ない点において、公立結核療養所は予防施設としての機能を果たしていない。[45]

以上のように述べて、有馬は、療養所への患者収容は無用であるとし、療養所よりもむしろ、ひろく人々に対して診療や保健指導を行う結核診療所（「ヂスペンサリウム」）を普及させることを提案した。そのような有馬の主張のうち、次の部分がとくに読者の注目を集めた。

扨《さ》てそれでは今日の重症患者は何うするかと云ふことになります。是は地方の医師の手腕に委しておいて、致方がないから自然の経過に委せる。斯う云ふことはどうも致方が無いことであると思ひます。初代の国民の結核予防を「ヂスペンサリウム」の活動によつて行ふことになれば、次の代には重症患者は余り出ないことになると私は考へます[46]。

さきに述べたように、都市部では人口のほとんどがすでに結核に感染しており、全人口的な結核感染こそが「結核死亡減少」に寄与していると有馬は考えている。発病前の予防に特化した「ヂスペンサリウム」をつくり、重症患者の収容に注いでいた力を「ヂスペンサリウム」に移せば、人口の結核死亡率は自ずと低下する。それが有馬の主張であった。

『人生の幸福』における「療養所無用論」批判

上記のような有馬の発言に対して、反論を行ったのが紀本参次郎（済生会救療部長、日本結核予防協会評議員）である。翌月号の記事「有馬博士の「結核予防の国際的現況附其の将来に対する私見」に就て高教を仰ぐ」で紀本は、次のように批判する。まず、重症患者を「地方の医師の手腕に委しておく」と有馬は述べるが、重症患者は、そもそも経済的にも困窮しており、診療費等を負担することができないのは明確である。その患者を「私立病院又は開業医に託すれば善い」とする有馬の主張には「大いに不安を感ぜざるを得ない[47]」。

さらに、重症患者を「致方がないから自然の経過に委せる」とする有馬の態度は、「今日の社会意識に対する認識不足」であるとして、紀本は以下のように批判する。重症患者を捨て置くことは、患者およびその家族に対しては「甚だしき不親切」であり、社会に対しては「無責任乱暴」である。たとえ「ヂスペンサリウム」の活動に注力して結核死亡率を抑制できたとしても「現在の重症患者を自然の経過に委せて置くことは現在の重症患者に対する社会の態度が最善を尽くしたと云ふことは出来ない」[48]。

そのうえで紀本は、公立療養所の救療施設としての意義を強調した。療養所の病床を可能なかぎり増やせば「差当り貧困患者及び之に次ぐ程度の重症患者の為めの楽園が出来て、患者の慰安は勿論、家族の活動を助くこと」ができる。貧困患者・重症患者を療養所に収容することは「現在に於ける私共社会人としての義務であり責務であ」り、ひいては結核予防撲滅のためにもなる[49]。このように紀本は、療養所の機能を結核患者およびその家族の福祉に求め、公立療養所の増設が社会的な使命であることを強く主張した。

紀本の批判に対して有馬は、翌月号の記事「紀本参次郎氏にお答す」で、次のように応答した。患者の収容は「時々部分的に極めて少数に発生する」急性伝染病に限って有効であり、結核についてはほとんど効果がない。本来、公立結核療養所の事業は「結核の予防撲滅を唯一の目的」としている。「療養所が結核防滅の目的を果すに不適当であるか、若くはその学功が努力に値しない場合には、その存在の意義はなくなるか、若しくは薄弱となります[50]」。しかしながら現在の療養所は「殆んど単なる救貧事業に化つてをり」結核予防施設としての機能をほとんど果たしていない[51]。さらに、先に言及したように、欧州における結核死亡率の低下は結核病床の数や社会施設に関係したものではない。多数の結核病床をもつことが結核撲滅につながるという紀本の主張は「少くとも世界に於て未だ証明されない御主張」である[52]。このように返し、療養所の「隔離」がまったく機能していないことを改めて論じた。

有馬の主張に対して、さらに反駁したのが三戸時雄（京都市立宇多野療養所所長）である。三戸は紀本の主張に賛同し、公立療養所の役割について次のように論じる。公立療養所の第一の目的は、私立病院や開業医にかかるだけの資力をもたない者を収容し、治療することであり、患者の減少という目的はあくまで二次的なものである[53]。

しかし、三戸によれば「現在の収容数の重症患者丈けでも療養所へ隔離」することは、一般市民の感染機会を減らすことにも寄与するので「結核予防の一部分の目的を達する」はずである[54]。その点、公立療養所による貧困患者・重症患者の救療は「立派な救貧的社会事業」であると同時に「結核撲滅の目的を達する為の一衛生事業」である。[55] このように論じ三戸は、公立療養所の救貧的な機能を、結核撲滅という大きな目的につながるものとして位置づけた。

医学者や医師に限らず、ひろく結核に関する社会事業に従事する人々も購読する『人生の幸福』で起こった論争は、このように、平行線をたどったままに終わった。三戸の記事の末部に編集部が「この論議には、結核予防に対する社会事業家、開業医家、それ〴〵の緒論に見る観察点の相違的態度があるとも観られる」と付記したように、[56] 論争が混迷した要因のひとつには、結核対策をめぐる社会的な立場の違いがあったと考えられる。

一方で、論争の核心である「結核療養所の目的は防疫と救療のどちらなのか」「結核の蔓延防止と患者の救療とは両立するものなのか」という、紀本らがうちたてた問いに焦点を当てて議論を整理すると、公立療養所の社会的機能について次のような立場を見出すことができる。それは、公立療養所の社会事業としての役割を重視し、対感染症事業としての役割を二次的なものとする立場である。有馬は、防疫的な機能の不全から、公立療養所への「隔離」を無用とした。これに対して、紀本や三戸は、有馬の議論の前提、すなわち近代社会の人口のほとんどが結核の感染を経過するという前提を宙づりにしながら、有馬の用いる「隔離」という用語を患者の救療に読み替え、療養所収容による患者やその家族の福祉を強調したのである。

国際連盟保健機関と予防医学の重視

国内におけるこのような論争の背景には、結核対策の方針をめぐる国際的な見直しがある。一九二〇年代には、欧州ではＢＣＧの人体接種が試みられ、結核の予防接種が定着しようとしていた。しかし一九二九年から一九三〇年にかけて、ドイツのリューベック市でＢＣＧの経口接種をうけた乳児二五一人のうち、七二人が結核を発病し死亡する事故が起こった。日本ではのちに「リューベック事件」などとよばれるこの予防接種事故によって、一時期は期待が高まっていた結核予防接種に対する信用が失われた。これをうけて国際連盟保健機関は、新たな結核予防のプログラムを構築、提案する必要に迫られた。国際連盟保健機関は、保健委員会の下に結核報告委員会を設置し、調査を行った。一九三二年に委員会は、パスツール研究所副所長であり、結核報告委員会では事務局長を任じられていたエチエンヌ・バーネット（Étienne Burnet：一八七三〜一九六〇）の名で調査結果をまとめ、報告書、『結核予防の一般原則（General Principles of Governing the Prevention of Tuberculosis）』を提出した。[57]

この報告書でもっとも注目されるべき点は、患者と健常者との遮断による感染予防よりも、診療所による健康相談や診療を主軸とした「予防医学」に重きを置き、診療所を結核予防施設の主体として位置づけた点である。結核療養所について報告書は、重症患者を治療するための施設としては必要としながらも、次のように評価している。

療養所での治療は、その価値が高まるにもかかわらず、結核を撲滅することはできない。なぜなら、多数の人を長期間にわたって治療することは社会的に困難だからである。したがって我々は、診療所による予防に力を注ぎ、施設に収容する必要のある患者の数を減らす努力をしなければならない。〔中略〕診療所を犠牲にして療養所を発展させるようなことがあってはならない。[58]

療養所の機能をこのように評価し、重症患者の収容に注力するかわりに、診療所による患者の早期発見・早期治療、および発病防止のための保健指導を普及させるべきであることを報告書は強調した。また報告書は、結核患者が治療や生活指導を受けながら働き続け、生活を維持できるようにするための支援を充実させる必要があるとし、それを担う機関こそが診療所であるとした。[59]

バーネットの報告書は、翌一九三三年には『医海時報』で翻訳され、ひろく日本の医学者や医師に紹介された。[60]

抄訳を行った高野六郎（内務省予防課長）は、療養所の機能について、つぎのようにまとめている。

> 結核予防の中枢はヂスペンサリー[61]であり、之に伴つて収容施設が必要である。最初はサナトリユームの方が重要視されたが近頃ではサナトリユームに対する考方が変り、先以てヂスペンサリーの普及を主とするに至つた〔中略〕サナトリユームが増加しても之のみを以て決して結核を予防することは出来ない。サナトリユームの普及は恐らく結核死亡率を減ずるのであらうが、罹病率はは《ママ》減じ得ないであらう。ヂスペンサリーが結核予防施設の主体となつて民衆の結核予防生活を指導し、其の補助機関としてサナトリユームが役立つべきである[62]。

このように「療養所無用論」をめぐる論争には、国際社会で療養所の社会的機能の見直しがせまられ、治療医学から予防医学へ結核対策の主軸が移行しようとしていたことが背景にあった。国際社会の議論は、患者の療養所への収容が結核の撲滅には直接つながらないことを確認し、診療所による早期の診療、発病防止に積極的な意味を見出した。しかし、そのような論調は、結核死亡率が低下している欧州の状況をふまえたものであり、依然として結核死亡者の増加に歯止めがかからない日本にとっては、高野の述べるように「専ら欧州諸国の事情を調査して之を材料としその中から適正な標準方法を抽出」した「欧州結核予防界の規準[63]」でしかなく、日本では、重症患者の保護は、いまだに緊急を要する問題であると考えられていた。欧州の論調と、日本の実態との相克が「療養所無用論」論争を生み出したと考えられる。

4 「予防医学」にもとづいた結核対策への移行

本章の最後に、前節で検討した「療養所無用論」論争と同じ時期である一九三〇年頃から、結核対策事業の重点が徐々に、健康相談や診療、診断を中心とした「予防医学」的な対策に移行してきたことについて概観する。これまでみた結核対策事業は、一九一九年の結核予防法を含めて、あくまで身辺の消毒や貧困患者の療養所収容に終始していた。ウィリアム・ジョンストン（William Johnston）が指摘するように、結核死亡率が頂点に達し、結核の蔓延が近代化のもたらした政治的・社会的問題であることが知識人らから糾弾された一九一〇年代においてさえも、政府の結核に対する関心は極めて低かった。[64] 一九三〇年代に入り、結核の蔓延が戦時体制の遂行を妨げる問題として注目されると、これまでの「ささやかな感染防止」[65]が見直されることとなった。この見直しは、欧州の結核予防相談所「ヂスペンサリー（dispensary）」をモデルにした相談所の設置から始まった。

一九三〇年に、まず財団法人結核予防協会が東京市渋谷区に「診療予防センター」を設置し、結核予防協会が解散する一九三九年まで、結核相談や診療、診断、結核知識の啓発などにつとめた。この事業は「国内に殆どサンプルすら見ることのなかつた結核ヂスペンサリー事業が、果して我国に適応するか否か、特に結核公衆看護事業がどの程度まで受け入れらるれるか、更にこの種欧米の経験が如何に我国に適応せらるべきか等に就て、実地的調査と試験を得ること」を目的にしていた。[66]

また、一九三一年六月に東京市が大塚健康相談所を開設したのを皮切りに、全国各地に公立の健康相談所が設立され、行政主導の結核予防相談事業が本格的に始まった。[67] 健康相談所は、結核に関する相談や診療、診断、患者の入院斡旋、患者やその家族の保健指導、結核予防に関する知識の普及などを担った。[68] 健康相談所の設立は、結核対策の中心を病者や発病危険者の早期発見、そして発病危険者の発病防止に移行させる土台のひとつになった。

結核の蔓延が国民体力の向上を妨げることを憂慮していた政府は、「結核の根本対策を早急に検討して実施すること」とし[69]、一九三三年一月二一日に内務大臣は保健衛生調査会に対して結核の根本対策を諮問した。保健衛生調査会とは、明治期において衛生行政の構築にかかわってきた中央衛生会に換わるかたちで、一九一六年に内務省内で組織された機関である。保健衛生調査会は、国民体力審議会に吸収される一九三六年まで、国民の健康の保持および増進に関する統計的・学術的調査や、調査にもとづく政策提言を担ってきた[70]。先行研究において保健衛生調査会の設立は、花柳病、「癩」、結核を始めたとした慢性病対策が「社会政策」の一環として取り込まれる（「保健衛生」行政）ひとつの契機となった出来事として理解されている[71]。

内務大臣からの諮問をうけて、保健衛生調査会は調査を行い、翌年二月二七日に、結核病床の増床、結核予防相談所の拡充、結核発病防止施設の拡充、結核恢復者の保護施設の普及、結核予防教育の振興、結核予防に関係する社会施設の拡充、結核予防法の改正、結核予防費の財源、結核予防機関の充実、以上の決議事項の遂行について、全一〇項目について答申を行った[72]。上記の項目からわかるように、保健衛生調査会の答申は予防の局面に傾斜していた。この答申は、次の点において注目される。第一に、結核予防相談所を「結核予防施設ノ基礎ヲ為スモノ」として位置づけ、全国に結核予防相談所を設置するべきとした。第二に結核発病防止施設の拡充を取りあげ、年齢に応じた発病防止施設を構築することを求めた点である。例えば「学齢期以後ノ少年及青年期」については「発病防止上最モ重要ナル時期」とし、とくに集団生活者を対象とした衛生施設の完備を提言した[73]。保健衛生調査会による答申は、保健指導を主軸とした結核発病防止を国策として遂行すべきことを強調したものであり、のちの結核政策に役立てられた。

一九三七年に結核対策に関わるふたつの法律、改正結核予防法と保健所法が制定された。改正結核予防法は

「環境上病毒伝播ノ虞アリト認ム」患者の届出などを新たに課したほか、従来は貧困患者のみだった公立療養所の入所対象者を「環境上病毒伝播ノ虞アル結核患者ニシテ予防上特ニ必要ト認ムルモノ」まで拡大した。しかし、「感染防止」という法律の基本的な性格は変わらず、実効性はほとんどなかったという(74)。

結核対策の新たな基礎として期待されたのは、むしろ保健所法とこれに伴う結核予防相談事業の制度化だった。保健所法は、全道府県に保健所の設置を定め、結核予防に関する保健指導の体制を整えた。保健所は健康相談所の機能を引き継ぎ、結核対策事業の前線に立った。このころから結核の早期発見・早期治療のスローガンが強調され、保健所は、予防医学的な局面を担う機関として期待された。

おわりに――療養所から保健所へ

本章では、一八九〇年代から一九三〇年代前半までの日本を対象に、結核療養所およびそこでの患者「隔離」をめぐる議論の諸相を検討した。本章の対象とした年代は、結核菌が生活空間のいたるところに存在し、人々の多くが結核の感染を経過するとも認識されていた時期である。こうしたなか結核政策に携わった人々は、従来は防疫としての意味をもち、伝染病予防を象徴していた「隔離」の中身を問い直し、結核蔓延の実情に合わせた対策を新たに構築する必要に迫られた。

当初は、防疫的な処置として規定されていた「隔離」は、一九一〇年代頃からの公立結核療養所設立にむけた議論のなかで次第に療養所収容による患者の保護と同義とみなされ、しかも患者に適切な療養・予防方法を教える教育施設としての役割も付与されるようになった。「隔離」という用語は、社会的・経済的な要因によって適切な療養・予防を自力で実践できない患者を収容し、治療や教育を施したうえで社会に帰すことで、自宅等で自活させる手段として位置づけられていった。それは、対感染症事業と社会事業とを折衷した結果でもあった。適切な療養・予防を自力で実践できない患者は、おもに貧困層に求められた。療養所収容は、患者やその家族の福祉と同時に、治療を要する患者を減少させるための一大手段としても期待された。

公立結核療養所の患者収容に社会事業としての役割が期待されたことは、同時期に保健衛生の問題として重視されていたハンセン病や精神病の患者の処遇とも重なり合っている。ハンセン病療養所や精神病院においても救療や社会福祉としての入所・入院機能が重要な意味をもっていたことは、猪飼隆明[75]と後藤基行[76]が明らかにしている通りである。

その一方で公立結核療養所は、その草創期から、対感染症事業と社会事業とを折衷したかたちで構想されたばかりではなく、患者に対して適切な教育を行ったうえで、短期間で社会に帰す、東京市療養所の言葉を借りれば、「教育機関」としての役割も想定されていた。少なくとも理念上は、入所患者を教育し、「一通リ教育ノ終ツタ患者ハ随時新患者ト交代セシムル様ニ」することで、自宅等で療養や予防に邁進する結核患者を増やすことが、公立結核療養所の目標として了解されていた。

一九三〇年代に入ってからは、療養所に代わって健康相談所、のちに保健所が結核対策の前線に立つようになった。その背景として、国際社会において重症患者の療養所収容が結核の減少に直接寄与しないことが主要な論調になっていたこと、日本国内においても公立結核療養所の予防施設としての実効性に疑問が呈されるようになっていたことが挙げられる。一九三一年から始まった健康相談所は、相談事業や来所者の診療、診断、結核予防に関する知識の普及を担い、結核病者や発病危険者の早期発見に力を入れた。健康相談所の普及によって、結核患者やその家族にとどまらず、広く人々に対する保健指導を主軸とした結核予防事業がかたち作られ始めた。また一九三四年に、結核対策の方針について保健衛生調査会が行った答申は、結核予防相談所の全国への普及や発病防止施設の創設など、広く人々の結核診療や診断、保健指導を主軸とした結核発病防止の遂行を進言するものであった。

保健衛生調査会の答申もふまえたうえで一九三七年に制定されたのが保健所法である。保健所法によって全道府県に保健所が設置され、結核予防に関する保健指導の体制が整備された。このようにして結核政策の焦点は公立療養所による患者収容、教育から、保健所による患者・発病危険者の早期発見とその養護に移行した。この早期発見という方針が、次章で論じる、一九四〇年代における全人口的な結核検診の制度化につながっていくこととなる。

（1）青木純一『結核の社会史――国民病対策の組織化と結核患者の実像を追って』御茶の水書房、二〇〇四年。

（2）北川扶生子『結核がつくる物語――感染と読者の近代』岩波書店、二〇二一年。

（3）Linda Bryder, *Below the Magic Mountain: A Social History of Tuberculosis in Twentieth-century Britain*（Oxford: Clarendon Press, 1988）.

（4）F. B.（Francis Barrymore）Smith, *The Retreat of Tuberculosis 1850–1950*（New York: Croom Helm, 1988）.

（5）Michael Worboys, "The Sanatorium Treatment for Consumption in Britain, 1890-1914," in *Medical Innovations in Historical Perspective*, ed. John V. Pickstone（New York: Palgrave MacMillan, 1992）, pp. 47–71.

（6）Flurin Condrau, "Urban Tuberculosis Patients and Sanatorium Treatment in the Early Twentieth Century," in *Medicine, Charity and Mutual Aid: The Consumption of Health and Welfare, c.1550–1950*, eds. Anne Borsay Peter Shapely（Aldershot: Ashgate, 2007）, pp. 183–206.

（7）Flurin Condrau, "Beyond the Total Institution: Towards a Reinterpretation of the Tuberculosis Sanatorium," in *Tuberculosis then and now: Perspectives on the History of an Infectious Disease*, eds. Flurin Condrau and Michael Worboys（Montreal: McGill-Queen's University Press, 2010）, pp. 72–99.

(8) ただし、二〇世紀初頭における欧州の結核療養所は日本のものと性質が異なっていた点に留意する必要がある。コンドローが指摘するように、二〇世紀初頭における欧州の結核患者は病気の様々な段階に応じて、療養所、病院、救貧院など一連の施設を移動しており、長期収容はむしろ例外であった（Flurin Condrau, "The Institutional Career of Tuberculosis Patients in Britain and Germany," in *The Impact of Hospitals in Europe, 1000-2002*, eds. John Henderson and Peregrine Horden（Oxford: Peter Lang, 2007）, pp. 327-357）。

(9) 岡西順二郎「結核の伝染説と結核菌発見（8）結核の歴史69」『日本胸部臨床』第二〇巻第九号（一九六一年）、六五九‐六六三頁、岡西順二郎「結核の伝染説と結核菌発見（9）結核の歴史70」『日本胸部臨床』第二〇巻第一〇号（一九六一年）、七四四‐七四七頁、青木正和「結核の感染（Ⅰ）」『結核』第七九巻第九号（二〇〇四年）、五〇九‐五一八頁。畜牛結核のヒトに対する感染性をめぐっては一八八九年に、結核は乳児期に牛乳から感染するとする学説がエミール・ベーリングによって提唱されている。

(10) Frederick Montizambert, "The British Congress on Tuberculosis, July 22-27, 1901," *Public Health Papers and Reports*, Vol. 27（1901）: 35-44, p. 44.

(11) 「肺癆ノ発生、伝染及予防」『官報』第二五九三号（一八九二年二月二五日）、二七六‐二七八頁、「肺癆ノ発生、伝染及予防（昨二十五日ノ続）」『官報』第二五九四号（一八九二年二月二六日）、二八七‐二八九頁、「肺癆ノ発生、伝染及予防（昨二十五日ノ続）」『官報』第二五九四号（一八九二年二月二七日）、三〇二‐三〇三頁。

(12) William Johnston, *The Modern Epidemic: A History of Tuberculosis in Japan*（Cambridge: Harvard University Asia Center, 1995）, p. 207. 翻訳の元になったのは以下の論文である。John Tyndall, "On the Origin, Propagation of Phthisis," *The Fortnightly Review,*（*new series*）, No. 297（1891）: 293-309.

(13) 北里柴三郎「肺結核に就て（前号の続）」『婦人衛生雑誌』第七二号（一八九五年）、五‐一二頁。

(14) 飛沫感染の予防については、結核患者との物理的な距離をとることが推奨された。石神亨『通俗肺病問答』（一九〇二年）は、患者の痰や唾の飛沫を直に受けないための注意事項として「患者と対話する時は必ず三尺以上の距離に於てすること患者の室にて飲食せざること患者の居間に長居せざること」を挙げている（石神亨『通俗肺病問答――一名・肺病予防法及養生法』石神亨、一九〇二年、一六一頁）。

(15) 「肺結核予防ニ関スル件」『官報』第六一七五号（一九〇四年二月四日）、八一頁。

(16) 「肺結核予防ニ関スル件ニツキ内相ノ訓令」『大日本私立衛生会雑誌』第二四九号（一九〇四年）、四四‐四六頁。

(17) 青木『結核の社会史』、一四六頁。

(18) 遠山椿吉「結核予防法ノ由来及其私評」『結核雑誌第一巻第五号（一九一九年）、三三二―三三三頁。

(19) 廣川和花「「隔離」と「療養」を再考する――COVID-19と近代日本の感染症対策」『専修人文論集』第一〇九号（二〇二一年）、二三五―二五六頁。

(20) 「肺結核療養所ノ設置及国庫補助ニ関スル法律」『官報』第四九九号（一九一四年三月三一日）、七五四―七五五頁。廣川和花が指摘するように、「肺結核療養所ノ設置及国庫補助ニ関スル法律」に先立って、「療養ノ途」という語が、治療費負担の可否と結びついた法律用語として使用されたのは、一八九九年の「行旅病人及行旅死亡人取扱法（法律第九十三号）」である。同法においては、救護の対象とする行旅病人を「歩行ニ堪ヘサル行旅中ノ病人ニシテ療養ノ途ヲ有セス且救護者ナキ者」としていた（第一条）。廣川によれば、「肺結核療養所ノ設置及国庫補助ニ関スル法律」をはじめとした結核政策を通じて「二〇世紀初頭に「隔離」を含意した「療養」が日本語の公衆衛生政策において独特の概念として形成された」（廣川和花「「隔離」と「療養」の間で――コロナの時代に考える近代日本のハンセン病史」『保健医療社会学論集』第三三巻第二号（二〇二三年）、一九頁）。

(21) 石塚裕道『日本近代都市論――東京・1868-1923』東京大学出版会、一九九一年、一一一―一一二頁。

(22) 竹中繁次郎『結核病と社会問題』呼吸科院、一九〇八年、三一―三五頁、ほか。

(23) 「施薬救療ノ勅語」『勅語類・明治詔勅・自明治三十年一月至同四十五年四月・坤』JACAR（アジア歴史資料センター）Ref. A14110300400、所収。

(24) 中村文哉は、近代の結核関連法規と「癩」関連法規との類似性に注目し、これらの法規には、伝染予防、貧困患者の救療・救恤、身辺の清潔など「在宅療養」にかかわる規定といった複数の性格が混在していたことを指摘している（中村文哉「戦前期の「癩」および結核予防法関連法規のネクサスについて」『山口県立大学社会福祉学部紀要』第二六巻（二〇二〇年）、四一―九一頁）。

(25) 『第三一回帝国議会衆議院肺結核療養所の設置及国庫補助に関する法律案外一件委員会議録第三号』一九一四年三月一四日、二〇頁。

(26) 北島多一は一八九四年に東京帝国大学卒業後伝染病研究所入所、一九〇一年に内務省伝染病研究所第一部長、一九一一年に衛生局防疫課長、一九一四年に北里研究所副所長、一九三一年に北里研究所所長、日本医師会会長などを務めた（泉孝英編『日本近現代医学人名事典　1868-2011』医学書院、二〇一二年、二〇七頁）。

(27) 『第三十一回帝国議会貴族院肺結核療養所ノ設置及国庫補助ニ関スル法律案外一見委員会議事速記録第一号』一九一四年二月二三日、六頁。

(28) 青木『結核の社会史』、一四七頁、眞野準編『日本結核予防協会沿革略誌』日本結核予防協会、一九四一年、六二頁。

(29) 遠山「結核予防法ノ由来及其私評」、三三六頁。
(30) 同前、三三八頁。
(31) 「結核予防法」『官報』第一九九二号（一九一九年三月二七日）、四六五‐四六六頁。
(32) 『第四十一回帝国議会衆議院本会議第十八号』（一九一九年二月二七日）。
(33) 結核予防法の制定および一九三七年の結核予防法改正における患者届出制度をめぐる議論については、青木『結核の社会史』、一四八‐一五八頁、一六三‐一八一頁、を参照。
(34) 『第四十一回貴族院精神病院法案外二件特別委員会速記録第四号』（一九一九年三月一二日）、七頁。
(35) 東京市療養所編『東京市療養所年報第一回』東京市療養所、一九二六年、一‐二頁。
(36) 東京市療養所の事業内容については、青木『結核の社会史』による検討に続いて、髙橋恭子「東京市療養所の病院社会事業——初期病院社会事業に関する検討」『東京社会福祉史研究』第四号（二〇一〇年）、五七‐六九頁、が紹介をしている。
(37) 有馬頼吉「結核予防の国際的現況」『人生の幸福』第一四巻第六号（一九三一年）、九頁。
(38) 同前、一〇頁。
(39) 同前、一四頁。
(40) 同前、一一頁。
(41) 同前、一二頁。
(42) 内務省衛生局『公立結核療養所状況』内務省衛生局、一九三一年。
(43) 有馬「結核予防の国際的現況」、一四頁。
(44) 同前、一四‐一五頁。
(45) 同前。
(46) 同前、一五‐一六頁。
(47) 紀本参次郎「有馬博士の「結核予防の国際的現況附其の将来に対する私見」に就て高教を仰ぐ」『人生の幸福』第一五巻第一号（一九三二年）、二六頁。
(48) 同前、二七頁。
(49) 同前、二八頁。
(50) 有馬頼吉「紀本参次郎氏にお答えす」『人生の幸福』第五巻第二号（一九三二年）、二五頁。

(51) 同前、二六頁。
(52) 同前、二七頁。
(53) 三戸時雄「医学博士有馬頼吉氏の療養所無用論を読みて」『人生の幸福』第一五巻第三号（一九三二年）、一八頁。
(54) 同前。
(55) 同前、二〇頁。
(56) 無記名「読者の反響」『人生の幸福』第一五巻第三号（一九三二年）、二三頁。
(57) Iris Borowy, *Coming to terms with world health: the League of Nations Health Organisation 1921–1946* (New York: Peter Lang, 2009), pp. 272–275.
(58) Etienne Burnet, "General Principles Governing the Prevention of Tuberculosis," *Quarterly Bulletin of the Health Organisation*, Vol. 1, No. 4 (1932): 567.
(59) Ibid., pp. 571–573.
(60) 高野六郎「結核予防施設規準（一）」『医海時報』第二〇〇三号（一九三三年）、七二頁、高野六郎「結核予防施設規準（二）」『医海時報』第二〇〇五号（一九三三年）、一七二頁、高野六郎「結核予防施設規準（三）」『医海時報』第二〇〇七号（一九三三年）、二八二―二八三頁、高野六郎「結核予防施設規準（四）」『医海時報』第二〇〇八号（一九三三年）、三三二―三三三頁。
(61) 「ヂスペンサリー（dispensary）」は、結核病者やその家族に診療と衛生教育を施す公的医療施設・診療所であり、欧州では一九世紀末から二〇世紀初頭にかけて、結核対策事業の一環として設立された。ただし、イギリスについてブライダーが指摘するように、初期においては、ツベルクリン療法の提供という特定の目的のために設立された診療所もあった（Bryder, *Below the Magic Mountain*）。
(62) 高野六郎「結核予防施設規準（四）」、三三二頁。
(63) 高野六郎「結核予防施設規準（一）」、七二頁。
(64) Johnston, *The Modern Epidemic*, pp. 298–299, Elisheva A. Perelman, *American Evangelists and Tuberculosis in Modern Japan* (Hong Kong: University of Hong Kong Press, 2019), pp. 1–2. 近代期における全結核の死因順位は、一八九九年から一九三四年までは第二位ないし第三位、一九三五年以降は第一位であった（『日本帝国人口動態統計摘要』および『人口動態統計』を参照。死因順位に用いた項目は『人口動態統計　昭和33年』より設けられた「死因順位の選びかた」による）。結核死亡率は、一九〇九年（人口一〇万対二三四）・一九一八年（人口一〇万対二五七）にそれぞれ頂点に達してから一九三〇年前後までは、ゆるやかに低下していたが、それ以降は再び増加し始めた。一九三〇年代からの結核死亡率増加は、一般的に戦時体制の編成と関わっていると理解されている（島尾忠男『結核の今昔――統計と先人の業績から学び、今後の課題を考える』克誠堂出版、二〇〇八年、二八頁、ほか）。

(65) 岩崎龍郎『日本の結核――流行の歴史と対策の変遷』財団法人結核予防会、一九八九年、五五頁。

(66) 眞野編『日本結核予防協会沿革略誌』、一九二頁。

(67) 行政による初めての結核予防相談事業は、一九二三年に東京市立江古田療養所の分室として大塚に設けられた「健康相談所」である（厚生省五十年史編集委員会編『厚生省五十年史』中央法規出版、一九八八年、二一七頁）。最初は、東京市の救貧施設である養育院の敷地に、関東大震災に際してフランスから寄贈されたバラックを利用していた。「健康相談所」の事業には予算がついておらず、相談事業は、おもに東京市の衛生課や療養所の職員による厚意によって遂行されていた（東京市保健局衛生課『東京市結核予防事業要覧』東京市役所、一九三七年、一一〇-一一二頁）。自らも「健康相談所」の相談事業に携わった黒丸五郎によれば「健康相談所」は約一年で閉鎖した（黒丸五郎『岡治道先生と私――その背景としての結核事情』三浦書店、一九六八年、三二頁）。

(68) 寺尾殿治「健康相談所の運用」実験治療社編『紀元二千六百年記念結核予防及治療医学講演会講演集　第1冊』実験治療社、一九四一年。結核予防相談事業を担う健康相談所の名称に「結核」の文字が設けられなかった理由について、東京市は次のように説明している。

健康相談所は「結核撲滅」を主眼とするに拘わらず、殊更に「結核」なる文字を避けて「健康」なる文字を冠せるは、大塚健康相談所の開設に際し、付近の住民に依つて、結核患者の来襲により、付近保健地を蹂躙せられ、病毒を撒布するものであり、又之が付近地の発展を阻碍するものであるとの反対によつて「健康」なる名称を付すに至つたのである（東京市保健局衛生課『東京市結核予防事業要覧』、一一二頁）。

(69) 厚生省五十年史編集委員会編『厚生省五十年史』、二九二頁。

(70) 大霞会内務省史編集委員会編『内務省史　第3巻』大霞会、一九七一年、二二二頁。

(71) 横田陽子『技術からみた日本衛生行政史』晃洋書房、二〇一一年、八六頁、ほか。

(72) 保健衛生調査会編『保健衛生調査会第18回報告書』保健衛生調査会、一九三四年。

(73) 同前、八八‐八九頁。

(74) 結核予防法改正の経緯については、青木『結核の社会史』一六三‐一九一頁、を参照。

(75) 猪飼隆明『近代日本におけるハンセン病政策の成立と病者たち』校倉書房、二〇一六年。

(76) 後藤基行『日本の精神科入院の歴史構造――社会防衛・治療・社会福祉』東京大学出版会、二〇一九年。

第五章　戦時期における集団検診と全人口的な結核管理の構想

本章は、一九四〇年代における結核集団検診を通して、感染した身体への配慮が結核対策の中核として制度化される過程を検討する。一九三〇年代から終戦までの戦時期において結核は、国家的な対応を行うべき問題として注目され、結核に対する国の取り組みが急速に進んだ。一九四〇年に国民体力法が制定されてからは、従来の感染防止を主とした施策に換わって「集団検診」による結核病者および発病危険者の「早期発見」という積極的な対策が推し進められた。

近代日本の結核対策については、日本の結核政策や結核予防運動について通時的な記述を行った福田眞人[1]や青木純一[2]、結核政策と医学研究体制との関わりを検討した常石敬一[3]、結核病者の療養環境に着目した北川扶生子[4]などの研究成果がある。これらの研究は、様々な視点から近代日本の結核対策の諸相を明らかにした点において注目される。しかしながら、医学研究体制との関係で戦時期の結核政策についても歴史的に記述した常石をのぞいて、戦時期については断片的な言及にとどまっており、この時期の結核対策が分析の俎上にのせられることがほとんどなかった。

その点で重要な意味をもつのが、ウィリアム・ジョンストンに（William Johnston）よる研究である[5]。ジョンストンは明治期から戦後にかけての結核政策について包括的な記述を行い、結核が国家の存亡をわける問題として認識された戦時期に初めて対策が本格化した経緯を明らかにしている。一方で、ジョンストンの記述は問題提起としての側面が強く、その内容も概説的なものにとどまっている。そのため、戦時期の結核対策がどのように展開したのか、それがどのような意味をもったのかについて、微視的な検討を加える必要がある。

以上を踏まえて、本章では戦時期の結核対策のなかでもとくに集団検診に注目し、全人口的な集団検診が実現する経緯を明らかにするとともに、人口を分類し国民の健康を管理する技術がどのような意義をもったのかを考察する。

これまで、国民体力法を基本法とする国民体力管理制度は健兵健民政策の一環として取りあげられ、運用のあり方については、被管理者の対象設定やその基底にある「軍国主義」的な理念に関心が向けられてきた[6]。しかし、近年の「福祉国家」論では、戦後「福祉国家」の源流を戦時期にもとめ、戦時期の体制を、社会化、合理化の追求による社会国家化ととらえる議論が盛んに行われている。

こうした議論を引き受けて戦時期の社会政策の形成を検討し、日本「福祉国家」の連続性と断絶性の双方を考察した高岡裕之[7]は、国民体力管理制度を記述する過程で、体力検診や体力章検定のほかに、筋骨薄弱者・結核要注意者の養護と体力強化をめざした健民修錬事業（一九四三年）にも着目している。ただし、これらの施策を高岡は、基本的には陸軍の要請にもとづく健民健兵政策として位置づけている。また、美馬達哉[8]は総力戦体制と「リスクの国民化」を論じるなかで国民体力法下の結核対策に言及し、これを「健常人に対する医学的監視の拡大」として位置づけている。本章は、美馬の議論に多くを負いつつ、集団検診を基軸とした全人口的な監視が結核の医学との関係でどのように構築されたのかを、実証的に明らかにする。

議論を進めるにあたって本章は、国民体力法下の集団検診で設けられた「既感染健康者」という分類項に着目する。戦時期の集団検診は、自覚症状や異状の有無、そして病原菌の感染状況に応じて被検者を分類した。そのなかで、結核にすでに感染しており病気に対する「免疫」をもつとされた「既感染健康者」は、結核予防上もっとも望ましい者として重視された。そのため「既感染健康者」に対しては、単に結核を発病する可能性が低いのみではない、特別な意味が付与された。結核に対して最も安全と目された者へのこのような意味づけに注目しながら、本章は、戦時期の結核集団検診の特質について検討する。

1　結核の初感染発病説と「集団検診」研究

結核の初感染発病説

戦時期の結核集団検診の実施の背景として、結核政策が「予防医学」を重視し始めたこと、結核の感染と発病をめぐる新たな学説が提唱され、初感染の追跡が結核予防の要と認識されたことのふたつが挙げられる。前者についてはすでに第四章で論じているため、本節では、後者の結核病学界の動向を整理する。本項では、岡治道による結核の初感染発病説の提唱とそれに至った経緯を振り返る。

日本の結核病学における結核の初感染をめぐる研究は、結核の成立が内因性再燃によるものか外来性再感染によるものかをめぐる議論を契機に本格化した。欧州では、結核の感染は小児期に起こると考えられていたことは第一章で述べた通りだが、岩崎龍郎や青木正和によれば、欧州ではとくに、成人肺結核の成立は外来性再感染によるとする学説が、より支持されていた(9)。一九二〇年代半ばまでの日本において、結核の成立に関する研究を精力的に行い、日本の結核病学に強い影響を与えていたのが佐多愛彦（一八七一～一九五〇：大阪医科大学）であった。岡治道の回想の言にしたがうならば、佐多は、日本における結核の小児期感染説の「大家」であった。岡は、当時の結核の感染と発病をめぐる一般的な理解を次のようにまとめている。

一般には、常識として、子供の頃に結核菌が入つてきて、青年期になつて発病するという漫然とした考えでした。その頃は扁桃腺が入り口だという説が多く受け入れられていたようです。／日本では大阪の佐多愛彦博士がこの方面の大家で、結核菌は入り口にはほとんど変化をおこさないで、リンパ節か肺に入つて止まり、これが後年病気を起こす。その辺ははつきりしない。ある人びとは、何遍か菌が入つてくるうちに、弱い人が病気になると思つていた。ただし、その弱い人という意味がはつきりしない、ただぼんやりそう考えていた。詳しいことは省きますが、自然に何となしに体質ということが考えられていたようです。[10]

佐多は、欧州の結核発生論の紹介者としても重要な位置を占めていた。一九二三年の『結核』に「肺癆発生観ノ新局面付肺癆発生ノ機転ト結核感染ノ三期分類観」を掲載し、欧州における結核発生論の系譜を紹介するとともに、自身も、独自の結核感染の三期分類説を提唱していた。[11]

こうしたなか、一九二五年に開かれた第三回結核病学会総会では「結核の初感染と再感染」に関する宿題報告を有馬英二[12]、緒方知三郎[13]、佐多愛彦[14]が担当した。この宿題報告は、欧州の外来性再感染説が真っ向から否定されることはなかったが、次の点で注目されることとなった。それは、有馬および緒方が、成人の結核にも初感染に引き続く内因的進展はあるとし、動物実験にもとづいて外来性再感染の繰り返しにより肺結核が成立すると報告した佐多とは異なる解釈を提示した点である。とくに、病理解剖学的方面から報告を行った緒方知三郎は、初感染は肺に起こるものであることなどを報告し、結核感染は小児期に起こるもので感染門戸はおもに扁桃腺であるとみなす、結核の小児期感染説を見直すきっかけをつくった。

上記の報告に際して、緒方の助手として病理解剖を行っていたのが、当時、緒方の率いる東京帝国大学医学部病理学教室に所属していた岡治道である。[15]第一章でも述べたように、岡は引き続き、結核の感染と進行に関する病理解剖学的研究を行い、その成績を一九二九年の『東京医会雑誌』で報告した。この報告において岡は、成人の結核が、初感染から引き続いて起こるものであるという仮説をたてた[16]。また剖検の結果、日本人の初感染は、欧州に比して年齢的に遅れており、しかもその年齢が、結核発病者の多い青年期であったため、欧州とは異なった結核理解を構築せねばならないことを岡は認識していた[17]。

岡の仮説をめぐるさらなる研究は、海軍軍医の小林義雄との共同で行われた。当時、陸海軍では兵員の胸膜炎が多発していることが健康問題のひとつとして注目されており、原因等を医学的に究明する必要に迫られていた[18]。岡の回想によれば、共同研究のきっかけは、一九二四年に小林が岡のもとへ粟粒結核症の剖検材料を持ち込み、岡に見解を求めたことであった。その剖検材料は二四歳か二五歳の海軍兵で、この年の夏に東京湾での遠泳に参加したあとに高熱を出し、数ヶ月で死亡した者であった。岡は次のように述べている。「体格が非常に立派であり、部隊では相撲の大関だったそうです。当時の医師および一般人の常識としては、結核は虚弱な人間のかかる病気であつて、こんな体力の優れた者が結核で死ぬというようなことは考ええなかつたのです[19]」。剖検材料をみた岡は、その海軍兵は「結核の初感染が起こつて、また病変の進行中に、たまたま遠泳があつて、急激な悪化を来した」と予想されることを小林に伝え、結核の初感染に関する岡の仮説を話したのをきっかけに、岡と小林は結核の初感染に関する共同研究を始めた。小林は、ツベルクリン反応を用いた海軍入隊者の結核感染および発病の追跡に着手した。

小林さんはそれに大変興味をもつて、やつてみようとのことでしたが、兵隊にツベルクリン反応を行なうのには、病人でない場合には軍医の一存で行なうわけにいかない。将官会議の許可を得ねばならない。当時の海軍医務局長は高杉新一郎さんという方でした（皮膚科専門）。氏の方のお骨折りで、相撲取りのような立派なからだの水兵が死んだあとだつたので、どうやら許可が得られました。勿論、検査という名目では駄目だそうで、予防注射ということだつたそうです[20]。

小林は、一九二七年には海軍経理学校の軍医長に就き、調査を本格化した[21]。調査により、入隊時は隊員の半数以上が結核未感染者だったこと、結核を発病した隊員はツベルクリン反応陽転（結核初感染）後二ヶ月から四ヶ月に病症が現れていたことなどを小林は確認し、一九三〇年代に『結核』などの学術雑誌で報告した[22]。

小林の成果をうけて岡は、結核の感染と発病に関する国内外の研究を総括し、一九三二年に日本結核病学会会誌『結核』に「結核予防問題ト其体系」を報告したのは、第一章で記述した通りである[23]。報告で岡は、小児に対するツベルクリン反応に関する国内外の報告を整理し、結核の小児期感染説が都市部の限られた区域にしか適用できないことを主張した。また、小林の研究をはじめとした、結核の初感染に引き続く発病に関する研究から、結核の発病は初感染から長くても一年から二年のうちに起こることを指摘した。岡によるこの学説は、結核の初感染発病説とよばれた。この学説をもとに岡は、次のような提言を行っている。

本邦ノ如ク小児期ニ於テハ義務教育普及シ、児童保護其軌ニ乗ゼムトシ、青年期ニ於テハ青年団、成年期ニ於テハ在郷軍人団等ノ整然タル組織ヲ有シ、一方戸籍制度ノ完備シテヰル国家ニ於テハ、能フ可クンバ小児期ニ健康「カード」ヲ制定シ、大ニシテハ一国民ヲ、小ニシテハ一集団員ヲ、「ツベルクリン」ノ陽性、陰性ノ二群ニ分チ、陰性群ニ就テ特ニ陽転時ノ健康ヲ監視シタナラバ結核予防ハ体系的ニ生理サレ、無益ノ努力ヲ払ハズシテ実際上ノ効果ヲ得ラレルト思フ[24]。

岡の提唱した結核予防体系、とくに「「ツベルクリン」ノ陽性、陰性」の分類にもとづく集団の結核管理は、次項で論じる結核集団検診の調査研究とともに、戦時期の結核政策の理論的土台となった。岡による体系の提唱のあとも、第六章で論じるBCG研究などとの関係で、今村荒男[25]、熊谷岱蔵[26]、有馬英二[27]、貝田勝美[28]、千葉保之・所澤政夫[29]などが結核の初感染に関する調査研究を続け、初感染に引き続く結核発病が多いことを認めた。

X線間接撮影法の開発と「集団検診」研究

岡による結核予防体系の提唱を受けて、国内でも集団的な結核検診の方途が摸索されるようになったが、その方向性を決定づけたのが一九三六年のX線間接撮影法の開発である。間接撮影法とは、X線像を蛍光板に写し、それを写真機で縮小撮影する方法である。間接撮影法はフィルムに直接X線像をつくる直接撮影法に比して設備が小型で、撮影にかかる費用が安価だったため、短時間で大人数の撮影を行うことができた。

X線間接撮影法は一九三六年頃にブラジルと日本で開発された。まずブラジルではマヌエル・ド・アブルー(Manuel de Abreu：一八九四〜一九六二)がX線間接撮影法を用いた結核検診を実施した。ド・アブルーの撮影法はほどなくして西欧に紹介され、これを用いた集団的な検査が行われるようになった[30]。その代表例が、ナチス親衛隊(以下SS)放射線技師のハンス・ホルフェルダー(Hans Holfelder：一八九一〜一九四四)による結核検診である。ホルフェルダーはSS作戦本部内にSSレントゲン大隊(SS-Röntgensturmbann)を創設し、一九三八年にはSSレントゲン大隊が親衛隊員約一万人に対して、翌年にはメクレンブルク州とポメラニア州の住民約六四万人にX線間接撮影を行った[31]。

日本では古賀良彦(一九〇一〜一九六九：東北帝国大学)がX線間接撮影法を開発し、これを一九三六年の日本結核病学会総会で報告した[32]。結核の早期発見・早期治療が叫ばれていたなかで開発された間接撮影法は、ひろく注目を集めた。古賀の撮影法は大学や陸海軍などでいちはやく試用され、X線間接撮影法の技術的改良が進められた[33]。

こうしたなか、X線間接撮影法を用いた集団的な結核検査を「結核集団検診」として体系化したのが、今村荒男(一八八七〜一九六七：大阪帝国大学)である[34]。一九三七年に『日本医事新報』に掲載した論考で今村はReihenuntersuchung、Gruppenuntersuchung、Serienuntersuchungを「集団検診」と訳し、欧州で徐々に試みられている結核の集団検診を紹介した[35]。当時、欧州においてもひろく健常者を対象とした検診は未曾有の試みであり、集団結核検診の普及自体は一九四〇年代を待たねばならなかった。そのため、国外で行われつつある集団検診を日本語で紹介し、集団検診が今後の結核対策の鍵を握るという見通しをたてた今村の報告は、国内の医学者らに歓迎された(36)。

つづいて一九四〇年の日本結核病学会で今村は、疫学調査のため自らが一九三〇年代に行った検診(三三集団一〇万六八四二人)について宿題報告を行った。報告では、X線間接撮影法を活用することで一見健康と思われる集団から短時間で「結核患者」を抽出できること、未感染者の少ない日本においては、事前にツベルクリン反応検査を行い、間接撮影の対象をツベルクリン反応陽性者にしぼることで検診の能率が向上することを今村は論じた(37)。そこで今村が「全診療機関ハ、患者ノ来ルヲ待タズ、進ンデ之ヲ捜シ出シ、早期治療、発病予防、伝染予防等ヲ講ズル」という、全人口的な集団検診の理念を打ち出した(38)。

このようにして今村は、国内で結核の集団検診が実用化される際の検診手順やX線撮影対象者の選定方法などを体系化した。今村が体系化した「結核集団検診」は、今村による訳語である「集団検診」とともに、戦時期日本の結核検診に採用されることになった。

令旨奉体結核予防国民運動

一九三八年に厚生省が発足し、内務省が担当していた衛生行政は厚生省に移管された。厚生省の当面の使命は、結核病者・発病危険者の早期発見を基軸とした結核対策の樹立に向けられ、集団検診の実用化にむけた取り組みが推し進められた(39)。しかし、前述したように、健康人も巻き込んだ集団検診は世界的にみても未曾有の試みであり、その運用上の問題は欧州でも議論されていた(40)。そのため日本でも、実用化を前に試験的に集団検診を行うことが強く求められていた。

こうしたなか一九三九年四月二八日に香淳皇后から、結核の予防ならびに治療の賜金五〇万円とともに「近時結核ノ蔓延甚シク其ノ国力ニ及ホス影響ノ大イナルニ鑑ミ誠ニ憂慮ニ堪ヘサルナリ」との令旨を発せられた。この令旨を受けて政府は、結核予防行政の強化のため、結核予防会、国民精神総動員中央連盟とともに結核予防に関する知識の普及を図る「令旨奉体結核予防国民運動」の実施を決定し、同年一一月一四日から運動を全国に展開した(41)。

令旨奉体結核予防国民運動の主な内容は、結核予防に関する啓蒙活動の徹底、住環境の改善、心身鍛練や規則正しい生活の推進だったが、これに「健康診断の励行」が含まれていた。同運動では、既存の健康相談所や保健所を最大限に活用するとともに健康相談所の新設を進め、ひろく健常者に健康診断を受診させることが目指された(42)。

そのため、令旨奉体結核予防国民運動にあわせて各地で、官公署や会社の勤務者、工場労働者、学校生徒など集団生活者に対する結核検診が試みられた。例えば厚生省では、職員一四三八人に対して結核検診が行われた。検診では職員全員にツベルクリン反応検査を行い、陽性者に対してはX線透視を、透視で何らかの異状を認められた者に対してはさらにX線撮影を行った(43)。この試験的運用の様子について『日本公衆保健協会雑誌』に掲載された記事「厚生省内結核調査」は、次のように報告している。

先づ、ツ反が行はれて、赤血球沈降速度検査のために血液が採取せられた。課員は夫々内ひどく動揺してゐる。X線透視が行はれた。益々戦々兢々として来た。陽性がいゝのか、陰性はどうか？　自分のが如何だか、聞いて来て呉れないかと質問急である(44)。

この記事から、無自覚の疾病なるものを診断することが被検者の目にいかに異様にうつっていたのかをうかがい知ることができる。厚生省の検診では一四八人の結核病者（内開放性結核病者二四人）が検出され、発病に気づかない「無自覚性結核」病者が顕在化したことが、関係者をひどく驚かせた。[45] 検診の試験的運用によって、集団検診こそが結核病者を摘出し国民全体の健康を増進させるという確信が深まった。[46]

2　国民体力法と結核集団検診の制度化

国民体力管理制度の準備

ここまで述べてきた一連の準備を経て一九四〇年から始まったのが、国民体力法（法律第一〇五号、一九四〇年四月八日）[47]を基本法とする国民体力管理制度である。ここからは、国民体力管理制度が創設される経緯を概観する。

国民体力管理制度の創設が公式に提起された最初は、一九三七年五月六日に日本学術振興会が近衛文麿（一八九一〜一九四五）内閣総理大臣宛てに提出した「国民体力管理法制定に関する建議」である。[48] 一九三二年に設立された財団法人日本学術振興会は、一九三六年六月に国民体力問題考査委員会を設置し「国民体格ノ問題」について調査、検討していた（分科会に体育委員会・優生委員会・衣住委員会）。[49] 同年一〇月に日本学術振興会は学術部内に、国民体力の向上にかかわる総合的な研究を行う組織として第二十二小委員会を新設した。この第二十二小委員会が「国民体力管理法制定に関する建議」の作成を行った。

「国民体力管理法制定に関する建議」の内容は次の通りである。すなわち「政府ハ全国的ニ衛生機関ヲ整備動員シ、全国民ノ体力ヲ定期的ニ調査シ、之ヲ管理スルノ方法ヲ設定セラレンコトヲ望ム」である。国民体力が年々低下している現状のなか、健康保険、保健所、疾病予防にかかわる諸施設の統制強化を行うとともに、国民体力をめぐる国民の関心も高める必要がある。そのため「先ヅ国民体力管理法ヲ制定シ、国民ニ定期体力検査ヲ受クルノ義務ヲ課シ同時ニ体力簿ヲ作成シ以テ体力ノ現勢ヲ明ニシ、其向上改善ニ必要ナル指導ヲ行ヒ以テ国民体力ノ国家的統制ニ資セントス」(50)。少なくとも、一九三七年の建議では、結核にかかわる問題は明示的に言及されておらず、あくまで国民体力の包括的な管理に焦点が当てられていた。

この間、内務大臣が日本医師会に対して「国民体位向上に関する具体的方策如何」の諮問を発し、一九三七年一一月六日に日本医師会が答申を行った。この答申で日本医師会は「国民体位の低下を将来するもの、最たるもの」として結核をとりあげ、県単位で保健所を設立し、保健所を研究機関および保健指導機関として機能させることなどを提案した(51)。この頃から、結核集団検診も「国民体力管理」の一環として施策化することが試され始めたと考えられる。

一九三八年に厚生省が創設されると、体力局が国民体力管理制度の企画を担うようになった。一九三八年の七月と八月に体力局は、国民体力管理制度の準備調査として、二府六県(東京、大阪、秋田、埼玉、静岡、石川、愛媛、福岡)の特定の地域で、満一ヶ月から満一九歳までの男女二万七四七人に対して「体力検査」を行った。その内容は、身体計測、運動機能測定、精神機能検査(知能検査)、疾病及異常検診(ツベルクリン反応検査を含む結核検診、体質異常に関する検査等)であった(52)。このような多岐にわたる検診が「体力検査」の一環として行われたことが、準備調査の最大の特徴である。体力局は次のように述べている。国民体力管理制度のもとで行おうとする「体力検査」は、「従来の身体検査と異り、形態的、機能的及精神的の三方面を包含するのみならず、疾病異状をも検診するもの」であり、「その実現の暁には、影響するところ極めて大なるものがあるのである」(53)。すなわち体力局は、体格や運動機能のみではなく、知能、体質およびその形態的・機能的特徴、疾病の有無なども国民の「体力」を構成するものとして位置づけ、それらすべての管理統制を国民体力管理制度によって実現しようとしていた。また、結核検診として被検者全員に対して、当時は疫学調査などでの使用に限られていたツベルクリン反応検査を導入したことは、新井英夫が「当時まだ実験室的試験期であり相当異論のあつた折柄としては、大英断であった」と評価したように[54]、結核集団検診を施策化するにあたってきわめて重要な試みであった。一九三九年には、準備調査の範囲が千葉県全市町村（三万六〇〇〇人）、六大都市（東京市、大阪市、横浜市、神戸市、名古屋市）の工場地帯（一万五八〇二人）などに拡大された[55]。

以上の準備調査も踏まえて、一九三八年一二月に国民体力管理制度調査会が設置され（勅令第七四〇号、委員長：波多野貞夫）、国民体力管理制度の実現に向けた調査が本格化した。国民体力管理制度調査会は、おもに体力検査の検査項目、検査項目と被検者の年齢との組み合わせ、検査方法について調査を行った。その結果、体力検査として準備調査が行った検査をおおむね採用すること、知能検査は学齢前年の被検者に施行すること、疾病異常検診は被検者全員に対して行うこと、疾病異常検診は主として臨床的診断の範囲内で行うが、結核検診についてはツベルクリン反応検査を被検者全員に対して行うことなどが決定された[56]。

また一九三九年三月三一日に委員会は、専門委員会として第一分科会（形態並運動機能）、第二分科会（精神機能）、第三分科会（疾病異常）、第四分科会（年齢）、第五分科会（概評其ノ他）の五つの分科会を設け、各項目について調査を進めた。第三分科会による結核検診に関する検討に限って記述するならば、この調査では、ツベルクリン反応検査を被検者全員に行うことなどが確認されている[57]。この調査をもって国民体力管理制度調査会は、一九三九年七月二八日に保健衛生調査会、体育運動審議会と統合し、国民体力審議会に改められた。国民体力審議会は国民体力管理制度特別委員会を設置し（委員長：野村益三）、調査会の報告等を踏まえて厚生大臣が諮問した「国民体力管理制度案要綱」を審議した。その結果、他の身体検診等との兼ね合いに関する記述の修正など、厚生大臣の提出した案をいくつか改めたほか、体力検査をまず「男子にして徴兵適齢に近い者」である一七歳から一九歳までの男子に行うことを決めた[58]。こうした過程を経て一九四〇年に要綱帝国議会に提出され、四月八日に法律として公布されたのが「国民体力法」である。

国民体力法

国民体力法は、未成年者の体力管理を制度化した法律として知られている。今日の医学研究者らが評価するところによれば、同法の制定は、近代日本の結核対策においても「非常に大きな転換」であった[59]。結核の初感染発病説が施策の基盤となり、ツベルクリン反応検査による初感染の特定、そしてX線間接撮影による発病者の早期発見が制度化されたからである。

国民体力法は、未成年者に対する毎年一回の体力検査(身体計測・運動機能検査・疾病異常検診)を定めた。国は体力検査の結果に応じて被検者に「必要なる措置」を行うことができるとされた。疾病異状検診としてはとくに結核に重点が置かれ、被管理者に対するツベルクリン反応検査、ツベルクリン反応陽性者に対するX線間接撮影が義務づけられた[60]。同法では体力検査および体力向上や療養に関する指導などを担う国民体力管理医が設置された。任期二年の国民体力管理医に任命された者の多くは全国各地の開業医・開業歯科医であった。

全国各地の医師を動員して国民の体力を「管理」し、結核など疾病の発病予防を制度化する試みは、帝国議会議員からは未曾有のものとして受け止められた。国民体力法は、一九四〇年三月に貴族院に上程された当初の法律案名が「国民体力管理法」であった。しかし、貴族院での審議では、人に対して「管理」の語を用いることに対する違和感を表明する意見が相次いだ。黒田長和(一八八一〜一九九四)は次のように発言している。「管理」という語は「道徳観念カラ考ヘマシテモ、亦思想問題カラ考ヘマシテモ非常ニ不適当」である。なぜなら、「管理」という「普通ニハ人間ニハ用ヒナイ言葉」を人間に対して用いることは「人間ヲ物ト考ヘルコトニ依リマシテ、随ッテ人格ヲ無視スル結果」となるからである[61]。また実吉純郎(一八七九〜一九四八)も「一体物ヲ管理スルト云フ観念ハ、之ヲ人ニ使フ場合ニハ、人ヲ物トシテ扱フト云フ観念ガ自然出テ来ル、デ日本国民ヲ矢張リ物ト一緒ニ扱フト云フ思想ハ甚ダ宜シクナイ、何トナク唯物的ノ思想ガ中ニ含レテ居ルヤウナ気ガ致シマス」と発言し、少なくとも法案の名称から「管理」の語を省くことを提案している[62]。以上の意見があり、法律名が「国民体力法」と改められるとともに「管理」を定義する条文「管理トハ国民ノ体力ヲ検査シ其ノ向上ニ指導其ノ他必要ナル措置ヲ為スヲ謂フ」（第一条第二項）が新たに加えられている。[63]

国民体力法の施行に際しては、勅令によって対象者が満一七歳から一九歳男子に絞られた。これについて先行研究では、青年男子の優先と「健兵」のイデオロギーとをひもづける理解が一般的である。[64] ただし、審議の過程を振り返ると、かならずしも国体力管理制度を「健兵」のイデオロギーのみに還元することできない。当時厚生大臣だった吉田茂（一八七八〜一九六七）は第七十五回貴族院国民体力管理法案特別委員会で次のように発言している。

今日考ヘテ居リマスコトノ概要ヲ申上ゲテ置キタイト思ヒマス、初年度ハ十七歳カラ十九歳迄、其ノ次ノ年ニ下ノ方ヲ広ゲマシテ十四カラ十九ト云フ所ニ致シマス、其ノ次ノ年ニハ乳幼児ノ方ハ満一歳未満ノ者、ソレカラ併セテ少年以上ハ矢張リ十四カラ十九ノ者、是レ両方ヲヤル〔中略〕十年後ニ於キマシテ全部、赤ン坊カラ十九歳迄、男モ女モ見ヨウ、左様ナ心構ヲ持ッテ居ルノデアリマスガ、是ハ唯今持ッテ居リマスホンノ試案デゴザイマシテ、明年度十七カラ十九迄ノ男ダケヲ診ルト云フコトハ、是ハ予算計画ト併セテ今日考ヘテ居リマスル[65]

吉田の述べるところによれば、十年がかりで被管理者の範囲を〇歳から一九歳までの男女に拡大させるのが政府の計画であり、予算の都合上はじめは満一七歳から一九歳までの男子に対して体力検査を行うというものであった。したがって、政府は、将来的な生産人口である未成年男女を体力管理・結核管理の対象にすることを見据えていたと、まずは考えられる。

このことは、厚生省による結核予防法改正の取り組みからもうかがうことができる。厚生省は一九四〇年秋ごろから結核予防法の全面的な改正を企図し、法案を準備していた(66)。改正案には次の三つの内容が含まれていた。第一に「会社、工場、学校等ノ集団生活者、農村ヘノ帰郷者、結核患者ノ家族等」に健康診断の重点を置くこと、第二に「所謂未経験工其ノ他新ニ勇断生活ニ入ラントスル者ニ対シ採用時ニ於テ健康診断ヲ施行」し結果にもとづいて「発病防止ノ指導」を行うこと、第三に結核予防上必要なときは「被傭者ニシテ発病ノ虞アル者又ハ患者ニ対シ従業方法ヲ指示シ或ハ従業ノ制限、禁止」といった措置を行うことである(67)。厚生省は改正結核予防法案を一九四一年一月に開かれる第七十六回帝国議会に提出することを目指した。

改正結核予防法案は新聞社など報道機関からも注目された。例えば朝日新聞は、一九四〇年一〇月一三日の一面に「結核予防法、全面的に改正　積極的対策を採用」と題する記事を掲載し、改正結核予防法案を「従来の消極的態度を一擲、積極的予防対策を採用することとなつたもの」と報じている。ひろく集団生活者にはたらきかけた積極的な結核政策に朝日新聞は大きな期待を寄せていた(68)。しかしながら、法案の提出は実現されなかった。それは、第七十六回議会が新体制運動が開始して初めての議会だったことに関係がある。一月二二日の本会議で衆議院は、政府は戦時体制の強化に注力し議会もこの目的に協賛すべきとする「戦時体制強化ニ関スル決議案」を可決し、国務大臣の指針方針演説に対する一般質疑を取り止めた(69)。決議を受けて政府は、提出予定法案を大幅に削減した。これによって改正結核予防法案は提出が見送られた(70)。

以上からは、法改正の実現には至らなかったものの、青年男子に加えて不特定多数の人々と接し得る集団生活者に対してひろく結核集団検診を行うことが目指されていたことがわかる。実際に、国民体力法が施行されてからは、ツベルクリン反応とX線撮影による結核集団検診は様々な集団に拡大していった。陸軍身体検査(71)、児童・学生等の身体検査(72)、工場法にもとづく健康診断(73)、官業従業員に対する健康診断(74)はそのごく一部である(75)。山岡克巳（技術院参技官）は、定期的な集団検診とそれにもとづく生活指導の体制を「健康管理」と名づけ、次のように評価した。

要するに健康管理は最新の医学的予防方法を総合して、これを家庭生活、集団生活、広くは国民生活と緊密に結合させ、これを統制ある有機的な組織に編成して、結核予防を完遂しやうとする企図であつて、今後の結核予防は正にこの大道に沿つて進めらるべきものである。(76)

山岡の述べるところによれば、「健康管理」とは人口全体の健康を結核予防の見地から管理する体制である。そのような「健康管理」の性格は、一九四一年に集団検診方法が統一されることで一層強固なものになった。

検診方法の統一と「既感染健康者」概念の登場

一九四一年一二月八日に厚生省は、各地方長官に対して「結核ニ関スル集団検診規準ノ件」(予発第九一四号)を通達した。「結核ニ関スル集団検診規準ノ件」は、結核の集団検診が施策化されたのを踏まえて、検診方法やこれによる被検者の分類を「結核ニ関スル集団検診規準」として統一したものである。(77)

「結核ニ関スル集団検診規準」は検診の方法を次のように定めた。まず、被検者全員に対してツベルクリン反応検査を施行する。ツベルクリン注射から四八時間後、発赤部位の直径を測ることで反応の結果を判定する。発赤径が一〇ミリメートル以上は陽性、五ミリメートル以上一〇ミリメートル未満は疑陽性、四ミリメートル以下は陰性と判定される。(78)以前の検診で陽性だった者はツベルクリン反応検査の必要がない。陽性ないしは疑陽性と判定された者に対してはX線間接撮影(やむを得なければX線透視)を行う。間接撮影で異状が確認された者に対してはさらにX線直接撮影・赤沈検査・聴打診検査を行い、病変がみられた場合は喀痰検査等によって菌の存在を確認する。以上が検診の大まかな手順とされた。検診によって、被検者は次の四つの区分に分類された。①「未感染者(ツベルクリン反応陰性者、ツベルクリン皮内反応疑陽性ニシテ現在又ハ既往ニ於テ結核病変ヲ認メザル者)」、②「既感染健康者(ツベルクリン皮内反応陽性転化後一ヶ年以上ヲ経過シテ結核病変ヲ認メザル者/既往ニ結核病変ヲ有スルモ完全治癒ト認メラルル者）」。③「結核発病ノ虞アル者（陽性転化発見後一ヶ年以内ノ者／肋膜炎恢復後一ヶ年以内ノ者／結核ヲ疑ハシムル陰影消失後一ヶ年以内ノ者）」。④「結核患者（非活動性患者・非開放性患者／活動性患者・開放性患者）」である。

以上の分類は、二つの点において画期的であった。第一に、以前は医師の裁量に任されていた被検者の分類に統一的な規準が設けられたことである。第二に、未感染者ではなく、初感染から一ヶ年を無事に越した者（既感染者）に初めて「健康者」の名を与えたことである。一方で未感染者は、たとえ病原菌の侵入を受けておらず特別の異常がないとしても、将来発病する可能性が残されている以上、あくまで仮初めの健康者に過ぎないとみなされていたことがうかがえる。

未感染者、既感染者に対するこのような認識は、厚生省が一般国民向けに「結核ニ関スル集団検診規準」を解説した「集団検診　結核予防を組織的に」（一九四一年）[79]でも明確に打ち出されている。この解説において厚生省は、規準で定められた分類「未感染者」「結核発病ノ虞アル者（陽性転化発見後一ヶ年以内ノ者）」「既感染健康者」をそれぞれ「まだ結核に感染して居ない人」「結核に感染したばかりの人」「結核初感染を無事に経過した人」と、一般に分かりやすい表現に言い換え、そのうえで各区分の生活方針や必要な注意を次のように提示する。

まず、検診の結果「まだ結核に感染して居ない人」と判定された者は、勤労や鍛錬を行うことに問題はないが、「時々ツベルクリン反応を調べて結核感染の有無に注意」しなければならない。ツベルクリン反応が陽性に転化した「結核に感染したばかりの人」は、結核発病の危険がもっとも高い時期である。そのあいだは鍛錬を控え「無理をせず休養睡眠を充分にとる」。心身の「過労」は結核の発病を誘発するため、自身の疲労に注意を払わなければならない。同時に「時々エックス線検査等の精密健康診断を受け」発病を監視する必要がある。このようにして初感染後一年を異状なく過ごせば「結核初感染を無事に経過した人」に移る。

「結核初感染を無事に経過した人」は結核に対して「最も安全」である。結核の発病について注意すべきことは特になく「思ふ存分働くがいい」。すなわち「結核初感染を無事に経過した人」は、結核発病の心配がほとんどないため、心身の疲労等をさほど気にせずに勤労や鍛錬に邁進することができる。以上のように説明された。では「既感染健康者」という人口集団は、戦時期の結核対策においてどのような意義をもっていたのか。次節では、集団検診の啓発に目を転じ、集団検診に関する知識が国民にどのように発信されたのか、啓発的な言説が「既感染健康者」にどのような意味を付与していったのかを検討する。

3　集団検診の啓発と「既感染健康者」

集団検診をめぐる混乱と「正しい知識」の啓発

わずか二、三年で急速に拡大した集団検診を遂行するにあたって喫緊の課題となっていたのが、国民に検診に関する「正しい知識」を身につけさせることであった。集団検診が始まってからまもなく、ツベルクリン反応陽性を結核の発病と捉え、自身が「結核病者」であることを恐怖する被検者が相次ぎ、検診の現場が混乱するという事態が起こっていた。このような事態は、被検者の無理解によるものとみなされた。国民体力管理医として検診に携わっていた戸田亭は、「感染すなわち発病」という被検者の「思い込み」を解くために自らが奔走する様子を次のように書き記している。

> 最近私が国民体力検査に際し、マントウ反応陽性なる壮丁に対してその〔筆者注――陽性になった〕理由を試みに尋ねてみると殆んど全部が肺結核に感染してゐると自覚し悲痛な面持ちをなし憂慮に堪えぬといふ恐怖者となつてゐる事実である。〔中略〕何等杞憂すべきものでないことを懇々説明してやつて程々安堵した顔で

あるが、中には非常に興奮して神経質になつてゐる者も見受けられた。[80]

このように記しながら戸田は、「この国民体力検査に使用するツベルクリン皮膚反応は精神的に全国壮丁に対し甚だしき打撃を与へるものではないか」と嘆息する。[81]

ツベルクリン反応をめぐる国民の誤解という問題は全国の公衆衛生従事者にも共有されていた。一九四〇年六月の地方衛生技術官事務打合会議では、厚生省に対して「ツ反陽性即ち結核と云ふが如き誤解を生じ易い。一般向きの解説の如きのものを本省に於て作成されたし」との要望が出された。[82]またツベルクリン反応陽性転化者すなわち発病危険者に対する養護などについても具体的な法的規定がなく、検診の結果に応じた健康管理をどのように国民に実践させるのかも課題になっていた。

そこで翌一九四一年から、厚生省や結核予防会などが中心となって一般向けの啓発書や小冊子を刊行し、結核の集団検診に関する知識を積極的に発信した。例えば、結核予防会による『工場会社の結核を集団検診に依り治癒しませう』（一九四一年）は、集団検診について「本人の自覚や、検査を受け度いといふ希望などの有無に係らず、又外見が丈夫さうに見えやうが弱さうであらうがその様なことにも関係なく」集団の構成員全てが検診を受けることの意義を強調する。[83]ツベルクリン反応検査については次のように解説している。

先づ集団の全員に就てツベルクリン検査を施行すれば、その集団生活者は結核に感染してゐる人と、未だ感染してゐない人とに二大別される。反応の出ない人は仮令痩せてゐても、又微熱などがあつても、先づ結核ではないと云ふことが出来る。反応の陽性者は結核に感染したことのある人であるが、結核の場合、感染しても発病する人はむしろ小部分で他は発病せず、従つてツ反が陽性でも結核患者ではないのである。[84]

この記述は、二点の重要な指摘を含んでいる。第一にツベルクリン反応陽性は病気の発病を意味しないこと、第二にツベルクリン反応検査による裏付けがない限り外見や自覚的な「異状」は結核の症状として認められないことである。

厚生省による小冊子『健康報国療養道』(一九四二年)は次のように解説している。「今の世の中で、殊に都会に住む人は、小学時代から大人になるまでに大概結核菌に見舞はれて了うものである〔中略〕つまり大概の大人は、少なくとも潜伏結核を持つてゐるのである」。そのため「潜伏結核の発動する機会のないやうに、云ひ換へれば発病の動機を作らぬやうにすることが最も肝要である」[85]。このように、第二章でみたような啓発の用語「潜伏結核」を自ら用いながら厚生省は、結核菌の潜在性についてさらに次のように説明する。

然るに従来多くの素人は、既に自分も潜伏結核所有者でありながら、他の患者を非常に恐れたり、嫌つたり、甚しきは虐待したりして、然も自分は一向摂生を守らず、自分の潜伏結核を発動さすに丁度よいやうな乱暴な生活をしたりして、噴飯に堪へないことがよくある。斯様な人々は療養所の前を息を殺して走り通りなどする連中であるが、自分の抵抗力を保ち強めることの必要を悟らず、之を衰へさせるから、結核を極端に恐れながら、其の嫌ひな結核を自ら発病さすのである。[86]

このように説き、結核の感染を恐れるかわりに「抵抗力を衰へさせず、益々強くし潜伏結核をぐつと圧へて、発病の余地なからしめ、永遠に潜伏の儘で居らせれば、肺病にならぬのみか、其の潜伏結核が益々免疫力を高める」[87]。おもな発病予防方法としては、厚生省は「乳児は充分な休養を与へ、一日十乃至十四時間位眠らすこと」「国民学校児童も十乃至十二時間眠らすこと」「学業も運動も決して過度には強ひぬこと」などのほかに「青年時代には不規則な生活、無理な勉強、暴飲、放蕩其他の夜ふかし、過度の運動等を戒め、大気生活主義で成るべく戸外運動を適度に行ひ、常に公明正大快活の心気を養ひ、煩悶の種など作らず、夜は充分の睡眠をとり、疲労を完全に医やすやうに注意すること」を挙げている。[88] また、ツベルクリン反応検査の意義について、厚生省は次のように説いている。

又世の中には所謂新結核恐怖症と云つて、僅かな自覚症状を取上げ、結核でもないのに結核だと思ひ込み、大事な仕事を放擲してブラ〴〵してゐる人が案外多いものである。斯る人は精密な健康診断によつて其の心配を一掃し、朗かに業務に従事することが出来るやうになる。[89]

すなわち、発病危険者や病者を抽出するのみではなく、自身を結核だと思い込む「新結核恐怖症」を駆逐することも、結核集団検診の重要な意義として説明している。

「既感染健康者」への期待

戦時期の新たな結核管理において、集団検診による分類に応じた発病予防を行うことが国民には期待される。それでは、分類に関する知識は国民にどのように伝えられたのか。集団検診上の用語として産み出された「既感染健康者」にどのような意味が与えられたのか。前項では厚生省「集団検診　結核予防を組織的に」(一九四一年)をとりあげ、分類の位置づけ方の全体的な方向を概観した。本項では、一般向けの結核書などによる集団検診に関する知識の啓発に目を転ずる。

厚生省の示した発病予防の方針は、一般向けの結核書でも広く国民に啓発された。一九四〇年代には、初感染の追跡と初感染直後の養護を重視する新たな結核予防を解説する書籍が多数刊行された。おもだった執筆者は、医者や医学者のほかに、国の衛生行政に関わる技官たちであった。

山岡克巳（技術院参技官）『結核予防の体系』（一九四二年）は、結核集団検診の手順やその結果による結核予防の方針について詳細に解説している。同書で注目されるところは、未感染者についても「将来に於ていづれ一度は結核感染する機会があると見なければならぬ」としている点である。[90] 結核病者の散在する我が国においては、感染防止に終始することは現実的でない。むしろ一生に一度の初感染とその直後の発病防止によって病気に対する免疫を得ることが肝要であると山岡はいう。発病防止の方法としては、充分な睡眠、勤労・学業等における過労の防止、鍛錬の禁止、空気・栄養等生活環境の整備が挙げられる。[91] 免疫を得た「既感染健康者」について、山岡は次のように書いている。

結核に関する限り最も安全な健康者である。発病の虞は比較的少いから特に身体に異状でも感じない限り、一年に一度の健康診断で充分である。日常生活は普通とし、鍛錬や勤労強化にも耐へ得る。ある程度の免疫があるから、結核患者に接近する場合もあまり恐れる必要はない。[92]

身体的・精神的疲労に耐えうる「既感染健康者」への期待をにじませた記述は、同時期に刊行された近藤宏二（日本医療団結核課長）『人体と結核』（一九四二年）にもみられる。近藤は、自らが厚生省で結核予防の公務にあたった経験を背景に、集団検診による初感染者の特定とその養護に関する記述に大きく紙幅を割いている。近藤によれば、初感染者は勤務時間の短縮や体操・教練の休止を行い、比較的自由になった時間をできるかぎり休養に活用しなければならないとされる。「ツ反応陽転後の一年間の適度の休養は、将来の健康を確保し、結核の初感染を征服して、他日の雄飛を図る上に必要なる生命の貯蔵」である。[93] いうまでもなく、雄飛すべきは「既感染健康者」となった者である。「既感染健康者」は「結核菌に対しては或る程度の免疫が成立してゐる関係上、将来再び結核菌の侵襲を受けてもこれによつて発病するやうなことはない」。そのため、疲労への配慮などにはさほど気をかけなくともよい[94]。

このような書きぶりは、近藤が終戦直前に執筆した『青年と結核』(一九四六年)ではより顕著になる[95]。同書で近藤は、結核の初感染を「子供から一人前の人間として、成熟する過程」で臨む「人生の難関」として語る[96]。この難関を突破するには勤労や学業、不摂生、精神的煩悶などによる心身の過労を防止し、充分な休養をとらなければならない[97]。そのうえで、初感染を無事に経過した「既感染健康者」について、次のように記す。

既に発病しない道へと方向の定まつた青年たちは、その後一生結核に対して安定な身体として、たとへ再度結核菌を身体に受入れても、特別な場合を除けば結核の脅威に曝されることなく、人生の旅を無事に続けて行くことができる[98]。

この記述からは、結核の感染を経て「人生の旅を無事に続けて行くことができる」真の健康者となった青年たちへの祝福ともとらえることができる。近藤は「既感染健康者」に自身の能力を国や社会への貢献のために最大限に活用することを期待した。

結核の発病は初感染当初の約一年間であるから、結核の感染を既にすませた既感染者や、嘗て発病しても完全に癒つてゐる全治者は、結核に結びつけて過労を恐れる必要は毛もない。かういふ人々は、時局の要望に応へて大いに働いて差支へないのである[99]。

近藤の述べるところによれば、「既感染健康者」は、初感染を常に警戒しなければならない未感染者、発病するか否かの瀬戸際に立つ初感染者とはちがい、身体的・精神的疲労を恐れることなく生産に邁進することができる。

ここにおいて「既感染健康者」とは、単に結核に既に感染した者を意味しない。「既感染健康者」は、感染とその直後の発病の危機を経て真の健康なるものを獲得した人口集団として語られた。

このようにして、結核の集団検診とその結果による分類に関する知識が一般国民に発信されるとともに、分類上の用語、とくに結核予防上もっとも理想的な区分である「既感染健康者」に特別な意味が付与されていった。次節では、結核集団検診が戦時中のそのほかの結核政策に応用された例として、健民修錬事業、労働者等の疲労管理を概観し、結核予防の観点から人々の体力や疲労を管理する仕組みが模索され、施策化されてきた過程を確認する。

4 結核発病予防としての疲労管理

工場労務者の疲労管理

ここからは、工場労務者の疲労管理が、結核予防の見地から制度化される様相を概観する。[100] 政府は一九四二年二月一〇日に工場法施行規則を改正し（厚生省令第七号）、労務者に対する年一回以上の健康診断（第八条ノ二）、健康診断の項目として「「ツベルクリン」皮内反応検査」の実施（第八条ノ三）などを定めた。また、工場主に対し「健康診断ノ結果ニ関スル記録」を作成すること（第八条ノ四）、労務者の健康診断の結果に応じて「注意ヲ要スト認メラレタル者ニ付テハ医師ノ意見ヲ徴シ療養ノ指示、就業ノ場所又ハ業務ノ転換、就業時間ノ短縮、休憩時間ノ増加、健康状態ノ監視其ノ他健康保護上必要ナル処置ヲ執ル」ことを義務づけた（第八条ノ五）。[101]

これをうけて厚生省は、同月二四日に「工場法施行規則中改正省令施行ニ関スル件依命通牒（厚生省発労第二一号）」を発し、工場法施行規則改正の目的は、工場労務者の保健対策の改善・強化にあること、その力点は「健康診断ノ実施範囲ヲ拡張シタルコト」「採用後一定期間ニ於ケル健康診断ノ実施ニ新タニ規定シタルコト」「結核ノ早期発見ヲ期スル為健康診断ノ検査項目ヲ拡充シタルコト」「右健康診断ノ結果ニ対スル措置ニ関シ新タニ規定ヲ設ケタルコト」の四点にあることを通達した。[102]

厚生省はあわせて「労務者健康診断施行標準」(厚生省労発第二一号)を添付し、労務者に対する健康診断の方法や健康状態の判定のしかた、判定にもとづく就業場所や業務内容の転換などについての標準的な対応方法を示している。[103] 重要な点は、工場法施行規則第八条ノ五にもとづく労務者に対する「健康保護上必要ナル処置」が、結核の「罹患」状況を基準にしている点である。「労務者健康診断施行標準」は、労務者の「健康状態判定級別」として、ツベルクリン反応検査などの結核検診にもとづいた次の八区分「健康者」「徴症罹患者」「赤沈値促進者」「要注意罹患者」「陽性転化者」「疑活動性結核罹患者 (レントゲン検査により活動性結核が疑われる者)」「活動性結核患者」「要療養罹患者」を指定し、それぞれの区分に応じた健康状態の監視や業務内容の転換等の方法を示している。[104] 労務者の健康状態が、結核予防の見地から判定され、労務者の結核「罹患」状況に応じた結核管理が、労務者の「健康」管理として位置づけられたことがうかがわれる。

また、本書との関係でとくに注目されるのが、ツベルクリン反応の陽性転化者が「健康者」と区別され、陽性転化者に対して特別な配慮を行うべきであるとされた点である。「労務者健康診断施行標準」によれば、「陽性転化者」に区分された労務者に対して工場主は、月に一回以上の体重測定、月に一回の臨床医学的検査、赤沈検査、また必要に応じてX線撮影検査を行い、労務者の健康状態を監視するべきである。また、陽性転化者の深夜業を禁止し、業務の内容もより軽微なものに変更しなければならない。このようにして、症状の確認されない陽性転化者も、将来的な結核病者として業務上の配慮の対象となった。

周知のとおり、戦時期は工場等の医療・衛生環境が大きく変化した時期である。軍需産業への労働力動員にともない重工業労働者が急増し、新規労働者・未熟練労働者の増加による生産現場の混乱が起こっていた。厚生省や企画院などのあいだでは、労働災害への対策や労働者の健康への配慮によって、いかにして安定した生産環境を構築するのかが喫緊の課題として認識されていた[105]。国家総動員法公布と同じ一九三八年に工場危害予防及衛生規則が改正され、常時五〇人以上の労務者を使用する工場における安全管理者の設置などのほかに、常時五〇〇人以上の労務者を使用する工場の工場主に対して、工場医の選任が義務づけられた[106]。

こうしたことを背景に、とくに一九四〇年前後から、工場等の労務管理や健康・衛生管理に関する解説書が多数刊行された。以下では、これらの書物において、工場医や安全管理者による労務者の結核予防がどのように説明されてきたのかをみていく。

山口正義（一九〇六～一九九七）[107]による労務管理の解説書『健康管理（生産工学）』（一九四二年）は、「労務者健康診断施行標準」にもとづいた健康管理について「現下産業労務者を最も深刻に蝕みつつある結核性疾患に重点を置き、ツベルクリン反応陽性転化者及び疑活動性結核罹患者の健康監視を特に厳重にするやう指導しつつあることが窺はれる[108]」としながら、次のように解釈している。労務者の健康管理において、結核未感染者のツベルクリン反応陽性転化を追跡し、初感染の時期を早期に発見すること、陽性転化者を適切に養護することは「結核管理の核心を成すものである[109]」。山口によれば、陽性転化者の養護はおもに労務者の疲労管理をもって実行される。陽性転化者は「心身の疲労に因つて結核発病の虞れが極めて大きいものであるから」疲労を誘発する重労働や残業、深夜業は徹底して避けなければならない。「而も一定の休憩時間の他に午前一時間、午後一時間程度の休養時間を与へてその時間中に健康状態の監視を行ふと共に心身の疲労快復を図らしめるやうにすることが望ましい[110]」。

留意すべきは、上記の方法は、陽性転化者は本来「寧ろ休業せしめて療養せしむべき」ところを、現今の「労力不足の時代」においてやむを得ずとる処置であり、しかも「その者の健康を保護しつつ而も持てる労働力を有効に活用する道」である[111]。戦時期の労務管理、健康・衛生管理に関する解説書の多くは、労務者の健康への配慮を通じた能率の向上を追求しており、陽性転化者の疲労管理は、その本丸に位置づけられていた[112]。

勝木新次（一九〇三〜一九八六）[113]による『産業保健管理』（一九四二年）は、とくに新規労働者の結核の発病防止およびそのための疲労管理を重視した。勝木によれば、国民学校を卒業して工場等に入る新規労働者のうち既に結核に感染している者は「三〜四〇％以下」であり、残りの者は入社後数年で「大多数のものが感染を被る」。その点、新規労働者は、将来的な結核病者の候補であり、彼らの初感染すなわちツベルクリン反応陽性転化を追跡しなければならない[114]。また「一般に就職後二ヶ年以内の従業員に特に発病の危険が多いと云はれる。生活環境の激変や作業への適応が未だ不十分であることなどから、過度の緊張努力に陥り易い事もその一因であらうと思はれる」[115]。このように述べて勝木は、とくに新規労働者に結核管理の焦点を定めた。

勝木によれば「結核の発病乃至病勢の進行を促す原因として最も重大なのは何といつても過労である」。したがって、結核予防の見地から労務者の作業量や作業条件を規制する必要がある[116]。また勝木は、作業外の生活にも「過労」の因子を見出し、労務者に対する生活指導も、結核予防の観点から必要であるとした。「過労」を引き起こすものについて、勝木は以下のように説いている。

尚注意を要することは、疲労は独り作業の条件のみに基くとは限らないことである。家庭に於ける諸事情、夜間の通学、放肆なる生活、節度なき体育運動等も過労の因として軽視し難い場合がある。青少年工に対しては特にかかる点についての指導が緊要である[117]。

以上のように、結核集団検診の制度化とともに、ツベルクリン反応陽性転化者の発病予防としての「過労」阻止およびそのための疲労管理が焦点に当てられ、工場労務者の疲労管理が結核発病予防の見地から構築された。

健民修錬事業

国民体力管理制度が設けられてから、日本医療団の創設、国民健康保険制度の普及など、保健医療体制の構築が急速に進められた。こうしたなか一九四二年八月一一日に新たに「結核対策要綱」が閣議決定された。この要綱は青年層を主要目標とし、国民体力法による体力検査の結果に応じて、結核予防に関して適切な措置を講じるべきであることなどが規定された[118]。この要綱にもとづいて翌年度から実施されたのが健民修錬事業である[119]。

健民修錬事業とは、体力検査によって判定された「筋骨薄弱者」「結核要注意者（ツベルクリン反応陽転者・軽症結核患者）」を、寺院や旅館などを利用して設置した全国各地の「健民修錬所」に収容し、約二ヶ月間の生活教練を施すものである[120]。一九四四年の『戦時医学[121]』誌上に掲載された「健民修錬所の意義と構想」において、阿賀正美（一九〇二〜一九八六：厚生省健民局修錬課長[122]）は、健民修錬事業の意義について次のように述べる。従来、医者は病者の治療に専念し、体育指導者は健康者の一層の錬成に努めてきた。しかし、「健康者と病者との中間に位する弱体者」である筋骨薄弱者、結核要注意者に対しては、積極的な介入が行われてこなかった。「こゝに修錬をなさんとする弱体者の指導については、実に医学界、体育界においても新しき仕事として非常なる関心と期待とを有たれてゐるのである[123]」。阿賀のこのような記述からは、第二章で検討した結核感染者をめぐる議論、すなわち結核感染者を健康者と病者との境目に位置する者とみなした医学者らの議論に通じる。阿賀は以下のように続ける。

健民修錬所の構想企画は、我国として画期的のものであり、また諸外国にも恐らくその例を見ないものであると考へる。従来結核対策として大体結核者の医療のみを考へてゐたのを、これと併行して、今後の指導如何によつては、病者とも健康者ともなると云ふ中間の弱体者をとらへ、これ等をして結核の発病を事前に予防し且之が体力の向上を期して我国結核の山である青少年層の発病を防止し我国結核の撲滅を図つて行くことを念願してゐるのである。[124]

すなわち、ツベルクリン反応陽性転化者を含む「中間の弱者」に積極的な介入を行い、結核の発病防止の見地から「中間の弱者」の健康管理を遂行することが、健民修錬の眼目であった。そのうえで厚生省健民局による「健民修錬所設置要綱」（一九四三年）を確認する。要綱によれば、健民修錬事業の目的は以下である。

国民体力法ニ依ル体力検査ノ結果、筋骨薄弱者又ハ結核要注意者ト認メラルル被管理者ヲ入所セシメテ体力増強ノ国家的意義ヲ了得セシメ心身以テ皇国ニ殉ズルノ気魄ヲ涵養セシムルト共ニ健康恢復並ニ体力増強ニ関スル各般ノ知識ト方法トヲ教導シ、自奮自励日常責務トシテ合理的ナル健民生活ヲ強力ニ実践体得セシメ、以テ国防上産業上国家ノ要請スル眞ニ剛健ナル心身保有者タラシムルヲ目的トスルコト[125]

ここでいう「体力増強」「修錬」とは、必ずしも肉体的な鍛錬のみを意味しない。齋藤俊保（厚生省技師）は、健民修錬事業における「修錬」の意味について次のように解説している。

茲に修錬といふのは、方々で問題になるのでありますが、修錬といふ言葉をそのまゝ鍛へるといふ意味にとる方が寧ろ社会通念であるかもしれませんが、私共の健民修錬といふのは左様な意味ではなく、弱者を養護なり鍛錬なり各種の手段方法によりましても兎も角健民に仕上げるといふ意味に解釈してゐるのでありますが〔中略〕其所で結局修錬といふ言葉は、対象に応じて夫々適切に養護或ひは鍛錬して健康者に仕上げて行く、さういふ風に私ども考へてゐる次第でありまして、従つてさういふ風に考へて行きますと、結核と修錬も矛盾なく行はれるのではないかと思ひます。[126]

すなわち「修錬」とは、個々人の身体の状態に応じて養護と鍛錬とを行い、自らの体力を最大化することを意味していた。

実際に「健民修錬所設置要綱」は、筋骨薄弱者と結核要注意者それぞれに異なった修錬を施すよう指示している。筋骨薄弱者の修錬は「適度ノ鍛錬ヲ施スコトニヨリ剛健ナル身体ノ保有者タラシメ得ル」ことに重点がおかれ、修錬の内容は体錬（体操、行軍、武道、水泳）と勤労（農耕や養畜、奉仕作業）が中心であった。筋骨薄弱者に対して結核要注意者の修錬は「休養ヲ主トシ栄養、大気ヲ充分ニ織込メル健康生活ヲ実践セシムルコト」を主眼とすることが定められていた。[127] 結核要注意者の修錬内容は、過労防止のための指導、静臥や午睡、簡単な作業など過労防止のための生活の実践が主であり、体錬指導は避けられた。初感染直後の過労が結核の発病を引き起こすという認識が修錬内容に色濃く反映されていたといえる。

修錬の実施に際しては、修錬生それぞれの体力や健康の度合いに応じた修錬内容、指導、監視が重視された。「健民修錬所修錬要綱」では、全体的な方針として「修錬生各個ニ付合理的具体的ナル修錬方針ヲ確立シ体力ノ推移ヲ個別的ニ厳重監視シツツ漸次実践ニ移スコト」が定められている。結核要注意者の修錬生については次のように書かれている。「専ラ個別的対談ノ方法ニ依リ結核感染ノ原因、結核ニ関スル病歴等ヲ考究シ既往及現在ノ生活ノ不合理ナル点ヲ指摘矯正セシメ発病予防、健康快恢ノ為必要ナル具体的知識ヲ授クルト共ニ必要アル場合ハ栄養剤ノ摂取服薬等ノ指導ヲモ為スコト[128]」。

以上のように、ツベルクリン陽性転化者を含む結核要注意者の修錬は、過労防止のための指導や、過労に陥らないための生活実践が中心であり、この修錬は、初感染直後の疲労管理が結核の発病を防止する一大手段であるという認識にもとづいていた。なお健民修錬事業の対象となる結核要注意者は、体力検査によって判定されたツベルクリン反応陽転者・軽症患者のうち「患者家庭、工場事業場等ノ如キ」発病しやすい環境で生活していると認められた者であった。[129]

おわりに――「健康者」をつくりだす

本章では、戦時期日本の結核集団検診およびそれによる被検者の分類について検討した。結核の感染と発病をめぐる日本の医学的認識・医療技術を土台に施策化された結核の集団検診は、結核の感染・発病状況に応じて人口を分割し、初感染者の発病防止に重きを置いた。集団検診は、国民体力法下の被管理者から、官公署や会社の勤務者、工場労働者、学校生徒など、ひろく集団生活者へ急速に対象者を拡大させ、国民総体の健康を結核予防の見地から管理する体制を構築していった。集団検診の対象となった人々は、生産人口および将来的な生産人口であった。

結核集団検診は人口を「未感染者」「結核発病ノ虞アル者」「既感染健康者」「結核患者」に分類した。「未感染者」は、いずれ結核菌の感染をうける将来的な発病危険者と目され、「結核発病ノ虞アル者」は、たとえ健常であろうと病者と同様に勤労や鍛錬の軽減、充分な休養などといった配慮の対象として数えあげられた。一方「既感染健康者」は、既に感染し病気に対する「免疫」を得たため発病する危険がほとんどないとみなされ、唯一「健康者」の名を与えられた。「健康」をめぐる評価軸に、結核に対する安全の程度が深く関わるようになったと考えられる。

「既感染健康者」は、結核に対して「最も安全」であるばかりではなく、それゆえに鍛錬や勤労による身体的・精神的疲労に耐えうる強靱な身体を行使することができると目された。このような「既感染健康者」という人口集団を重んじる姿勢は、後続する工場労務者の疲労管理や健民修錬事業にも反映された。

このようにして、戦時期の結核集団検診は被検者ひとりひとりの初感染を追跡し、初感染直後の心身への配慮に国民の意識を向かせた。集団検診ではとくに生産人口の免疫獲得が重視され「既感染健康者」という人口集団を想定した新たな結核管理が構築されようとしていたことが、本章の検討から明らかにされた。

次章は、終戦直前に実装された結核ワクチン「ＢＣＧ」の集団接種の検討に移りたい。戦時期に構想された新たな結核管理のシステムのなかで、結核に対する免疫の付与を目的としたワクチン接種はどのような立ち位置にあったのかを次章では分析していく。

（1）福田眞人『結核の文化史――近代日本における病のイメージ』名古屋大学出版会、一九九五年。
（2）青木純一『結核の社会史――国民病対策の組織化と結核患者の実像を追って』御茶の水書房、二〇〇四年。
（3）常石敬一『結核と日本人――医療政策を検証する』岩波書店、二〇一一年、常石敬一『７３１部隊全史――石井機関と軍学官産共同体』高文研、二〇二二年。
（4）北川扶生子『結核がつくる物語――感染と読者の近代』岩波書店、二〇二一年。
（5）William Johnston, *The Modern Epidemic: A History of Tuberculosis in Japan* (Cambridge: Harvard University Asia Center, 1995).
（6）鹿野政直『健康観にみる近代』朝日選書、二〇〇一年、北川『結核がつくる物語』。
（7）高岡裕之『増補　総力戦体制と「福祉国家」――戦時期日本の「社会改革構想」』岩波現代文庫、二〇二四年。
（8）美馬達哉『リスク化される身体』青土社、二〇一二年。
（9）岩崎龍郎「明治20年代以後の我が国の結核予防、診断、治療の諸問題に関する史的展望 その1」『結核』第五七巻第六号（一九八二年）、三五七‐三六二頁、青木正和「結核病学の展望　発病論（前篇）」『結核』第五八巻第七号（一九八三年）、三七一‐三七八頁、ほか。
（10）岡治道「結核と私（第1回）」『結核』第五二巻第一号（一九七七年）、三三‐三四頁。

(11) 佐多愛彦「肺癆発生観ノ新局面 付肺癆発生ノ機転ト結核感染ノ三期分類観」『結核』第一巻第一号（一九二三年）、四-一三頁。
(12) 有馬英二「結核ノ初期感染ト再感染（臨床的方面）」『結核』第三巻第三号（一九二五年）、五一四-五二三頁。
(13) 緒方知三郎「結核ノ初感染ト再感染（病理解剖学的方面）」『結核』第三巻第三号（一九二五年）、五二三-五二九頁。緒方知三郎（一八八三～一九七三）は一九〇七年に東京帝国大学を卒業後、欧州留学などを経て、一九二三年に東京帝国大学教授。ビタミン欠乏症や唾液腺ホルモンの研究で知られている。定年退官後、一九四六年、東京医科大学長など。戦後は老年病理学に着手し、財団法人老人病研究会の設立など、日本の老年病研究の組織化につとめた（泉孝英編『日本近現代医学人名事典 1868-2011』医学書院、二〇一二年、一三五頁）。
(14) 佐多愛彦「結核ノ初感染ト再感染（実験的方面）」『結核』第三巻第三号（一九二五年）、五二九-五三六頁。
(15) 岡治道が緒方知三郎の宿題報告にかかわった経緯などについては、岡「結核と私（第1回）」、二九-三四頁、を参照。
(16) 岡治道「結核初期変化群研究補遺」『東京医学会雑誌』第四三巻第二号（一九二九年）、二〇八-二四一頁。
(17) 黒丸五郎『岡治道先生と私――その背景としての結核事情』三浦書店、一九六八年、八頁、ほか。
(18) 岩崎龍郎『日本の結核――流行の歴史と対策の変遷』財団法人結核予防会、一九八九年、五四頁、ほか。一九二一年に、陸軍軍医部を中心に、軍隊胸膜炎調査会が組織され、兵員の胸膜炎に関する疫学調査などが行われた。また同調査会は、一九二二年から一九二九年まで、調査の成果などを公開するための学術雑誌『軍胸』を刊行していた。
(19) 岡治道「結核と私（第2回）」『結核』第五二巻第二号（一九七七年）、六一-六二頁。
(20) 同前。高杉新一郎（一八八〇～一九五八）は、一九〇六年に東京帝国大学卒業後、一九二三年に海軍軍医学校教官（海軍軍医大佐）、一九二四年に海軍省医務局首席局員、一九二八年に呉海軍病院長兼鎮守府軍医長（軍医中将）、一九三四年に医務局長を務めた。退役後は一九四二年に日本医療団副総裁、一九四五年に日本医療団中央病院長に就いた（泉編『日本近現代医学人命事典 1868-2011』、三六二頁）。
(21) この間、有馬英二を中心とした北海道帝国大学の研究者が第七師団兵士などを調査し、肋膜炎の発生は結核既感染者よりも「未感染者」に多いことを報告している（有馬英二、山科清三、不破秀三「肋膜炎発生ニ関スル研究（第二報）」『結核』第七巻第八号（一九二九年）、六九八-六九九頁、ほか）。
(22) 小林義雄「「ツベルクリンアレルギー」ト肋膜炎（肋膜炎ノ結核感染早期発病論）」『結核』第九巻第一〇号（一九三一年）、一二九一-一三九五頁、小林義雄「青年期ノ結核感染ト肺結核発病トノ時間的関係」『結核』第一〇巻第七号（一九三二年）、四三一-四五〇頁、ほか。

(23) 岡治道「結核予防問題ト其体系」『結核』第一〇巻第一号（一九三二年）、三九-五一頁。

(24) 同前、五一頁。

(25) 今村荒男「BCGワクチンを以てする予防接種に就て」『実験医報』第一七年第二〇〇号（一九三一年）、九七五-九八八頁、ほか。

(26) 熊谷岱蔵「結核初感染ニ就テ」『結核』第一七巻第九号（一九三九年）、七八七-八〇八頁、ほか。

(27) 有馬英二、金井進、清水寛、近藤角五郎、笠井義男「北海道ニ於ケル青年期結核感染ノ統計（特掲）」『結核』第一八巻第三号（一九四〇年）、一七四-二〇〇頁、有馬英二、金井進、清水寛、近藤角五郎、高橋武雄「北海道ニ於ケル青年期結核感染ノ統計（第2報）」『結核』第一九巻第二号（一九四一年）、一一七-一三二頁、ほか。

(28) 貝田勝美「肺結核ノ早期発見ト予後」『結核』第一九巻第一二号（一九四一年）、八四三-八八四頁。

(29) 千葉保之、所澤政夫「青年期結核症ニ関スル研究（第1報）」『結核』第二二巻第三号（一九四四年）、一二六-一四六頁、千葉保之、所澤政夫「青年期結核症ニ関スル研究（第2報）」『結核』第二二巻第三号（一九四四年）、一四七-一六一頁、千葉保之、所澤政夫「青年期結核症ニ関スル研究（第3報）」『結核』第二二巻第四号（一九四四年）、一八六-一九八頁、千葉保之、所澤政夫「青年期結核症ニ関スル研究（第4報）」『結核』第二二巻第四号（一九四四年）、一九九-二一六頁。

(30) Manuel de Abreu, “Verfahren und Apparatur zur kollektiven Röntgenphotographie (Indirekte Röntgenaufnahme),” *Zeitschrift für Tuberkulose*, Vol. 80(1938): 70-91. X線間接撮影法を用いた集団的な検診に関する最近の歴史研究に、Solveig Jülich, “In the Light of Media Mass Miniature Radiography Surveys for Tuberculosis in Sweden, c. 1940–1970,” *Media History*, Vol. 22, No. 2 (2016): 201-216.

(31) ホルフェルダーおよびSSレントゲン大隊については、ロバート・ニール・プロクター（宮崎尊訳）『健康帝国ナチス』草思社、2003年（Robert N. Proctor, *The Nazi War on Cancer* (Princeton: Princeton University Press, 2000)）、一〇九-一一〇頁、を参照。

(32) 古賀良彦「レ線深部写真法及ビ間接撮影法ノ応用」『結核』第一四巻第五号（一九三六年）、四四七-四四九頁、ほか。

(33) 相川武雄「東大学生に就ての集団レントゲン検査報告書」『臨床ノ日本』第七巻第六号（一九三九年）、六七七-六八五頁、清野寛、井上数雄、平福一郎「集団胸部「レントゲン」検査ニ就テ（其一）」『軍医団雑誌』第三二一号（一九四〇年）、一一五-一一三四頁、ほか。一九三八年には島津製作所が集団検診用のX線間接撮影装置を開発しており、一九四〇年に集団検診用の間接撮影装置を軍に納入している（島津製作所『島津製作所史』島津製作所、一九六七年、七九頁）。島津製作所をはじめとした医療機器企業によるX線装置開発・販売事業を通じて、近代日本における医療のビジネス化を検証したものに、Pierre-Yves Donzé, *Making Medicine a Business: X-ray Technology, Global Competition, and the Transformation of the Japanese Medical System, 1895-1945* (Singapore: Palgrave Macmillan, 2018).

(34) 今村荒男は一九一一年に東京帝国大学卒業後、一九二二年に伝染病研究所技師、一九二五年に大阪府立医科大学教授、一九三一年に大阪帝国大学教授などを経て一九四六年に大阪帝国大学総長。退官後一九五九年に大阪府立成人病センター所長（泉編『日本近現代医学人名事典 1868-2011』、七五-七六頁）。今村によるＢＣＧ研究については第六章で詳述する。

(35) 今村荒男「肺結核に関する集団検診」『日本医事新報』第七九四号（一九三七年）、四-六頁。

(36) 後続する集団的な結核検診に関する研究論文の多くが「集団検診」の語を用いている（苅部一衛、勝部鎮雄「過敏性体質ト結核（其ノ四）「ツベルクリン」皮膚過敏性ト結核性機転トノ関係ニ就テノ臨床的統計的研究」『結核』第一九巻第七号（一九四一年）、五一一-五二〇頁、ほか）。

(37) 今村荒男「結核ニ関スル集団検診」『結核』第一八巻第六号（一九四〇年）、二九一-三三九頁。

(38) 同前、三三七頁。

(39) 一九三九年四月に厚生省予防局に結核課が新設され、都市部の小児結核予防所設立、農村部の結核予防指導事業など、行政主導の結核対策の拡充強化が図られた（厚生省医務局編『医制百年史　記述編』ぎょうせい、一九七六年、三二九-三三〇頁）。

(40) 前掲の今村荒男「肺結核に関する集団検診」（一九三七年）は集団検診をめぐるドイツでの議論を紹介している。今村によれば、ドイツでは検診による被検者の不利益すなわち「検診を受くる事によりて神経衰弱を起さしめる、或は個人の権利侵害」をめぐる懸念について論争が繰り広げられていた（今村「肺結核に関する集団検診」、四-六頁）。

(41) 結核予防会は香淳皇后からの下賜金をもとに厚生省内に設立された。これにともない、大正期から結核予防に関する啓発活動などを担っていた結核予防協会は、結核予防会に合流するかたちで解散した。

(42) 厚生省予防局「令旨奉体結核予防国民運動実施に就て」『内務厚生時報』第四巻第一〇号（一九三九年）、九-一三頁。

(43) 近藤宏二、澄川吉郎、芦田定藏「某官庁ニ於ケル集団健康診断成績」『結核』第一八巻第六号（一九四〇年）、五五五-五五八頁、澄川吉郎、近藤宏二、芦田定藏「某官庁ノ集団健康診断ニ於ケル「ツベルクリン」検査実施成績ニ就テ」『結核』第一八巻第六号（一九四〇年）、五五九-五六一頁、近藤宏二「結核の集団検診に関する考察」『日本公衆保健協会雑誌』第一六巻第五号（一九四〇年）、二二三-二二九頁。この検診におけるツ反陽性者は全体の八六・一五±〇・九二％、発見された結核発病者は一四八人（内開放性結核症者二四人）だった。

(44) ＹＮ「厚生省内結核調査」『日本公衆保健協会雑誌』第一五巻第一二号（一九三九年）、七一二頁。
(45) 近藤、澄川、芦田「某官庁ニ於ケル集団健康診断成績」、五五五-五五八頁。
(46) 近藤宏二「結核の集団検診に関する考察——庁員の健康診断実施成績に鑑みて」『日本公衆保健協会雑誌』第一六巻第五号（一九四〇年）、三-九頁、ほか。
(47) 「国民体力法（法律第一〇五号）」『官報』第三九七四号（一九四〇年四月八日）、三六四-三六五頁。
(48) 高岡『増補　総力戦体制と「福祉国家」』、六八-七六頁。
(49) 日本学術振興会編『日本学術振興会年報　第四号（昭和十一年四月至昭和十二年三月）』日本学術振興会、一九三七年、一五頁。
(50) 日本学術振興会編『事業報告　昭和十三年度（昭和十三年四月一日〜昭和十四年三月三十一日）』日本学術振興会、一九四〇年、一二六-一二七頁。
(51) 「答申書」無記名「日本医師会史【43】」『関西医事』第一二巻第四六号（一九四〇年）、一九-二二頁、所収、「答申書」無記名「日本医師会史【44】」『関西医事』第一二巻第四七号（一九四〇年）、一九-二二頁、所収、「答申書」無記名「日本医師会史【45】」『関西医事』第一二巻第四八号（一九四〇年）、一九-二二頁、所収。なお、研究事項としては「思春期（殊に女子）に於ける結核死亡率高き原因の研究」、「労働階級と上層階級との結核死亡率の統計」、「結核継承者の結核死亡率及両親祖父母の結核の罹患」、「児童の体質と結核死亡率の研究（無力体質、滲出性体質、淋巴体質と結核死亡率の関係及過敏性の研究）」などが挙げられている。また指導事項として、第三章で検討した従来の虚弱児童概念と結核への脆弱性との関係／無関係性に言及しており「小学児童殊に虚弱児童の結核死亡率は従来想像せし如く顕著にあらざるを以て体育及栄養に関する知識を与ふることに依て予防の目的を達するものと信ず」と提言している（「答申書」無記名「日本医師会史【45】」一九-二〇頁、所収）。
(52) 厚生省体力局編『国民体力管理制度準備調査成績　昭和13年度』厚生省体力局、一九四〇年。
(53) 『昭和13年度国民体力管理制度準備調査概説』厚生省体力局編『国民体力管理制度準備調査成績　昭和13年度』厚生省体力局、一九四〇年、一頁。
(54) 新井英夫『改正国民体力法による体力検査指針』南山堂、一九四二年、一四頁。
(55) 厚生省体力局『国民体力管理制度準備調査検査者必携　道府県施行用　昭和14年度』厚生省体力局、一九三九年、厚生省体力局『千葉県体力検査成績報告書　昭和14年度国民体力管理制度準備調査』体力局、一九三九年、厚生省体力局編『国民体力管理制度準備調査　昭和14年度　六大都市体力検査成績』厚生省体力局、一九四〇年。
(56) 厚生省体力局『国民体力管理制度調査会専門委員付託事項調査結果報告書』厚生省体力局、一九三九年。

(57) 同前。なお第三分科会は、結核検診の方法としてはツベルクリン反応検査と臨床的診断にとどめ、レントゲン検査、赤血球沈降速度測定などは、設備等の問題のため、検診を全国的に行う場合には採用しないことにしたと報告しているが、最終的にはこれらの検査の採用に至っている。
(58) 国民体力審議会『国民体力管理制度案要綱ニ対スル答申』国民体力審議会、一九三九年。
(59) 岩崎『日本の結核』、五五頁。
(60) 国民体力法施行規則は、疾病異常検診として結核性疾患、「トラホーム」、花柳病、寄生虫病、精神病、栄養障害、脚気、歯疾及び形態異常の定期的な検診を義務づけた（「国民体力法施行規則」『官報』、八六九–八七八頁）。また、一九四二年四月三〇日に規則が改正され、これに精神薄弱、心臓病、腎臓病、痔瘻が加わった。ただし、結核性疾患、花柳病など一部を除く疾病については具体的な検診規定がなく、すべての疾病が実際に検査されたのかは明らかになっていない。
(61) 『第七十五回帝国議会貴族院国民体力管理法案特別委員会議事速記録第二号』、一九四〇年三月四日、五頁。
(62) 『第七十五回帝国議会貴族院国民体力管理法案特別委員会議事速記録第七号』、一九四〇年三月一三日、一頁。
(63) 「国民体力法（法律第一〇五号）」『官報』第三九七四号（一九四〇年四月八日）、三六四頁。
(64) 高岡『増補　総力戦体制と「福祉国家」』、三一六–三二〇頁、藤井渉『障害とは何か――戦力ならざる者の戦争と福祉』法律文化社、二〇一七年、六一頁、ほか。なお、勅令によって一九四一年度は一五歳以上二〇歳未満男子、四二年度は一五歳以上二六歳未満男子が被管理者と定められた。
(65) 『第七十五回帝国議会貴族院国民体力管理法案特別委員会速記録第二号』（一九四〇年三月四日）、七–八頁。
(66) 改正法案の作成にあたり「結核予防法改正ニ関スル特別委員会」が設置されている。委員長は長与又郎が務めた（『結核予防法改正に関する特別委員名簿』一九四一年（東京大学文書館：F0027/S1/0003））。
(67) 『結核予防法中改正に関する参考資料』（東京大学文書館：F0027/S1/0002）。
(68) 「結核予防法、全面的に改正　積極的対策を採用」『朝日新聞』第一九五九一号（一九四〇年十月十三日）、一頁。
(69) 『第七十六回帝国議会衆議院議事速記録第四号』（一九四一年一月二十三日）、二八–二九頁。貴族院もこれに同調し、二七日の本会議で「時艱克服ニ関スル決議案」を全会一致で可決した。
(70) 「提出議案半減に決定　選挙法改正、産業団体法等、不提出」『朝日新聞』第一九六九〇号（一九四一年一月二三日）、一頁
(71) 「陸軍身体検査規則改正」『官報』第五〇〇〇号（一九四三年九月一〇日）、二二五頁。
(72) 「国民学校修了者ノ職業指導ニ関スル身体検査実施ニ関スル件（職発第七一二号）」『内務厚生時報』第七巻第一号（一九四二

年）、一七二－一七五頁、「学校身体検査規程（文部省令第三三号）」『官報』（一九四四年五月十七日）、二六一－二六七頁、ほか。児童・学生の身体検査については、文部省監修、日本学校保健会編『学校保健百年史』第一法規出版株式会社、一九七三年、を参照。

(73) 「工場法施行規則中改正」『官報』第四五二五号（一九四二年二月十日）、二三二－二三四頁、「労働者健康診断施行標準（一九四二年二月二十五日厚生省告示第八〇号）」山口正義『生産工学　健康管理』河出書房、一九四二年、一九二－一九六頁、所収。

(74) 「庁員等ノ結核予防ニ関スル件依命通牒（厚生省発予第二六号）」『内務厚生時報』第七巻第五号（一九四二年）、五六－五八頁。

(75) 各結核検診の重複の調整については「結核ニ関スル健康診断等実施ノ調整ニ関スル件依命通牒（一九四二年六月五日、厚生省発予第三一号）」『内務厚生時報』第七巻第八号（一九四二年）、一六一六－一六一七頁、を参照。

(76) 山岡克巳『結核予防の体系』大日本教化図書、一九四三年、一〇七－一〇八頁。

(77) 「結核ニ関スル集団検診規準ノ件（予発第九一四号）」『日本公衆保健協会雑誌』第一七巻第一二号（一九四一年）、六三五－六三六頁。

(78) 一九四〇年までは、ツベルクリン反応の測定方法等が検査医員によってまちまちであり、判定基準の統一が強く求められていた。ツベルクリン反応の判定基準を統一したのは、公衆衛生院疫学部の野邊地慶三（一八九〇～一九七八）らが一九四〇年の『厚生科学』に掲載した論文「ツベルクリン反応検査方法に就て（第1報）」である。野邊地らは、埼玉県の農村住民にツベルクリンを皮内注射し、反応の経過を統計学的に分析した。その結果、判定は接種後四八時間後にするべきであること、硬結による判定は計測者による個人差が大きいため判定は発赤部位の直径の長さで行うべきこと、発赤径が一〇ミリメートル以上は陽性、五ミリメートル以上一〇ミリメートル未満は疑陽性、四ミリメートル以下は陰性とするのが妥当であることを結論づけた（野邊地慶三、柳澤謙、益子義教、栃内寛、寺木忠、与謝野光「ツベルクリン反応検査方法に就て（第1報）」『厚生科学』第一巻第一号（一九四〇年）、一六－三三頁、野邊地慶三、柳澤謙、染谷四郎、益子義教、臼井竹次郎、辻達彦、寺木忠、大林容二、須賀井忠男、諏訪紀夫、金光正次、野上鐵雄、佐々木秀興、林春雄、甲野禮作、森勇雄「ツベルクリン反応検査方法に就て（第2報）」『厚生科学』第二巻第一号（一九四一年）、四一－六一頁）。

(79) 厚生省「集団検診　結核予防を組織的に」『公衆衛生』第五九巻第五号（一九四一年）、三〇九－三一一頁、所収。

(80) 戸田亨「肺結核恐怖症」『東西医学』第八巻第一〇号（一九四〇年）、七二五－七二九頁。

(81) 同前、七二九頁。

(82) 「地方衛生技術官事務打合会議事録」『日本公衆保健会雑誌』第一六巻第七号（一九四〇年）、三四〇－三四一頁。

(83) 財団法人結核予防会『工場会社の結核を集団検診に依り治癒しませう』財団法人結核予防会、一九四一年、一一頁。
(84) 同前、一三-一四頁。
(85) 厚生省『健康報国療養道』、厚生省、一九四二年、三八頁。
(86) 同前、三八-三九頁。
(87) 同前、三九頁。
(88) 同前、四〇-四一頁。
(89) 同前、四三頁。
(90) 山岡『結核予防の体系』、一〇四頁。
(91) 同前、八〇頁。
(92) 同前、一〇四頁。
(93) 近藤宏二『人体と結核』岩波新書、一九四二年、七一頁。
(94) 同前、六七頁。
(95) 近藤によれば『青年と結核』は「戦争中に書いたもの」であったが、一九四五年五月に印刷工場が戦災に遭い紙型と印刷用紙が消失したために刊行が断念された。終戦まもなく出版社が近藤へ改めて出版したいと通知し、残っていた初版刷りを材料に一九四六年に同書が刊行された（近藤宏二『青年と結核』岩波新書、一九四六年、一八五頁）。
(96) 近藤『青年と結核』、一三頁。
(97) 同前、二九-三〇頁。
(98) 同前、一七頁。
(99) 同前、二〇頁。
(100) 戦時期における工場衛生と労務管理については、裴富吉『労働科学の歴史——暉峻義等の学問と思想』白桃書房、一九九七年、堀川祐里「戦時期の「女子労務管理研究」と女性労働者の健康——労働科学研究所を中心に」『中央大学経済研究所年報』第四九号（二〇一七年）、三三七-三六八頁、榎一江編『戦時期の労働と生活』法政大学出版局、二〇一八年、新川綾子「戦間期から戦時期の工場医と「健康管理」——鐘紡工場医会を中心に」『大原社会問題研究所雑誌』第七七二巻（二〇二三年）、五五-七〇頁、などを参照。
(101) 「工場法施行規則中左ノ通改正ス」『官報』第四五二五号（一九四二年二月一〇日）、三二二-三二四頁。

(102)「工場法施行規則中改正省令施行ニ関スル件依命通牒」『労働時報』第一九巻第二号(一九四二年)、四四-四五頁。
(103)「労務者健康診断施行標準」『労働時報』第一九巻第二号(一九四二年)、四五-四九頁。
(104)ただし、例えば「要注意罹患者」の定義のなかに「軽症ノ職業性眼病」「慢性ノ胃及腸炎」「軽症の脚気」が含まれているなど「健康状態判定級別」のなかに結核以外の疾病についての基準も含まれていた。
(105)西成田豊『近代日本労働史――労働力編成の論理と実証』有斐閣、二〇〇七年、西成田豊『労働力動員と強制連行』山川出版社、二〇〇九年、佐々木啓『「産業戦士」の時代――戦時期日本の労働力動員と支配秩序』大月書店、二〇一九年、などを参照。
(106)「工場危害予防及衛生規則中改正(厚生省令第四号)」『官報』第三三八四号(一九三八年四月一六日)、六五五号。
(107)山口正義は一九三〇年に東京帝国大学を卒業後、伝染病研究所助手などを経て一九三八年に厚生省厚生技官、一九四六年に引揚援護院医務局検疫課長、一九四八年に引揚援護庁援護局検疫課長、公衆衛生局検疫課長、一九四九年に公衆衛生局環境衛生部長、一九五〇年に公衆衛生局長などを務めた。戦後引揚検疫の指揮を執り、退官後、一九五八年に労働省労働衛生研究所長、一九九二年に結核予防会長(泉編『日本近現代医学人名辞典 1868-2011』、六三五-六三六頁)。
(108)山口正義『健康管理(生産工学)』河出書房、一九四二年、一九六頁。
(109)同前、一九七頁。
(110)同前、二〇〇頁。
(111)同前。
(112)第一次世界大戦後から高度成長期までにおける「能率」への配慮に関する最近の研究に、新倉貴仁『「能率」の共同体――近代日本のミドルクラスとナショナリズム』岩波書店、二〇一七年、がある。
(113)勝木新次は一九二七年に東京帝国大学卒業後、日本労働科学研究所に入所(一九四一年に日本産業報国会に統合され大日本産業報国会労働科学研究所となる)、一九四九年に財団法人労働科学研究所所長(一九五一年に辞任)、一九五七年に再び所長。退任後、一九六二年に明治生命厚生事業団体体力研究所所長。戦時・戦後の産業衛生に深くかかわった(泉編『日本近現代医学人名事典 1868-2011』、一七二頁)。
(114)勝木新次『産業保健管理(労務管理全書14)』東洋書館、一九四二年、一八三頁。
(115)同前、一八四頁。
(116)同前、一八五頁。
(117)同前、一八六頁。

(118)「結核対策要綱」赤沢史朗、北河賢三、由井正臣『資料日本現代史12』大月書店、一九八四年、三七三―三七四頁。なお、病者に対する措置としては「悉ク之ヲ結核病床ニ収容スルコトヲ目途トス、之ガ為日本医療団ノ事業ヲ大イニ促進スルト共ニ結核病床増設五箇年計画ヲ三箇年計画ニ改変スルコトヲ目途トシテ措置スルコト」とされた。

(119) 高岡『増補　総力戦体制と「福祉国家」』、三一八―三二〇頁。

(120) 一九四三年度の予算定員は筋骨薄弱者二九万人、結核要注意者一一万人であった（健民局修練課「第三編　健民修錬、国立公園、日本厚生協会（修錬課関係）」ＪＡＣＡＲ（アジア歴史資料センター）Ref.A171110005000、第八十四回帝国議会関係（健民局）・第二冊（国立公文書館）。

(121)『戦時医学』は、一九四四年に『実験医報』『臨床の日本』『医界週報』『診療の進歩』の四誌が統合するかたちで創刊された医学雑誌である。第一巻第二号では、特集「健民修錬医学建設特集」が編まれ、神林美治（海軍軍医学校長）、小野田敏郎（陸軍省医務局）、阿賀正美（厚生省健民局修錬課長）などが、健民修錬や疲労管理にかかわる論考を寄稿している。第三章との関連では、木田文夫が「健民修錬要鍛錬者の体質に関する研究」を寄せている。木田は、厚生省健民局長の小林尋次の協力を得て、一九四三年末から熊本県下の健民修錬所の筋骨薄弱者を対象に、罹病歴やこれまでの体格発育経過を調査していた（木田文夫「健民修錬要鍛錬者の体質に関する研究」『戦時医学』第一巻第二号（一九四四年）、八五―九〇頁）。

(122) 阿賀正美は、一九二六年に東京帝国大学法学部を卒業後、一九二七年に内務省に入り、厚生省社会保険局監理課長、体力局企画課長、人口局管理修錬各課長、山形県内内務部長、愛知県警察部長、岩手県内内務部長を歴任、一九四七年に福島県知事に就任した（歴代知事編纂会編『新編　日本の歴代知事』歴代知事編纂会、一九九一年、二二九頁。

(123) 阿賀正美「健民修錬所の意義と構想」『戦時医学』第一巻第二号（一九四四年）、八一頁。

(124) 同前。

(125) 厚生省健民局「健民修錬所修錬要綱」日本臨床社編『健民修錬の指導』日本臨床社、一九四四年、一二三頁、所収。

(126)「「修錬及び鍛錬」を語る　第二回」『日本医事新報』第一〇八五号（一九四三年）、一三八七頁。

(127) 厚生省健民局「健民修錬所修錬要綱」、一三一―一三九頁。

(128) 同前、一三一―一三九頁。

(129)「昭和18年度健民修錬ノ要否判定ヲ為スベキ被管理者ノ範囲並ニ判定基準」日本臨床社編『健民修錬の指導』日本臨床社、一九四四年、一四〇―一四三頁、所収。なお、健民修錬は植民地や占領地でも行われた。満洲国の結核要注意者に対する健民修錬については、濱田三蔵「新京寛城子に於ける結核要注意者の健民修錬会」『満洲公衆衛生協会雑誌』第九巻第一一号（一九四三年）、六-九頁、などを参照。

第六章　戦時期におけるＢＣＧ集団接種と全人口的な免疫獲得の模索

本章では、終戦直前に実施にうつされたＢＣＧ集団接種を取りあげ、これを戦時期に構想された結核管理体制のうちに位置づける。ＢＣＧ（Bacille de Calmette-Guérin）とは、ウシ型結核菌（*Mycrobacterum bovis*）を弱毒化したワクチンで、現在では、おもに乳幼児の結核発病を予防するために用いられている。[1] 日本では一九四〇年代にＢＣＧの集団接種が開始され、一九四三年度には一〇〇〇万人もの人々がＢＣＧの接種を受けたといわれている。[2] 一九四三年の人口総数が七三九〇万三〇〇〇人であった点を踏まえれば、[3] 一ヶ年で人口の七分の一ほどがＢＣＧの接種を経験したことになる。日本のＢＣＧ集団接種は、接種者数を基準にするならば、実施国のなかでも最大規模のものだった。[4]

日本の予防接種政策をめぐる歴史研究において、ＢＣＧ接種の実施は、おもに戦後の予防接種事業・結核行政のなかで言及されてきた。例えば手塚洋輔[5]は、戦後日本の予防接種行政には不作為過誤回避の指向が顕著にみられることを考察するなかで、一九五一年結核予防法の制定時におけるＢＣＧをめぐる論争（「ＢＣＧ論争」）に言及している。

また常石敬一『結核と日本人』[6]は、戦後の「結核制圧計画」を批判的に検証するなかで、戦後結核政策の前史として、戦時期のＢＣＧ研究とその実用化に言及している。集団接種の根拠となった日本学術振興会第八小委員会『結核予防接種に関する報告書』（一九四三年）の検討など通じて常石は、科学的に十分な試験結果を得るまえに政府がＢＣＧ集団接種に踏み切ったこと、戦後は、ＢＣＧの安全性などが問題にされるなかで、ＢＣＧ接種を法制化したことなどを指摘している。

常石は、戦後結核政策の問題を示す反証として、ＢＣＧ接種を導入せずに結核制圧に成功したことで知られる米国施政下沖縄の結核事業を取りあげたが、対して泉水英計[7]は、沖縄の結核制圧をめぐる成功譚の妥当性を検討した。検討を通じて泉水は、ＢＣＧを導入しない結核事業にはふたつの眼目、すなわち米軍将兵の感染防止とＢＣＧの対照実験という目的があったことを明らかにしている。

このように、日本におけるＢＣＧ接種は、おもに戦後の予防接種事業・結核行政のなかで検討され、とくにＢＣＧの有効性や安全性をめぐって様々な論点が提起されている。それに対して戦時期のＢＣＧ接種については「前史」として断片的に言及されるにとどまっており、その全体像が十分に明らかにされていない。

こうしたなか、戦時期のＢＣＧ接種により踏み込んだ研究成果が、常石敬一による最近の著作『７３１部隊全史[8]』である。『７３１部隊全史』は、陸軍軍医学校防疫研究室を中心とした軍事医学研究網（通称「石井機関」）による研究活動の検討を通じて、戦時期における軍隊・産業・学術機関の連携を明らかにするものであり、その過程で石井機関関係者による乾燥ＢＣＧの開発にも注目している。

国外の研究に目を向けると、ＢＣＧを含む予防接種を通じた個人と国家との関係の構築そのものに着目した研究が豊かに蓄積されている。一例を挙げるならば、マリー・オーガスタ・ブラゼルトン（Mary Augusta Brazelton[9]）は、近現代中国における予防接種事業を検討し、近現代中国の統治において生物学的なものが重要性を帯びた過程を考察している。こうした研究成果があるなか、戦時期日本のＢＣＧ接種を歴史的に記述するとともに、それを第五章で検討した結核管理のうちに位置づけることは、人口管理・身体管理の歴史を再考するうえでも意義があると考えられる。本章は、ＢＣＧを用いた全人口的な免疫獲得が戦時期に構想され、実践に移されたことに注目し、ＢＣＧ集団接種の施策化に至った経緯を論じる。

1　日本における結核ワクチン研究の黎明期

欧州諸国におけるＢＣＧ接種の状況

ＢＣＧは、パスツール研究所のアルベール・カルメット（Albert Calmette：一八六三〜一九三三）とカミーユ・ゲラン（Camille Guérin：一八七二〜一九六一）が乳児に対する経口生ワクチンとして開発し、一九二一年に初めて乳児に投与された結核予防ワクチンである。[10]一九二四年に、パスツール研究所はＢＣＧ株の世界的な配布を開始し、欧州を中心とした各地でＢＣＧの予防効果を検証するための臨床試験等が行なわれた。

一九二八年に国際連盟保健機関保健委員会は、ＢＣＧの安全性および有効性を評価するために、専門家会議を開催した。会議にもとづく報告書『結核予防接種研究のための技術会議報告書（*Report of the Technical Conference for the Study of Vaccination against Tuberculosis by Means of BCG*）』において国際連盟保健委員会は、ＢＣＧによって一定の免疫が得られること、ＢＣＧが人体に対して安全であること、ＢＣＧの価値について最終的な判断を下すにはより長期的な研究などが必要であることを報告し、ＢＣＧを強く支持した。[11]

しかし、ＢＣＧ接種が促進されようとしていた一九二九年、一九三〇年に、ドイツのリューベック市の市立総合病院で、ＢＣＧを経口投与された乳児二五一人のうち七二人が死亡する事故が起こった。この事故によって、フランスなど一部を除いた欧州諸国のＢＣＧに対する信頼が損なわれ、ドイツなどではＢＣＧの導入が中止された。また、ＢＣＧが配布された当初からＢＣＧの安全性や有効性に懐疑的であったイギリスやアメリカは、リューベック市の事故をうけて、本国の結核治療施設・予防施設の強化により力を注ぐようになった。[12]ＢＣＧが結核予防ワクチンとして本格的に用いられ始めたのは、第二次世界大戦が終了してからである。

一方、スカンジナビア諸国では、第二次世界大戦以前からＢＣＧの実用化が積極的に進められた。一九二六年にノルウェーのヨハネス・ハイムバック（Johannes Heimbeck：一八九二〜一九七六）が皮下接種法を、その二年後にはスウェーデンのアルビッド・ヴァルグレン（Arvid Johan Wallgren：一八八九〜一九七三）が皮内接種法を考案した。また一九二七年にハイムベックは、看護学生に対してＢＣＧを試験的に注射し、ＢＣＧが青年層にも有効であるという結果を得た。一九三〇年代にはスカンジナビア諸国でＢＣＧの臨床試験が蓄積された。一九四四年にはスウェーデンで学生や教師等に対するＢＣＧ接種が施策化され、一九四九年までに五〇万人以上がＢＣＧの接種を受けたとされている[13]。

日本における結核ワクチン研究の創始

日本における結核ワクチン研究は、ロベルト・コッホのツベルクリンに換わる治療薬の開発から始まった。一九二〇年代までに、結核感作ワクチン（志賀潔[14]）、ワクナール（渡邊義政[15]）、ＡＯ《アーオー》ワクチン（有馬頼吉、青山敬二、太縄壽郎[16]）など様々なワクチンが考案された。これらのワクチンの多くは免疫療法剤としてつくられ、結核の予防と治療との双方に効果があるとされた[17]。例えば、ＡＯワクチンを宣伝する一九二八年の広告（発売元：須美商店）は、ＡＯワクチンの適応症として「潜伏結核。軽症、中症肺結核。眼結核諸症。外科的結核諸症。泌尿生殖器結核。肋膜炎、腹膜炎ノ快復期。発病予防的接種即チ予防的治療。屢々感冒ニ罹ル所謂健康人」を掲げている[18]。

日本で開発された結核ワクチンのうち、とくに論争の焦点になっていたのがＡＯワクチンであった[19]。有馬頼吉らが大阪市立刀根山療養所で創製したＡＯワクチンは、一九二三年に日本結核病学会で報告されて以来、日本の結核病学における主要な論題のひとつとなり、ＡＯワクチンの予防・治療効果をめぐって日本結核病学会会誌『結核』上で激しく議論されていた。

こうしたなか一九二四年、カルメットが志賀潔にＢＣＧ株を分与し、日本にＢＣＧ株がもちこまれた[20]。ＢＣＧ研究には、渡邊義政（北里研究所）や佐藤秀三（伝染病研究所）のほかに、今村荒男（大阪医科大学のちに大阪帝国大学）やその門下生が着手した。今村荒男は東京帝国大学出身で、ＢＣＧが日本に持ち込まれた当時は伝染病研究所技師だったが、翌一九二五年から大阪に移り、大阪医科大学教授および付属病院肺癆科医長に就いていた[21]。

ＢＣＧをふくむ結核ワクチン研究の方向性を決定づけたのは、一九二七年の日本結核病学会総会で今村が報告した「結核「ワクチン」ノ予防的効力批判」である。本報告は、国内外で考案された結核ワクチンの有効性を検証、比較したものである。検証の対象にはＡＯワクチンやＢＣＧも含まれていた。検証をもとに今村は、予防接種は結核未感染者、とくに乳幼児、結核患者に接触する児童および成人（殊に若年者）、地方から都会に移住しようとする若年者に行うべきであること、そして「予防ニ用フル「ワクチン」トシテハカルメット氏ＢＣＧニ最モ多クノ望ミヲ嘱ス」ことを報告した[22]。

また、今村とともに宿題報告を行った佐藤秀三は、動物実験にもとづいて、ＡＯに著明な免疫が認められないとした[23]。重要な点は、今村らが、国内外の結核ワクチンを評価するにあたって、結核ワクチンの機能を未感染者への免疫付与に焦点化したうえで、ワクチンの「効果」を検証した点である。宿題報告において今村は、予防接種の定義について次のように説明している。

> 既存ノ病竈ノ治療ヲ助ケテ発病ヲ予防スルト云フ目的ノ為ニハ之又同ジク結核予防ノ一方面タルモ決シテ狭義ノ予防接種ニアラズ、故ニ上記ノ人体ニ行ヒタル実験ノ中、大平氏ノ実験[24]又近来有馬氏等ノＡＯヲ以テスル小学児童ニ於ケル所謂予防接種[25]ノ如キハ其一部分ハ其予防接種ナランモ虚弱者ニ行ヘル如キハ既感染者ニ「ワクチン」注射ヲ行ヒ予防的治療法ト云フ如キハ予防接種ニハアラズ、是等ノ言語ノ定義ニヨリテ考ヘ方ハ異ナランモ余ハ既感染者ニ行フ「ワクチン」注射ハ予防接種トハ云ハズシテ治療法ノ中ニ加算シテ考フ[26]

今村のいう「近来有馬氏等ノＡＯヲ以テスル小学児童ニ於ケル所謂予防接種」とは、おそらく有馬頼吉らが一九二四年頃から取り組んでいた、刀根山療養所入所者家族や小学校児童などへのＡＯワクチン接種である。『結核』第六巻第二号（一九二八年）に掲載された「虚弱小学児童ニ施セル「ＡＯ」接種ノ成績結核発病予防接種第三報」で有馬らは、ＡＯワクチンに虚弱者の結核発病を防止する効能があることを主張していた。

このような有馬らの動向も踏まえたうえで、今村は、有馬らが取り組んでいた、虚弱者らに対するＡＯワクチン接種を「治療法」に振り分け、予防接種の意義を未感染者の免疫付与にもとめた。今村の報告以降、次第に未感染者の免疫付与および発病予防に結核ワクチンの研究の焦点が当てられるようになった。また、ＢＣＧは予防接種用のワクチンとしてもっとも有効なワクチンとみなされ、多くの結核研究者がＢＣＧによる未感染者の免疫付与にかかわる研究に取り組むこととなった。

一方、ＡＯワクチンについては、有馬やその関係者のほかに、陸軍が実地試験を続けた。一九三〇年代中頃には『軍医団雑誌』に、初年兵に対するＡＯワクチン接種の成績等が複数報告されている。[27] しかし、少なくとも主要な結核研究者からは、ＡＯワクチンはほとんど黙殺された。[28]

ＢＣＧ研究の進展と接種対象の焦点化

ＢＣＧの予防効果に関する調査研究は、今村荒男やその門下生を中心に進められた。ＢＣＧは、もともとは乳幼児の結核予防薬として開発されたものであり、フランスをはじめとした一九二〇年代の欧州の多くの国では、ＢＣＧを新生児に経口接種していた。しかし、結核のおもな死亡者が青年層である日本では、青年層に狙いを定めた結核予防接種の実装が強く求められていた。また、今村の研究室で行なわれた動物実験では、ＢＣＧを経口接種しても十分な免疫が認められず、むしろＢＣＧを皮下接種することで結核に対する著明な免疫が成立し得ることが報告されていた。[29] さらに当時のＢＣＧの特徴、すなわちＢＣＧによる免疫は自然感染による免疫よりも弱く、かつ持続期間も一年から二年と、きわめて短いという点も共有されていた[30]。

こうしたことを背景に、今村らは、青年層に対するBCG皮下接種法およびこれによる免疫付与の確立を目標に研究を遂行した。一九三〇年に今村によって、青年層へのBCG皮下注射が初めて試みられた[31]。今村は大阪医科大学付属病院に入所した看護学生四七人に対してBCG皮下注射を行い（一九三〇年四月に二回、同年一一月に一回）、その後の経過を観察した。その結果、注射局所に膿瘍を起こした者が多かったものの、BCG接種によって発熱した者はいなかったこと、また最後の接種から四ヶ月半のあいだに肺に結核性疾患を認めた者はなく、したがってBCGに免疫が認められることを今村は報告した。同報告において今村は、結核予防におけるBCGの位置づけについて次のように論じている。

簡単に結核免疫及び予防接種に関して、私の意見を申上げますと、結核には多少の免疫があると思ひます。然しその免疫は余り強くないが、之は実験的にも臨床的にも証明される所であります。この相対性の免疫を利用して、予防接種を行ふことは、全然無益なことではないと考へるものであります。殊に結核に於て予防接種の意義は、感染を全然防御すると云ふ事は、不可能であつてもよい、何となれば、予防接種により自然感染を出来るだけ軽微にして、自然感染に依る発病を防ぎ得れば、よいと思ふからであります。それ故に結核に於ての予防接種は、自然感染を全然防ぐと云ふよりも、自然感染を出来るだけ軽微にし自然感染による感染免疫を得せしめる事が、好都合であると思ひます[32]。

すなわち、今村らのBCG研究が目指したのは、おもに青年層の未感染者に対してBCGを繰り返し接種することで「多少の免疫」を付与しながら、自然感染を安全に行なわせ、最終的に「自然感染による感染免疫を得せしめる」ことであった。この頃から日本の結核病学界では、自然感染による結核に対する免疫の獲得を安全に行なうための補助としての役割をＢＣＧに求めるという方向性が固まったと考えられる。

2　戦時期におけるＢＣＧの組織的研究

戦時体制編成にともなう結核の問題化と「事変緊急研究」の採択

一九三〇年代に入り、戦時体制が編成される過程で結核の蔓延が「健兵健民政策の大きな障害」として注目され、『日本科学技術史大系』（一九六七年）の述べるところによれば「ここに初めて真剣な結核への取り組みが要求された」[33]。結核が国家の問題として注目されたことで、従来の結核政策を見直し、ＢＣＧ集団接種の実用化も視野にいれた、実効性のある新たな結核政策を構想するための共同研究の機運が高まっていた。

共同研究の実現のために動き出したのが、一九三二年に設立された日本学術振興会である。第五章で言及したように、これまでも日本学術振興会は、国民体力問題考査委員会の設置（一九三六年）など、健康政策にかかわる総合研究を推進していた[34]。一九三六年一〇月に日本学術振興会は、第七常置委員会内に第二十二小委員会（国民体力問題ニ関スル研究）を設置した[35]。翌年には、第二十二小委員会が分科会として結核予防分科会を組織し、ツベルクリン皮内反応やＢＣＧにかかわる調査・研究に着手していた[36]。

こうしたなか、一九三七年七月に日中戦争が勃発すると、日本学術振興会は「特ニ時局緊急諸問題ノ究明ニ力ヲ傾ケル」方針をかため、陸海軍および各省庁に対して、緊急性を要する研究課題を聴取した。陸海軍および各省庁が提出した課題のうち日本学術振興会が推進するべき課題二五件が「事変緊急研究」として採択された。採択された課題のひとつに「結核の予防及治療」があった[37]。「事変緊急研究」を遂行するにあたり「特別及ビ小委員会ノ総合研究デアルト個人研究デアルトヲ問ハズ、之ニ力ヲ注ギ速カニ成果ヲ収ムルコト」、「研究ノ実用化ニ対シ適当ノ方策ヲ講ズルコト」などが定められ「事変緊急研究」は、日本学術振興会がとくに強化促進するべき研究として位置づけられた(38)。「結核の予防及治療」が「事変緊急研究」に採択されたのをうけて、一九三八年四月、結核予防分科会が第二十二小委員会から分離・独立したのが第八小委員会（結核予防ニ関スル研究）である。

日本学術振興会第八小委員会によるBCG開発研究

第八小委員会は「特にB・C・Gの効果研究に研究を集中し、之を標準化し其の効力を確め併せて新方法及治療法に及ばんとする」ことを目的に掲げ、五ヶ年の長期予算のついた初めての委員会である(39)。委員会は、長与又郎（一八七八〜一九四一：東京帝国大学総長）を委員長に組織され、一九四三年までに、大学等の結核病学者、厚生技官、陸海軍軍医など三六名が委員会に参加した。参加者のなかには、今村荒男や岡治道、渡邊義政、熊谷岱蔵（一八八〇〜一九六二：東北帝国大学総長）、有馬英二（一八八三〜一九七〇：北海道帝国大学）など結核病学を代表する研究者も名を連ねていた(40)。委員会参加者の顔ぶれは、常石敬一の言葉を借りれば「今で言うオールジャパンの体制」であった(41)。

第八小委員会による五ヶ年の協同研究には、大規模なBCG人体接種試験が含まれていた。BCG接種による結核発病率および死亡率の変化を調査するために、第八小委員会は、一〇〇万人を超える人々に試験的にBCGを接種した。接種の対象には看護婦や工場労働者、陸軍学校生徒、学生・児童などが選ばれた。なお、BCG接種群については、接種から六ヶ月後にツベルクリン反応検査を行い、判定が陰性であった者に対しては再びBCGを接種した。このようにしてBCG接種群は六ヶ月から一二ヶ月毎にBCGの再接種を受けた(42)。

BCG研究を遂行するにあたって、大きな障害になっていたもののひとつが、BCG接種による局所化膿であった。第八小委員会が設けられる以前の人体接種試験でも、BCG皮下接種による接種部分の潰瘍・膿瘍の発生が、しばしば報告されていた(43)。

しかし、第八小委員会の研究では、接種によるこれらの副反応が、BCGの実用化を妨げ得る大きな問題として浮上していた。一九三八年に今村が近畿、中国、四国地方の紡績工場職工に対して行った人体接種試験では、接種を受けた職工の多くが局所化膿を起こし、休職を余儀なくされたという「事故」が起こった。これが、リュ一ベック市の事件を想起させたこともあり、医学界で強く問題視する議論が相次いだため、委員会に動揺が生じていた。

『医海時報』による一九三九年一二月一七日の記事「大阪のB・C・G化膿問題」は、紡績工場でのBCG化膿問題をとりあげ、今村に取材を行っている。記事によれば、一九三八年夏頃から実地試験のため近畿、中国、四国地方の紡績工場職工に対するBCG接種を実施していたが、その結果「殆んど総ての工場に於て受注職工の局所化膿を呈し或は工場に於ては受注者の百パーセントは潰瘍を呈し」た。なかには「鳶卵大」の潰瘍をつくり、苦痛のため切開手術を受けた者もいたという。化膿を起こし休職に追い込まれた職工が続出したため、BCG接種を奨励した工場人事課は「大いに驚いて今村教授に方途を質すなど」していると記事は伝えている。『医界時報』記者の取材に対して、今村は次のように答えている。

記者　私はこれほど多数の化膿に苦しむ職工を出したことは医学上からも産業上からも亦人間生活の上からも大きな問題だと思ひますがあなたは然うお考になりませんか。

教授〔筆者注――今村荒男〕　何んとかして日本の結核を無くしたいといふ僕の誠意から出発して居ることを酌んで呉れ給へ、化膿の事は聞いて居る。私は遺憾に思つて居る。

記者　あなたの御志は勿論諒解しますが、当面の現象をどう御観察になりますか、あなたは現場を見ましたか。

教授　忙しいのでまだ見ない、それ等は来年の学会で纏めて申上げやうと思ふ。

〔中略〕

記者　こんなになると御予想はせられなかつたでせう。

教授　さうは想はなかつた。

記者　予想されなかつたとすれば今回の此の現象はあなたの御研究の上にも重大な曲節を持つものでありませんか、何等以前と操作上の事実はありませんか。

教授　今後なほ充分の研究を遂げなければならぬ。(44)

記者　あの腫瘍の鮮明さから門外漢としての考では内臓器を侵す危険はないかと思はれますが。

教授　イヤそれが今日まで未ださういふ例を見たことがない、殆どソレは心配は要らないと思ふ。

記者　内臓器に及ばないといふ証明法があるものでせうか。

教授　それは当方でも随分な数をやつてゐるがそんなことはないね。

このように答え、今村は「将来の希望を持つてゐればこそ我々はこんなにやつてるンだよ、マア来年の学会まで待つて呉れ給へ」と締めている。(45)

第八小委員会は、紡績工場におけるBCG化膿者の続出が、BCGの人体接種試験の進行を妨げることを懸念していた。委員長である長与又郎による一九三九年一月一〇日の日記には次のように記されている。

〔次回の第八小委員会は〕二月に開く筈なりしが、BCGに関し大阪方面に於て膿瘍の稍多く発生せしを機として、予てよりBCGの拡がることを好まぬ一派が今村氏を中傷し、事稍紛糾するの虞あるを以て、十九日総会に引き続き委員会を開き予定の方針にて仕事を継続し、BCGに対する委員会の態度を明らかにする必要を感じたるを以て二十日に委員会招集を決したのである。(46)

その後、一九三九年一月二〇日の日記によれば、長与は、予定通り二〇日に委員会を開催し、実地試験を継続すること、なるべく膿瘍ができないように各自工夫する必要があることなどを確認している。[47] 実際に委員会によるBCG研究が中断されることはなかった。[48]

五ヶ年の追跡をもとに委員会は、BCG接種群と未接種群の結核発病率および死亡率を比較した。その結果、BCG接種者の発病率は未接種者の二分の一に、死亡率は未接種者の八分の一に抑えられることが確認された。最終年度にあたる一九四三年、委員会は報告書を提出し、BCG接種が初感染結核の発病防止および病勢阻止に有効であることを政府に答申した。[49] また、BCGの副反応・副作用については、接種を行う医師の技術による問題とされた。報告書はBCG接種の「実施に関しては細心の注意と熟練なる技術を要」するとしながら、皮下接種の場合に「稀に膿瘍或は潰瘍を生ずることもあるも業務勤労に支障なく治癒する」こと、またBCG接種によって「結核の発病を来さない」「発熱、全身倦怠、食欲減退等の全身症状を起すことはない」と報告している。[50]

ところで、常石が指摘するように、第八小委員会の報告書には多くの問題点があった。常石によれば、観察期間がワクチンの有効性を検証するのに十分ではなく、しかもある委員の報告には、委員会の結論とは相容れない解釈が導き出せるような欠陥があった。[51] さらに人体接種を受けた一〇〇万人超のうち、実際に調査に利用されたのは、ごくわずかであった。その数は、のべで九万五〇〇〇人、実数で五万六〇〇〇人であった。[52] これについて、第八小委員会は次のように弁明している。

其間接種を受けたものは百万人を超えているが、その効果の正しい判定に用ひ得る資料は遺憾乍《なが》ら極めて少数であると云はなければならない。その理由はBCG既接種者に対し既接種者と略同様な結核感染に曝され発病要約下におかれた未接種者が少いからである。即ち既接種者の多いのに反しこの対照となるべき未接種者が少いことがBCG「ワクチン」の人体接種効果を批判する資料が存外少い所以である。[53]

「対照となるべき未接種者」とは、観察期間内にＢＣＧ接種群と同じように病原菌の感染を経過し、発病の危険に晒され得る結核未感染者（かつＢＣＧ未接種者）である。ＢＣＧ接種者の対照となるべき結核未感染者を十分に確保できなかったため、ＢＣＧ接種者からも「正確に批判し得る資料のみを厳選」せざるを得なかったと委員会は説明している[54]。いずれにしても、第八小委員会の報告は、ＢＣＧの有効性・安全性を裏づけるものとみなされ、ＢＣＧ集団接種の施策化を後押しすることとなった。

陸軍軍医学校防疫学教室におけるＢＣＧ研究

ＢＣＧ研究開発のもうひとつの舞台となったのが、陸軍である。石井機関におけるＢＣＧ研究については、常石敬一『７３１部隊全史』（二〇二二年）による詳細な研究があるため、ここでは、常石の研究成果を参照しながら、陸軍関係者の実施したＢＣＧ研究を簡単に振り返ることにしよう[55]。

第八小委員会でも、桃井直幹（陸軍軍医中将）が中心となって、陸軍士官学校生徒への試験的なＢＣＧ人体接種を行っていたが、その桃井直幹の命令でＢＣＧ研究を開始したのが陸軍軍医学校防疫学教室の林武夫（陸軍軍医大尉）である[56]。林は、おもに凍結乾燥ＢＣＧワクチンの研究に従事した。当時、ＢＣＧは生ワクチンであったため、ワクチンは製造後短期間のうちに使用されなければならず、長期の保存に耐えるワクチンの製造が緊急を要する課題となっていた。

林は、平野林（陸軍軍医学校防疫学教室）や柳沢謙（財団法人結核予防会結核研究所、陸軍軍医学校防疫学教室嘱託、第八小委員会委員）[57]の指導のもとで凍結乾燥ＢＣＧワクチンを続け、一九四一年から終戦までに一〇本の研究報告論文を、石井四郎主幹の機関誌『陸軍軍医学校防疫研究報告』で報告している[58]。このうち一九四三年から一九四四年までにかけて掲載された凍結乾燥ＢＣＧワクチンに関する論文では、ワクチンの有効性をモルモットへの接種実験によって検証している。一九四四年には凍結乾燥ワクチンの人体接種も行っており、これは林の学位請求論文（一九四七年、東北帝国大学）に参考論文として収められている。ただし、どのような集団に接種をしたのかは明記されておらず、また本文の一部も黒塗りにされているため、試験の詳細は確認できない。(59)

3　ＢＣＧの集団接種と全人口的な免疫獲得

ＢＣＧ集団接種の開始

前節までみたように、一九三〇年代後半から、日本学術振興会第八小委員会などでＢＣＧ研究開発をめぐる組織的研究が進められ、一九四三年には第八小委員会が、ＢＣＧ接種が結核の発病防止および病勢阻止に有効であることを公表した。しかし、厚生省予防衛生局長の高野六郎は、ＢＣＧの実用化に対して終始、慎重な態度をとっていた。一九四一年、大政翼賛会の諮問委員会である調査委員会で高野は、次のように発言している。

Ｂ・Ｃ・Ｇノ方モ、今村サン〔筆者注――今村荒男〕ノデハ一二三ト出タガ、又或場合ニハ必ズシモサウデハナイ。今村サンノ報告デモ、サウデナイ事例モアル或ハモツトヨイ報告モアル、非常ニ成績ガ区々《まちまち》デアリマシテ、見方ニ依ツテハ、ソレハＢ・Ｃ・Ｇノセイバカリデハナイ、色々ノフアクターガ集ツテノコトデサウナルノダト云フ考ヘ方モアリマスシ、他ノ生活条件ニ注意シマスト、Ｂ・Ｃ・Ｇガナクテモ半分ニ減ツタト云フコトモアリ、東北帝大ノ熊谷教授〔筆者注――熊谷岱蔵〕ニ依リマスト、Ｂ・Ｃ・Ｇヲ使ハナイデ健康診断ヲ充分ヤツテ生活ニ注意サセタラ半分位ニナツタト云フ例モ幾ラモアルト云フコトデアリマシテ、ソレデ我我トシテハ慎重ノ態度ヲ執ツテ、学術振興会ニハ学者ガ多数参加イテ居リマスノデ、ソノ結論ニ従ヒタイト考ヘテ居リマス。(60)

少なくとも一九四一年の時点ではＢＣＧの成績は安定しておらず、かつ結核の発生状況等には「色々ノファクター」が関わると考えられるので、ＢＣＧが結核蔓延の阻止に資するかどうかは不透明であった。その点も踏まえて、ＢＣＧ接種の実施についてはあくまで「慎重ノ態度」をとり、一九四三年に、第八小委員会の結論を踏まえたうえで実施の可否を判断したいと高野は発言していた。

しかし結果として、ＢＣＧの集団的な接種は、第八小委員会の結論を待たずに実施に移された。第八小委員会による最終報告の公表に先立つ一九四二年、厚生省は国民学校修了後就職を希望する児童に対してＢＣＧ接種を行うことを定めた[61]。当時、厚生省予防局技師を務めていた楠本正康が語るところによれば、ＢＣＧ集団接種の実施を推進したのは、勝俣稔（一八九一～一九六九：当時予防局結核課長）率いる厚生省予防局結核課だった。勝俣稔の業績を振り返る座談会（一九七〇年）において、楠本は「ＢＣＧについては、はじめ高野局長は反対なんです」と切り出し、次のように続けている。

ところが私ども若い者は、とにかくＢＣＧを推進する考え方を当初からもっていた。そのときに勝俣さん〔筆者注——勝俣稔〕はこういう判断をされました。自分もＢＣＧというものはそれほど効くものとは思わない。しかし、こういうように結核が広く蔓延しているときには確かに効くんだ〔中略〕これはひとつ君らの考え方をとったんですね。／しかし、局長をいくら説得しても、局長も学者ですからなかなかきかない。／ところが、昭和十五年に、はじめて小学校の卒業者を全部工場に動員しようという少年動員計画というものが厚生省の手によって行なわれた[62]。そのときに、ぼくらははじめどうしても、いなかから東京、大阪等に出てくるものにはＢＣＧ接種をする必要があるだろうという判断のもとに労働局と折衝したところが、労働局も非常に喜んでくれて、予算を八十万円ぐらい計上して、これを実施することになったわけです。／ところが、実施するにはどうしても通牒を出さなきゃならぬ、局長は判を押しっこないんですね、反対なんですから。そこで勝俣先生は、これは異例であるれけど《ママ》も、局長印を代決でやったんですね。労働局長はむろん代決じゃないです。それで労働局長、予防局長の名前で通達を出した。ちようどそのときの人数が七十万人ですよ、七十万人に徹底的なＢＣＧ接種を行なうことになったわけです。(63)

楠本の言葉にしたがうならば、ＢＣＧの集団接種は、あくまで慎重な態度をとっていた高野の代わりに勝俣が代決し、速やかに実施に移された。さらに報告が公表された翌一九四三年には、対象者が工場労働者や学生・児童、結核患者家族等に拡大された。(64) また一九四四年に国民健康保険被保険者もＢＣＧ接種の対象になった。(65) ただし、一九四二年の時点ですでに、集団検診の拡大に付随するかたちで、官公庁の職員や工場労働者、国民体力管理制度の被管理者などを対象にしたＢＣＧ集団接種が拡大していたと考えられる。一九四二年四月に厚生省は「庁員等ノ結核予防ニ関スル件依命通牒」（一九四二年四月一五日、厚生省発予第二六号）を通達し、官公庁職員のうち「ツベルクリン反応陰性者ニ対シテハＢＣＧワクチンノ応用ヲ積極化スルコト」を求めた。(66) 同年七月に厚生省は通牒「戦時健康増進運動実施ニ関スル件」（一九四二年七月六日、労発一〇六一号）を発し、大日本産業報国会とともに工場労働者のＢＣＧ接種を励行している。(67)

また、一九四二年度以降の体力検査では、体力検査票にＢＣＧ注射の有無および注射年月の記入欄が設けられている。これについて新井英夫『改正国民体力法による体力検査指針』（一九四二年）は次のように解説している。

今後工場、学校等に於てＢＣＧ予防接種は相当実施せらるるので、其の結果として「ツベルクリン」反応の陽性者の激増、普遍化さるれば青年期の「ツベルクリン」反応陽性率は九〇％にも達することが想像される。従つて自然感染と明かに区別するのが結核の疫学的研究又保護指導上必要で、同じく「ツベルクリン」反応の陽性転化（陽転）と云ふも、ＢＣＧ注射の有・無によりその意義を異にするが故に、体力検査票（昭和十七

年度以降）にＢＣＧ注射の有無及注射年月記入欄（参考欄）が設けらるるに至つた。(68)

以上から、一九四二年の時点で、ＢＣＧ接種によるツベルクリン反応陽性と、自然感染によるツベルクリン反応の陽性転化とを区別する必要が生じたほどには「工場、学校等」におけるＢＣＧ接種が普及していたと考えられる。

結核管理の到達点

政府はＢＣＧを、結核の発病を予防し、たとえ発病したとしても重症化を防ぐ唯一のワクチンとして大々的に宣伝した。これらの宣伝で注目するべき点は、政府がＢＣＧを結核の発病防止・病勢阻止のための薬としたことに加え、集団検診による結核管理と組み合わせることで初めて本領を発揮するワクチンとして位置づけたことである。内閣直属の情報機関である情報局は、一九四四年五月の『写真週報』に記事「ＢＣＧ有力な予防法で戦ふこの身を結核から護りませう」を掲載している。記事は、グラフを用いながら、ＢＣＧワクチンを受けた人は受けなかった人に比べて結核の発病率・死亡率が低いことを伝え、ＢＣＧを「結核予防上の有力な一方法」として紹介した。(69)

記事によれば、これまでの結核対策は「健康診断を広くやつて発病を早く発見して早く治療することと、結核の発病は結核に初めて感染してからだいたい一年以内に起る関係から、それを早く知つて、その後の一年間の生活を十分注意して、発病を抑へようといふ生活の指導による発病防止といふこと等」であった。しかし、最近の学術研究の進歩により「新たにＢＣＧワクチンの結核予防接種をできるだけ多くやることになりました」(70)。ＢＣＧは「まだ結核に感染してゐない人々に接種して、その後、結核に感染したとき発病するのを防ぐ力、つまり免疫力をつけようといふ」目的で接種するものである。そのためにもＢＣＧ接種前後のツベルクリン反応検査が必須である。したがってBCGは、集団検診とあわせて接種することで、来るべき初感染を安全に経過させるための注射薬であるとされる。

また同記事は、BCG接種が推奨される人々やBCGワクチンを受けるために知るべき予備知識についても詳細に解説している。まず、BCGワクチンは国民体力法の被管理者、工場等の勤労者、工場等に就職する青少年、結核患者の家族など「年齢や環境等からみて、結核予防上、一番注意しなければならない人」を対象にしている。そのうえで、記事は次のように説明する。

> BCGの予防効果は〔中略〕真の結核に感染の後、発病するのを抑へようとするのですが、研究の結果は、BCGを受けた人は受けなかつた人に比べると二分の一も発病して居ないことが発表されてゐますし、また、もし結核が発病しても、予防接種を受けた人は受けなかつた人よりもはるかに経過がよいのです／しかし、BCGによつて結核発病を全然なくすることは勿論できません。また結核に感染する機会が多分にあり、また発病の危険の多い人に特にこれを試みるのですから、その後、多少発病者の出ることはやむを得ないといふわけです。ですから特に注意したいことは、BCGを受けた人達も、日常できるだけ健康に注意し、その後はツベルクリン反応が真に陽性となつて結核の感染を受けたことを知つた場合は、その後の一年間は過労を避ける等、生活の摂生に努め、万一発病を発見した場合は早く治療する方法を怠らないやうにして下さい(71)

BCGを接種した者は、結核集団検診上あくまで「未感染者」であるため、BCG接種の実用化される前と同様に「真に陽性とな」るまでは日常的な衛生に気をかけて初感染に備え、初感染がわかってからは、過労の防止など、一年間の徹底した摂生に努める。このようにして政府は、BCGを発病・重症化の危険を軽減するための注射薬として説明し、初感染の追跡とその後の管理を行う結核集団検診と合わせることで初めて機能するものであることを強調した。

　情報局の記事に先駆けて一九四三年九月の『厚生時報』に掲載されている「結核対策にＢＣＧ接種」も同様に、ＢＣＧを全国に普及させるためには集団検診とＢＣＧ接種とが「表裏一体の関係に立」つことが必要であるとしている。

> Ｂ・Ｃ・Ｇを全国的に使用するには、権威ある方面の意見によればＢ・Ｃ・Ｇはツベルクリン反応の検診と表裏一体の関係に立ち、その陰性反応者に対し爾後の結核菌侵入を防衛するため行ふもので被体力管理者（一五歳から二五歳迄）および工場、鉱山、学校における一ヶ年の受診者一五〇〇万人中相当数の陽性反応者を除き実際にＢ・Ｃ・Ｇ接種を受くべき者は一ヶ年約五〇〇万人と推定される〔中略〕かくＢ・Ｃ・Ｇは実効的で真に決定的な特効薬が全然皆無である際に戦力増強上非常に期待される。[72]

接種の対象者は、被体力管理者を始めとした結核集団検診被検者のなかから、ツベルクリン反応検査によって選択される。選ばれた推定五〇〇万人の「未感染者」はＢＣＧを注射し、自然感染するまでこれを繰り返す。すでに述べたように、当時のＢＣＧの有効期間は一年から二年ときわめて短かった。そのため、集団検診を通じて自然感染の有無を調べるとともにＢＣＧの効能が持続しているかどうかも調べる必要があった。自然感染するまでにＢＣＧ接種を繰り返し、感染から一年間を無事に経過することで、国民ひとりひとりが病気に対する「免疫」を得る。それが「特効薬が全然皆無である」時代における最善の結核予防策として構築されたといえる。なお『厚生省五十年史』によれば、一九四三年度にＢＣＧ接種を受けた人々は一〇〇〇万人超であったという。[73]
　以上のように、一九四二年頃から急速に実施されたＢＣＧ集団接種は、集団検診に付随させるかたちで行われ、来るべき結核感染を安全に行わせるための施策として位置づけられた。すなわち、ＢＣＧを繰り返し接種することで擬似的な感染者になりながら自然感染を待ち、初感染をより安全に経過することで病気に対する免疫をもった強靭な身体を獲得することが、ＢＣＧ集団接種の眼目であった。それは、第五章から検討した結核管理のひとつの到達点であったといえる。

おわりに――感染者に擬態する

本章では、終戦直前に実施に移されたＢＣＧ集団接種をとりあげ、これを第五章で検討した、集団検診による初感染の追跡を軸とした結核管理の内に位置づけた。日本におけるＢＣＧ研究は、一九三〇年代頃から本格化し、青年層の未感染者の発病予防に焦点が当てられた。当時ＢＣＧの有効期間は一年から二年と短かったため、ＢＣＧの研究開発に従事した結核病学者らは、ＢＣＧを自然感染まで繰り返し接種し続ける方法を採用し、その方法の確立につとめた。

この時期は、戦時体制の編成がすすむとともに、結核が国家の問題として注目された時期である。ＢＣＧは、国家の問題である結核蔓延を打開するワクチンとして注目され、一九三〇年代後半からはＢＣＧ開発のための共同研究が組織された。一九三八年に組織された日本学術振興会第八小委員会は、五ヶ年の長期予算のついた最初の委員会となり、日本の結核対策の前線に立つ結核病学者や厚生省技官、陸海軍軍医が名を連ねた。第八小委員会は、ＢＣＧの有効性や安全性を実証するための大規模な人体接種試験を行い、最終年度の一九四三年にＢＣＧが結核の発病防止および病勢阻止に有効であることを政府に答申した。

政府は、第八小委員会による答申の公表を先取りするかたちでＢＣＧの集団接種を施行した。一九四二年に、国民学校修了後就職する予定の児童などに対してＢＣＧ集団接種を開始し、翌年以降は対象者を工場労働者、学生児童、国民健康保険被保険者などに拡大した。ＢＣＧは集団検診に付随させるかたちで行われた。本章の検討によって、ＢＣＧを繰り返し接種し、擬似的な感染者になりながら自然感染を待ち、来るべき結核菌の侵入をより安全に行わせることで国民全体が病気に対する免疫を得ることが、戦時期の結核管理の到達点として構想されたことが明らかにされた。

（1）ＢＣＧという用語は、ウシ型結核菌を弱毒化した菌（カルメット・ゲラン菌）およびその菌を利用した結核予防ワクチンの双方を意味する。本書は、断りがないかぎり、後者を「ＢＣＧ」と呼ぶ。

（2）厚生省五十年史編集委員会編『厚生省五十年史』中央法規出版、一九八八年、四五五頁。

（3）総務省統計局編『第七十二回日本統計年鑑 令和五年』総務省統計局、二〇二二年、三八頁。

（4）同時期にＢＣＧ集団接種が推進されたノルウェーとスウェーデンでも、一九四九年までにＢＣＧを接種した人数は、ノルウェーでは一二〇万人超程度、スウェーデンでは五〇〇万人超程度であった（Linda Bryder, "'We shall not Find Salvation in Inoculation': BCG Vaccination in Scandinavia, Britain and the USA, 1921-1960," *Social Science & Medicine*, Vol. 49, Issue 9 (1999): 1157-1167, p. 1159）。

（5）手塚洋輔『戦後行政の構造とディレンマ――予防接種行政の変遷』藤原書店、二〇一〇年。

（6）常石敬一『結核と日本人――医療政策を検証する』岩波書店、二〇一一年。

（7）泉水英計「米国施政下琉球の結核制圧事業――ＢＣＧをめぐる「同化と異化のはざまで」」坂野徹、塚原東吾編『帝国日本の科学思想史』勁草書房、二〇一八年、二九五―三四九頁。

（8）常石敬一『７３１部隊全史――石井機関と軍学官産共同体』高文研、二〇二二年。

（9）Mary Augusta Brazelton, *Mass Vaccination: Citizens' Bodies and State Power in Modern China* (New York: Cornell University Press, 2019).

（10）以下、欧州におけるＢＣＧ研究を記述するにあたって、おもに次の文献を参照した。F. B. Smith, *The Retreat of Tuberculosis*

1850-1950 (New York: Croom Helm, 1988), Georgina D. Feldberg, *Disease and Class: Tuberculosis and the Shaping of Modern North American Society* (New Brunswick, New Jersey: Rutgers University Press, 1995), Bryder, "'We Shall not Find Salvation in Inoculation'.": 1157-1167, Christian Bonah, "The 'Experimental Stable' of the BCG Vaccine: Safety, Efficacy, Proof, and Standards, 1921-1933," *Studies in History and Philosophy of Science Part C: Studies in History and Philosophy of Biological and Biomedical Sciences*, Vol. 36, Issue 4 (2005): 696-721, Christian Bonah, "Packaging BCG: Standardizing an Anti-Tuberculosis Vaccine in Interwar Europe," *Science in Context*, Vol. 21, No. 2 (2008): 279-310.

(11) League of Nations Health Organisation, *Report of the Technical Conference for the Study of Vaccination against Tuberculosis by Means of BCG* (Geneva: League of Nations, 1928), pp. 7-9. 同報告の概要は、日本の医学者・医者向けの雑誌でも紹介されている。例えば一九二九年七月に『医事公論』に掲載された華光生「B・C・G瑣壇」(全二回)はBCGに対する賛成意見・反対意見などの情報を整理したうえで、国際連盟保健委員会の報告書の概要を紹介している(華光生「B・C・G瑣壇」(一)『医事公論』第八八六号(一九二九年)、八-九頁、華光生「B・C・G瑣壇」(二)『医事公論』第八八七号(一九二九年)、八-九頁)。なお、記事の署名「華光生」とは井上善十郎(一八九三~一九六一)であると考えられる。井上善十郎は一九二〇年東京帝国大学を卒業後、一九二七年から一九二九年まで国際連盟交換研究生としてパスツール研究所に修学、一九二九年七月に北海道帝国大学教授兼外務省中華民国出張防疫事務嘱託、戦後も北海道大学に勤め一九五七年に定年退官している(泉孝英編『日本近現代医学人名事典 1868-2011』医学書院、二〇一二年、七〇頁)。

(12) Smith, *The Retreat of Tuberculosis 1850-1950*, Linda Bryder, *Below the Magic Mountain: A Social History of Tuberculosis in Twentieth-century Britain* (Oxford: Clarendon Press, 1988), Feldberg, *Disease and Class*. 1920年代半ばから行われていたアメリカ先住民に対するBCG人体接種試験については、*Disease and Class* の Chapter 5 を参照。

(13) Linda Bryder, "'We Shall not Fnd Salvation in Inoculation': BCG vaccination in Scandinavia, Britain and the USA, 1921-1960," *Social Science & Medicine*, Vol. 49, Issue 9 (1999): 1157-1167, p. 1159.

(14) 志賀潔「結核感作「ワクシン」治療報告(一)」『細菌学雑誌』第二七六号(一九一八年)、五九一-五九二頁。志賀潔(一八七一~一九五七)は、赤痢菌の発見者として知られる細菌学者。一八九六年に帝国大学を卒業後、内務省伝染病研究所に入所、一九一四年、伝染研究所の文部省移管に際して退官、翌一九一五年、北里研究所第四部長、一九二〇年、慶應義塾大学教授、一九二六年、京城帝国大学医学部長(初代)、一九二九年、京城帝国大学総長、一九三一年、北里研究所顧問などを歴任した。赤痢菌のほかに結核菌、癩菌を主たる研究対象とし、一九二四年にフランスのパスツール研究所からBCG株を持ち帰った(泉編『日本

近現代医学人名事典　1868-2011』、三〇五頁）。

（15）一九三七年頃から医学雑誌等で、北里研究所製造の結核治療薬「ワクナール」の広告が掲載され始めており、この頃から「ワクナール」が流通しだしたと考えられる。渡邊義政（一八八二〜一九五〇）は、一九〇四年に済生学舎を卒業後、海軍軍医を経て一九一四年に北里研究所に入所。志賀潔の後を継ぐかたちで結核菌、癩菌の研究に従事した。

（16）有馬頼吉、青山敬二、太縄壽郎「結核免疫元ニ関スル研究（第1回報告）」『大阪医学会雑誌』第一八巻第一一号（一九一九年）、九一九-九二〇頁、有馬頼吉、青山敬二、太縄壽郎「結核免疫ノ研究（第7報）余等ノ接種菌「ＡＯ」ノ治験例」『結核』第一巻第四号（一九二三年）、五九一-六一七頁、ほか。有馬、青山、太縄は大阪府立大阪医学校・大阪医科大学の出身で、佐多愛彦に師事した。なお、有馬らのＡＯワクチン開発を紹介した近年の論考に梁昕怡「都市近代化と疾病――大阪市における結核予防対策を事例に」『日本語・日本学研究』第一三号（二〇二三年）、一九-五〇頁、がある。

（17）堀三津夫「3．細菌」砂原茂一編『結核研究五十年』日本結核病学会、一九七五年、三四頁、戸井田一郎「ＢＣＧの歴史――過去の研究から何を学ぶべきか」『呼吸器疾患　結核資料と展望』第四八巻（二〇〇四年）、二七頁。なお、少なくとも一九四〇年代前半までは家庭医学書において、ツベルクリンのほか、結核感作ワクチン、ＡＯ、ワクナールなどは免疫療法剤として紹介されており（原沢仁斎『家庭で出来る肺結核療法秘訣』泉書院、一九三七年、一八八-一九〇頁）、かつ結核治療剤として広告などに頻繁に掲載されていた。

（18）『医海時報』第一七六六号（一九二八年）、一一六二頁、所収。

（19）有馬頼吉、青山敬二、太縄壽郎「結核免疫ノ研究（第3報）」『結核』第一巻第一号（一九二三年）、一七-三五頁。

（20）渡邊義政、志賀潔「カルメット氏ＢＣＧ「ワクシン」ヲ以テセル結核免疫試験（第一回報告）」『結核』第七巻第七号（一九二九年）、四九六-四九七頁、常石『結核と日本人』、二六頁、八九-九〇頁。

（21）泉編『日本近現代医学人名事典　1868-2011』、七五-七六頁。

（22）今村荒男「結核「ワクチン」ノ予防的効力批判」『結核』第五巻第五号（一九二七年）、四四三-四五〇頁、今村荒男「結核「ワクチン」ノ予防的効力批判」『結核』第六巻第七号（一九二八年）、七五五-七七六頁、今村荒男「結核「ワクチン」ノ予防的効力批判（承前）」『結核』第六巻第八号（一九二八年）、八一三-八五一頁。引用部分は今村荒男「結核「ワクチン」ノ予防的効力批判（承前）」、八四八頁。

（23）佐藤秀三「結核「ワクチン」ノ予防的効果（実験的研究）」『結核』第五巻第五号（一九二七年）、四五〇-四五七頁。

（24）大平得三「紡績工場ニ於ケル結核ノ予防及撲滅　附有馬氏等ノ「ＡＯ」ノ効果ニ就キテ」『結核』第三巻第三号（一九二五年）、

三三三六―三六一頁。

(25) 有馬頼吉、渡邊三郎「虚弱小学児童ニ施セル「AO」接種ノ成績結核発病予防接種第三報」『結核』第六巻第二号(一九二八年)、一八五―一九九頁、ほか。

(26) 今村「結核「ワクチン」ノ予防的効力批判(承前)」、八三七頁。

(27) 倉学一「AOノ診断的価値ニ就テ」『軍医団雑誌』第二五五号(一九三四年)、一四九六―一五〇一頁、青木九一郎、瀬川吉雄「第九師団各部隊初年兵ニ実施セルAO注射ニ就て」『軍医団雑誌』第二五五号(一九三四年)、一五〇一―一五〇八頁、岸本宗治郎「結核性疾患予防剤トシテAOノ効果ニ就テ」『軍医団雑誌』第二五五号(一九三四年)、一五〇九―一五一七頁、第九師団軍医部「第九師団ニ於テ昭和9年1月入営初年兵ニ実施セルマントー氏反応並AO接種成績概要」『軍医団雑誌』第二六四号(一九三五年)、六五七―六六二頁、第二師団軍医部「昭和9年度AO液接種状況」『軍医団雑誌』第二六九号(一九三五年)、一三六一―一三七一頁、菊池齊「昭和8年ヨリ同10年ニ至ル陸軍ニ於ケルAO接種実施成績」『軍医団雑誌』第二八五号(一九三七年)、一二三一―一二四〇頁、近衛師団軍医部「近衛師団AO接種実施成績」『軍医団雑誌』第二八一号(一九三八年)、一四五三―一四六〇頁、ほか。

(28) ただし、AOワクチンの実地試験そのものは断続的に続けられていたようである。例えば、成田敬太郎、丘田諄一、藤田三郎(済生会兵庫県病院内科)は、一九四〇年に神戸市葺合区の下層民一〇〇〇人に対してAOワクチンの人体接種を行っている。人体接種を行うに際して成田らが対象集団に行った結核集団検診については『結核』誌に論文が掲載されている(成田敬太郎、丘田諄一、藤田三郎「下層階級部落ニ於ケル結核蔓延状況(神戸市葺合区民ノ一部ニ施行セル結核ノ検診ニ就テ」『結核』第二〇巻第二号(一九四二年)、五一―七〇頁)。有馬頼吉によれば、一九三一年から一九四二年にかけて「三十余万人に対して(AOワクチンが)試用された」(有馬頼吉「戦時結核問題の対策」『医事公論』第一三二八号(一九四三年)、一七頁)。一九四一年の大政翼賛会調査会第十委員会において、高野六郎(厚生省予防局長)はAOワクチンの検証について次のように報告している。

A・Oハ大体ト於テA・O関係者ノ報告ダケデアリマシテ、コチラデ確実ト思フ資料ガ少イノデアリマス。軍隊デモ嘗テヤツタコトガアリマスガ、今デハ一応中止シタヤウナ話デアリマス。成績ガナカ〳〵出ニクイ点モアルノデス。鳥取県アタリデハ相当広ク県下デヤツタヤウデアリマスガ、ソノ報告ヲ見マスト必ズシモヨロシクナイ。更ニソレガA・Oノ為デアルカドウカ分リ兼ネテ居ルヤウナ訳デス(大政翼賛会『調査委員会第十委員会速記録一七』大政翼賛会、一九四一年、二四頁)

(29) 米澤隆之「BCGヲ以テセル経口的免疫実験」『結核』第八巻第六号(一九三〇年)、六九九-七〇九頁、ほか。
(30) 今村荒男「結核「ワクチン」ノ予防的効力批判(承前)」。
(31) 人体へのBCG接種が初めて行なわれたのは一九二九年、と西川為雄(大阪保嬰館のちに大阪医科大学、大阪帝国大学)と飯田長一(大阪医科大学)によるものである。西川らは一九二九年に乳児二〇名に対してBCGの経口接種を、一九三〇年から一九三五年にかけて乳児四〇五一名に対してBCGの皮下接種を行い、BCGの安全性・有効性を検証した。なお被接種乳児には「生後直後より満1歳に至る健康乳児にして接種施行の前後及び接種後の経過を可及的長期に亙り臨床的観察並に検査の施行し得る家庭並に収容保育乳児」が選ばれた(飯田長一、西川為雄「乳児にBCG菌を接種せる実験」『児科雑誌』第三六六号(一九三〇年)、二二九-二三一頁、西川為雄「BCGワクチン接種乳児の臨床的観察」『臨床医学』第一〇号(一九三九年)、一四四九-一四六四頁)。乳児に対するBCG接種の試みとしては、ほかに、室橋豊穂「乳幼児ニ於ケルBCG接種後ノ「ツベルクリン」皮内反応ノ経過ニ就テ」『児科雑誌』第四八巻第二号(一九四一年)、九二一-一〇一頁がある。室橋は、おもに東京市内の細民階級児収容所の乳幼児一二一名に対し、BCGの皮下接種を行った。
(32) 今村荒男「BCGワクチンを以てする予防接種に就て」『実験医報』第一七年第二〇〇号(一九三一年)、九七五頁。
(33) 日本科学史学会編『日本科学技術史大系　第25巻(医学　第2)』第一法規出版、一九六七年、二九九頁。
(34) 日本学術振興会編『日本学術振興会年報　第4号(昭和11年4月至昭和12年3月)』日本学術振興会、一九三七年、一一頁。国民体力問題考査委員会は、一九三八年五月に政府に対し建議「国民体力管理法制定に関する件」を提出するなど、国民体力法の制定に一定の役割を果たしていた。
(35) 日本学術振興会編『日本学術振興会年報　第5号(昭和12年4月至昭和13年3月)』日本学術振興会、一九三八年。
(36) 井上善十郎「犢牛ニ於ケルB・C・G接種施行成績総覧」日本学術振興会編『第8(結核予防)委員会研究報告第一』日本学術振興会、一九三八年、一頁。
(37) 日本学術振興会『日本学術振興会年報　第5号(昭和12年4月至昭和13年3月)』日本学術振興会、一九三八年、二六頁。
(38) 日本学術振興会編『事業報告　昭和13年度(昭和13年4月1日~昭和14年3月31日)』日本学術振興会、一九四〇年。
(39) 日本学術振興会編『日本学術振興会年報第6号(昭和13年4月至昭和14年3月)』日本学術振興会、一九三九年、一四頁。
(40) 日本学術振興会第八小(結核予防)委員会『結核予防接種に関する報告書』財団法人結核予防会、一九四三年。なお、一九四一年に長与が死去してからは、熊谷岱藏が委員長を務めた。
(41) 常石『731部隊全史』、三五一頁。

(42) 日本学術振興会第八小（結核予防）委員会『結核予防接種に関する報告書』、一二頁。

(43) 染谷四郎、橋本達一郎「4・BCG」砂原茂一編『結核研究五十年』日本結核病学会、一九七五年、六三-六八頁。例えば、前掲の今村荒男「BCGワクチンを以てする予防接種に就て」（一九三一年）は、皮下注射を行った被験者「殊に多量に注射した者」に膿瘍が認められたと報告している。ただし今村によれば、膿瘍を起こした被験者は「全て治療し淋巴腺の腫張は伴はなかつた」という（今村「BCGワクチンを以てする予防接種に就て」、九八八頁）。

(44) 「大阪のB・C・G化膿問題」『医海時報』第二三一二号（一九三八年）、二六一九頁。

(45) 一九三九年から満洲国衛生技術廠でBCG研究を行っていた高橋義夫（一九一〇〜一九九三）は、満洲での経験を以下のように振り返っている。

面白かったのは戦争中なんです。私はBCGの腋窩内大量接種法というのを満洲でやっていた。あの頃BCGは注射すると潰瘍が出たでしょう。近藤君〔筆者注——近藤角五郎〕や笠井君〔筆者注——笠井義男〕はそれをやらせられてひどい目に遭って……。馬に食われたような潰瘍ができて、BCGの普及に非常に障害になっていたんです（有末四郎、高橋義夫、奥田正治、長浜文雄、川上義和、久世彰彦「有馬英二先生を偲んで」『日本医事新報』第三一〇九号（一九八三年）、四七頁）。

高橋の満洲国衛生技術廠時代の論文に高橋義夫、田淵義丸「マントー反応判定方法の研究（第1報）」『大陸科学院彙報』第五巻第五号（一九四一年）、四〇七-四二八頁、高橋義夫「マントー氏反応について（一）」『満洲衛生事情通報』第六巻第一一号（一九四一年）、五-八頁、高橋義夫「マントー氏反応について（二）」『満洲衛生事情通報』第六巻第一二号（一九四一年）、一八-二〇頁、高橋義夫「マントー氏反応について（三）」『満洲衛生事情通報』第七巻第一号（一九四二年）、一七-二〇頁、高橋義夫「マントー氏反応について（四）」『満洲衛生事情通報』第七巻第二号（一九四二年）、九-一〇頁、などがある。

(46) 小高健編『長与又郎日記　下——近代化を推進した医学者の記録』学会出版センター、二〇〇二年、四九一-四九二頁。

(47) 同前、四九二頁。一九四〇年代前半に公表されたBCG実地試験の報告において、潰瘍・膿瘍が形成される原因として、BCGの接種量、BCGに対する反応の個体差や「体質」、菌株の毒力の差異、BCGの保存状態など質の問題が挙げられたが、定説の確立には至らなかった（酒井阜二「BCG人体接種ノ所見」『実験医学雑誌』第二二巻第八号（一九三八年）、一三六五-一四〇六頁、須賀井忠男、林春雄、秋山正二、小川三郎「B・C・G接種局所の変化に就て」『日本臨床結核』第二巻第二号（一九四一年）、三一五-三二〇頁、富士山、大泉武之助、山瀬義脩、齋藤和一郎「BCG接種者のマンツー反応陽転に就て」『日本臨床結核』第三巻第五号（一九四二年）、三四九‐三五三頁、柳澤謙、大林容二、諏訪紀夫、金光正次「ＢＣＧ「ワクチン」製法並ニ保存ニ関スル研究（第1報）」『結核』第二〇巻第一〇号（一九四二年）、五〇五‐五一八頁、須賀井忠男、林春雄「ＢＣＧ「ワクチン」接種局所ニ生ジタル膿瘍ノ細菌学的研究」『結核』第二〇巻第一〇号（一九四二年）、五一九‐五二六頁、近藤角五郎「看護婦ニ於ケルＢＣＧ接種ノ経験（続報）」『結核』第二〇巻第一〇号（一九四二年）、五四四‐五五九頁、古賀努「青年学校生徒及ビ看護婦ニ於ケルＢＣＧ接種成績ニ就テ」『結核』第二一巻第一号（一九四三年）、一‐一五頁、ほか）。

（48）ただし、大規模なＢＣＧ人体接種試験の過程で生じた問題は、接種部位の化膿のみではなかった可能性がある。一九八三年一一月二六日の『日本医事新報』に掲載された座談会記事「有馬英二先生を偲んで」において、高橋義夫（北海道大学名誉教授）と長浜文雄（国立札幌病院名誉医院長）は次のように語っている。

長浜　昭和十三年から学術振興の仕事として実地にＢＣＧを始めましたでしょう。府立女子学校の生徒とか、ツベルクリン・マイナスの者に私ら行ってＢＣＧをやったものですよ。ここの肩にやるんです。化膿はしますしね。私いまでも忘れられないけれども、これやられた翌日から熱が出て、結局結核性脳膜炎で死んだ子がいるんですよ。ですから、あれを始めた時の苦労は、初めに提唱された有馬先生〔筆者注――有馬英二〕自身、随分ご苦労なすって……。でも強硬に若い者に実施させましたね。

高橋　最初にそれをやったのは今村先生〔筆者注――今村荒男〕だったんです。ずいぶん訴えられて、裁判沙汰になったことがある。それでも今村さん、熊谷さん〔筆者注――熊谷岱蔵〕、有馬先生、強引にやってきたものね。やはりあの三人の結核に対する熱意、情熱というものは大したものですよ

（有末四郎、高橋義夫、奥田正治、長浜文雄、川上義和、久世彰彦「有馬英二先生を偲んで」、四八頁）

高橋の語りからは「結核性脳膜炎で死んだ子」がＢＣＧの副作用によるものなのかは断定できないが、ＢＣＧの副反応が、委員会による研究開発の遂行をさまたげる問題として浮上していたことが推測される。なお、高橋のいう「裁判沙汰」とはどのような「裁判」であったのかは、現時点では明らかになっていない。

（49）日本学術振興会第八小（結核予防）委員会『結核予防接種に関する報告書』。

（50）同前、一二頁。

（51）常石『結核と日本人』、九二‐九七頁、一二二‐一二九頁。

(52) 同前、一二二頁。
(53) 日本学術振興会第八小（結核予防）委員会『結核予防接種に関する報告書』、五頁。
(54) 同前。
(55) 常石『731部隊全史』。なお、本書では二木秀雄（一九〇八～一九九二：関東軍防疫給水部）らによる結核菌研究には言及しない。
(56) 同前、三五四頁。
(57) 柳沢謙（一九〇七～一九八二）は、一九三一年に東京帝国大学を卒業後、一九三九年に公衆衛生院助教授、一九四二年に日本結核予防会研究部最近血清学主任、一九五二年に国立予防衛生研究所副所長、一九六二年に国立予防衛生研究所所長、一九六九年に同顧問を務めた。なお、戦後は凍結乾燥BCGワクチンの開発・製造に携わり、一九五六年に朝日賞を受賞している。柳沢の凍結乾燥BCGワクチン研究は、自らが指導を務めた林武夫の研究を引き継いだものであると考えられる。柳沢謙については柳沢謙著、柳沢進編『わが一生の思い出――柳沢謙遺稿集』柳沢進、一九八三年、を参照。
(58) 林武夫「B・C・Gに関する実験的研究1 各種接種法に依る免疫試験」『陸軍軍医学校防疫研究報告第2部』第四五二号（一九四三年）、一-七〇頁、林武夫「B・C・Gに関する実験的研究2．ワクチンに依る免疫試験」『陸軍軍医学校防疫研究報告第2部』第六一〇号（一九四三年）、林武夫「B・C・Gに関する実験的研究3．保存ワクチンを以てせる免疫試験」『陸軍軍医学校防疫研究報告第2部』第六一二号（一九四三年）、林武夫「B・C・Gに関する実験的研究4．乾燥ワクチンに依る免疫試験」『陸軍軍医学校防疫研究報告第2部』第八四三号（一九四四年）、林武夫「BCG乾燥ワクチンに関する研究2．免疫試験」『陸軍軍医学校防疫研究報告第2部』第八四六号（一九四四年）。
(59) 林武夫「B・C・Gに関する実験的研究」（博士学位請求論文、医学博士、東北帝国大学、一九四七年一〇月一八日）、常石『731部隊全史』、三五七-三五八頁。一九四七年に医学博士学位を取得した後、林武夫は大同病院に（名古屋市）に入り、内科部長を務めた（「林達夫」『人事興信録 第十八版下』人事興信所、一九五五年、六〇頁、ほか）。一九四八年一一月二一日に名古屋医学会東海結核研究会第四回研究発表会にて「B・C・G乾燥ワクチンに関する研究（人体接種成績）」と題した報告を行っている（「学会 東海結核研究会第四回研究発表会記事」『名古屋医学会』第六四巻第一号（一九五〇年）、四一頁）。なお、東北帝国大学は一九四一年に、結核・ハンセン病の研究拠点として抗酸菌病研究所を創設している（初代所長：熊谷岱蔵）。
(60) 大政翼賛会『調査委員会第十委員会速記録十七』大政翼賛会、一九四一年、二四-二五頁。調査委員会第十委員会（委員長：松村光三のちに星野直樹）は「人口問題に関する事項」「労務に関する事項」「海外拓殖並に移植民に関する事項」の調査を担当し、その過程で、結核対策の方針について審議している（「各委員会厚生並に調査審議経過概要」赤沢史朗、北河賢三、由井正臣編『資料　日本現代史12』大月書店、一九八四年、四九三頁、所収）。『調査委員会報告書』（一九四二年）で第十委員会は、結核対策について緊急実施を要する事項として、結核療養施設の拡充、検診制度の拡充、従業制限及強制療養と療養費並生活費の補給、産業厚生施設の充実、罹病家庭の家屋改善と児童の隔離、保健指導網の整備、結核予防思想の普及徹底、結核研究の助成、法令の改正からなる、一一の事項を報告している。なお、この報告書において、ＢＣＧへの直接的な言及はなく、結核研究の助成についても「薬学的予防治療の領域に研究の余地の存すること大なるものあり」と述べるにとどまっている（大政翼賛会『調査委員会報告書』大政翼賛会、一九四二年、二一〇-二一五頁）。

(61)「国民学校修了者ニ対シＢＣＧ接種方ニ関スル件」（一九四二年九月三〇日予発第一〇四〇号）、国立教育政策研究所教育図書館所蔵、重田定正文書、EC20039684（https://nierlib.nier.go.jp/lib/database/MONJO/EC20039684/）。最終閲覧：二〇二三年六月一五日。

(62)「国民学校修了者ノ職業指導ニ関スル件」（一九四一年九月二〇日衛発第五八八号）および「国民学校修了者ノ職業指導ニ関スル身体検査実施ニ関スル件」（一九四一年一一月六日、衛発第七一二号）とおもわれる（「国民学校修了者ノ職業指導ニ関スル件」『内務厚生時報』第六巻第一〇号（一九四一年）、四四-四五頁、「国民学校修了者ノ職業指導ニ関スル身体検査実施ニ関スル件」『内務厚生時報』第七巻第一号（一九四二年）、一七二-一七五頁）。

(63) 与謝野光、加藤英市、楠本正康、尾村偉久、聖成稔、藤田孝行、近藤宏二「座談会　勝俣先生と結核行政」勝俣稔先生追悼録刊行会編『近代公衆衛生の父勝俣稔』勝俣稔先生追悼録刊行会、一九七〇年、一二一-一二二頁。

(64)「国民学校修了者ノ身体検査ニ関スル件」（一九四三年一〇月一八日発体第一三八号）、国立教育政策研究所教育図書館所蔵、重田定正文書、EC20039674（https://nierlib.nier.go.jp/opac/opac_link/metapid/EC20039674）。最終閲覧：二〇二三年六月一五日。

(65)「保健施設ノ拡充強化ニ関スル件」『社会保険時報』第一八巻第二号（一九四四年）、五四-五七頁。

(66)「庁員等ノ結核予防ニ関スル件依命通牒」『内務厚生時報』第七巻第五号（一九四二年）、五六-五八頁。

(67)「戦時健康増進運動実施ニ関スル件」『労働時報』第一九巻第七号（一九四二年）、二四九-二五五頁。

(68) 新井『改正国民体力法による体力検査指針』、六五-六六頁。

(69) 情報局「ＢＣＧ有力な予防法で戦ふこの身を結核から護りませう」『写真週報』第三三三号（一九四四年）、七頁。

(70) 同前。

(71) 情報局「ＢＣＧ有力な予防法で戦ふこの身を結核から護りませう」、七頁。

（72）「結核対策にＢＣＧ接種」『厚生時報』第七四号（一九四三年）、一四―一五頁。
（73）厚生省五十年史編集委員会編『厚生省五十年史』、四五五頁。結核対策の一環としての国民学校終了後就職予定児童に対する身体検査については、三井登「戦時下における国民学校修了後就職予定児童に対する身体検査――結核予防対策の強化」『紀要』第一六巻（二〇二二年）、一―八頁、を参照。

終　章

「結核の潜在性」をめぐる認識と実践

本書では、結核の潜在性という概念を基軸にして近代日本における結核管理を検討し、病原菌と人間との関係をめぐる人々の思考や想像が、身体管理をめぐってどのような制度を構築してきたのかを考察してきた。

第一章では、日本の結核研究の歴史的経緯を概観し、結核の感染と発病をめぐる医学的認識が、近代化の進展とともに日本の人口の多くが潜在的な結核感染者になるという想定に伴うかたちで形成された過程を記述した。日本は、近代社会の人口の多くが小児期のうちに結核感染を経過するという欧州の学説を受容し、自国でもこの学説が適用できるのかを医学的に検証しようとした。一九〇〇年代に全国各地で行われたツベルクリン反応検査によって、一見健全とおもわれていた人々にも結核感染者が多数いることが明らかにされた一方で、日本では必ずしも全人口的な結核感染は完了していないことがわかった。結核の感染が近代社会における普遍的な現象であるならば、日本の調査結果はどのように解釈されるべきかが、日本の医学者たちの重要な課題となった。医学者らはしばしば、結核感染率の高さを近代化の指標として捉え、結核感染率の高さと近代国家としての地位の高さを暗黙のうちに同一視した。

一九二〇年代に入っても、結核の感染と発病に関する欧州の学説とは異なった調査結果が継続的に報告され、日本の医学者らは結核と日本社会との関係について欧州とは異なった理解を構築する必要に迫られた。一九二三年に日本結核病学会が発足し、結核をめぐる研究の成果を共有する場が設けられたことで、結核の感染と発病をめぐる研究が大きく進展し、欧州の学説が日本では必ずしも適用できないとする仮説は様々なかたちで検証された。

これらの検証をもとに一九三〇年代に、欧州の学説に対する日本の応答として提唱されたのが、結核の初感染発病説である。それは、少なくとも日本では結核の感染が青年期に経過し、発病の多くは初感染から短期間のうちに起こるとする学説であった。初感染発病説の提唱によって、認識上は、結核発病の危険が初感染直後に焦点化され、初感染時期の特定と感染後の一定期間の発病防止に結核予防の焦点があてられた。以上のような結核の感染と発病をめぐる日本の医学的認識の形成は、自国の人口の多くがいずれは結核感染を経過するという推測を残したうえで成り立っていた。

第二章では、一九二〇年代から一九三〇年代までの通俗医学書を検討し、通俗医学書が病原菌の感染を前提とし、結核の発病予防および発病予防の見地にもとづく個人衛生的な配慮を一般大衆に提唱してきたことを明らかにした。

通俗医学書は結核菌を、近代日本社会の多くの人々の体内に潜伏し、宿主の身体・精神と連動して内部から「爆発」するものとみなした。このような認識をもとに通俗医学書は、結核の感染予防以上に発病予防、すなわち、生活環境の整備や疲労への注意などによって感染した身体に十分な配慮を払うことで、体内の結核菌を「爆発」させぬよう生涯にわたって飼いならし続けなければならないことを人々に発信していった。

このような啓発において、近代日本社会の人々は、病原菌を体内に抱えているがゆえに、健康と病気との境界を揺れ動く存在として位置づけられた。通俗医学書が提唱した発病予防とは、いつ体内の結核菌が「爆発」するかもわからぬ不安定な身体に細かな配慮を行い、各々が自らの心身を統御し続けることを意味していた。統御の対象としてとくに重視されていたのが、個々人の思考等の傾向性およびそれによる精神的「過労」であった。結核と精神的「過労」をめぐる通俗医学書の主張は、とりわけ青年層に向けられた。通俗医学書における精神的「過労」の重視は、結核予防をめぐる議論に精神医学・精神衛生が介入する余地を与えた。

通俗医学書において結核菌は、しばしば「武器」「守護神」など様々な比喩とともに語られ、体内に侵入・潜伏する結核菌をむしろ病気に対する「免疫」として利用する方途が示された。病原菌を飼いならすためには、菌を体内に飼う自身の身体的・精神的「過労」を防ぐことが必要であるとされた。心身の過労を引き起こすものとして、過度の労働や勉強、大酒、房事過多、過敏な精神による煩悶憂鬱など、個々人の行動や思考の「過剰」さが挙げられた。

通俗医学書で唱えられた結核の発病予防は、発病しないための具体的な方策である以上に、想像力を駆使して、あたかも自身に「爆発」物が埋め込まれているかのように振る舞い、自身を統御しようとする態度そのものであった。

第三章では、日本における結核予防に体質概念が結びつけられ、将来的な結核病者の抽出に関心が向けられていく様相を記述し、将来的な結核病者の抽出を目標とした実践とその挫折、そして結核と体質をめぐる新たな認識の模索を通じて、体質概念の指し示すものが、結核に対する感受性の異常から、結核に対する免疫反応の個体差そのものに変わってきたことを論じた。

近代日本において、結核に感染していても発病する人間がごく一部である理由を説明することは、医者や医学者にとっての重要な課題であり続けた。こうしたなか「体質」という概念は、結核を発病する人間と発病しない人間との境目を漠然とあらわすものとして用いられ、通俗医学書などを通じて「結核を感受しやすい体質」という存在が一般大衆に提示された。結核に対して脆弱な体質は、「結核体質」「腺病質」などとよばれ、痩せた体、蒼白い肌、過敏な神経などによって特徴づけられた。「結核を感受しやすい体質」そのものは統一的な定義をもたなかったが、通俗医学書などが提示した「結核を感受しやすい体質」の特徴に該当する者は、職業選択や結婚出産などに際して、結核に罹りやすいことを想定した人生設計をたてることが推奨された。

このような「結核を感受しやすい体質」という想定は、一九二〇年代頃から唱えられた産児制限や虚弱児童対策の考えにも取り入れられた。一九二〇年代初め頃から一九三〇年代半ばにかけて、産児制限運動の拡がりとともに、結核病者や結核に脆弱であると考えられる者の避妊・中絶が盛んに議論された。とくに産まれる子が結核を発病する可能性は、結核に対して脆弱な「体質」の遺伝の問題として論じられ、そうした「体質」をもつ子の出生を阻止しようとする論調さえもがおこった。また、「結核を感受しやすい体質」をもつとされた子どもは、同時期から整備された虚弱児童対策の対象となった。虚弱児童の選定は体格の測定に大きく依存していたため、結核への脆弱さは外見によってある程度予測できるという考え方が漠然と共有されていた。

しかし一九三〇年代から、腺病質や虚弱児童をめぐる医学研究などによって「結核を感受しやすい体質」の存在や将来的な結核病者の抽出という可能性に疑義が呈されるようになった。一九三〇年前後にスポーツ選手の結核死が注目され、強靱な身体をもつはずの人間がなぜ結核に斃れるのかが、新たな問題として浮上した。これにともない、従来は結核に対して脆弱であるとされていた腺病質者やいわゆる虚弱児童に関する医学研究が行われた。その結果、腺病質者はむしろ肺結核に罹りにくいとする研究成果が示されたほか、小学校児童を対象に行った疫学調査では健康者集団にも結核発病者を一定数発見できることが明らかになった。それは、従来の体質概念では結核に対する脆弱性を予測することができないことを意味していた。腺病質者や虚弱児童を結核の卵として重視する方針は見直され、むしろツベルクリン反応をもとに初感染者を選びだし養護することが目指されるようになった。

同時期に日本で進められていたのが、体質医学の制度化・組織化である。日本の体質医学は、とくにドイツの近代体質医学の成果を引き受けるかたちで興隆し、個々人の「体質」と病気への感受性との関係を研究した。「体質」という概念は遺伝学や内分泌学、免疫学など様々な知見の総合によって理解される身体の形態および機能とされ、内分泌学や遺伝学などを専門とした医学者によって体質の分類・体系化が試みられた。その一環で結核と体質との関係をめぐる新たな認識も模索され、結核感染に対する反応という機能の個体差そのものに注目が集まった。結核に対する反応の個体差への注目はしばしば「結核に対する免疫反応の強い」人口集団をつくることへの期待も伴っていた。一九四〇年代に体質医学とくに遺伝体質学の知見を積極的に啓発した医学者は、体質の個体差を、国家への貢献というより高次な目標のために最大化すべき能力として語り、その具体例として結核対策が挙げられた。

第四章では、一八九〇年代から一九三〇年代前半までにおける日本の結核療養所をめぐる議論に目を移し、結核療養所およびそこでの患者「隔離」をめぐる議論を検討するとともに、結核政策の焦点が公立療養所による患者収容、教育から、保健所による患者・発病危険者の早期発見とその養護に転換していく様相を記述してきた。

一八九〇年代までは防疫的な処置として規定されていた「隔離」は、一九一〇年代頃からの公立結核療養所設立にむけた議論のなかで次第に療養所収容による患者の保護と同義とみなされ、しかも患者に適切な療養・予防方法を教える教育施設としての役割も付与されるようになった。帝国議会などでの議論において、公立結核療養所は、社会的・経済的な要因によって適切な療養・予防を自力で実践できない患者を収容し、治療や教育を施したうえで社会に帰すための施設として位置づけられた。それは、対感染症事業と社会事業とを折衷した結果でもあった。

一九三〇年頃から、公立結核療養所の結核予防施設としての機能およびその有効性をめぐって、結核をめぐる医学研究や行政にかかわる専門家のあいだで論争がおこり、公立療養所が結核政策の主軸として機能しえないことが明るみにでつつあった。一九三〇年代に、保健所の原型となる健康相談所が登場し、結核をめぐる相談事業や来所者の診療、診断、結核予防に関する知識の普及を担った。健康相談所は結核患者やその家族以外にも広く対象を広げ、潜在的な発病危険者や結核病者の早期発見に注力した。一九三四年に、結核対策の方針について保健調査委員会が行った答申は、結核予防相談所の全国への普及や発病防止施設の創設など、結核発病防止の遂行を進言するものであった。

保健衛生調査会の答申をふまえたうえで一九三七年に制定されたのが保健所法である。保健所法によって全道府県に保健所が設置され、結核予防に関する保健指導の体制が整備された。公立療養所に換わって保健所が結核対策の前線に立ち、広く人々の結核診療や診断、保健指導による発病危険者・結核病者の早期発見とその養護が結核政策の中核として位置づけられるようになった。

第五章では、戦時期日本に実装された結核集団検診およびそれによる被検者の分類について検討し、集団検診が被検者ひとりひとりの初感染を追跡し、初感染直後の心身への配慮が制度化された過程を論じた。結核の感染と発病をめぐる日本の医学的認識・医療技術を土台に施策化された結核の集団検診は、結核の感染・発病状況に応じて人口を分割し、初感染者の発病防止に重きを置いた。集団検診は、国民体力法下の被管理者から、官公署や会社の勤務者、工場労働者、学校生徒など、ひろく集団生活者へ急速に対象者を拡大させ、国民総体の健康を結核予防の見地から管理する体制を構築していった。集団検診の対象となった人々は、生産人口および将来的な生産人口であった。

結核集団検診は、人口を「未感染者」「結核発病ノ虞アル者」「既感染健康者」「結核患者」に分類した。「未感染者」は、いずれ結核菌の感染をうける将来的な発病危険者と目され、「結核発病ノ虞アル者」は、たとえ健常であろうと病者と同様に勤労や鍛錬の軽減、充分な休養などといった配慮の対象として数えあげられた。一方「既感染健康者」は、既に感染し病気に対する「免疫」を得たため発病する危険がほとんどないとみなされ、唯一「健康者」の名を与えられた。「既感染健康者」は、結核に対して「最も安全」であるばかりではなく、それゆえに鍛錬や勤労による身体的・精神的疲労に耐えうる強靭な身体を行使することができると目された。このような

「既感染健康者」という人口集団を重んじる姿勢は、後続する工場労務者の疲労管理や健民修錬事業にも反映された。集団検診では生産人口の免疫獲得が重視され「既感染健康者」という人口集団を想定した新たな結核管理が構築されようとしていた。

第一章から第四章までは、結核の潜在性をめぐる様々な論理を検討したが、第五章ではこの潜在性という論理が、戦時期の結核集団検診の体制のもとでは「未感染者」「結核発病ノ虞アル者」「既感染健康者」「結核患者」という四区分に収斂されたことを確認した。

第六章では、終戦直前に実施に移されたBCG集団接種をとりあげ、これを第五章で検討した、集団検診による初感染の追跡を軸とした結核管理の内に位置づけた。日本におけるBCG研究は、一九三〇年代頃から本格化し、青年層の未感染者の発病予防に焦点が当てられた。当時BCGの有効期間は一年から二年と短かったため、BCGの研究開発に従事した結核病学者らは、BCGを自然感染まで繰り返し接種し続ける方法を採用し、その方法の確立につとめた。

この時期は、戦時体制の編成がすすむとともに、結核が国家の問題として注目された時期である。BCGは、結核蔓延を打開するワクチンとして注目され、一九三〇年代後半からはBCG開発のための共同研究が組織された。一九三八年に組織された日本学術振興会第八小委員会は、五ヶ年の長期予算のついた最初の委員会となり、日本の結核対策の前線に立つ結核病学者や厚生省技官、陸海軍軍医が名を連ねた。第八小委員会は、BCGの有効性や安全性を実証するための大規模な人体接種試験を行い、最終年度の一九四三年にBCGが結核の発病防止および病勢阻止に有効であることを政府に答申した。

政府は、第八小委員会による答申の公表を先取りするかたちでBCGの集団接種を施行した。一九四二年に、国民学校修了後就職する予定の児童などに対してBCG集団接種を開始し、翌年以降は対象者を工場労働者、学生児童、国民健康保険被保険者などに拡大した。BCGは集団検診に付随させるかたちで行われた。BCGを繰り返し接種し、擬似的な感染者になりながら自然感染を待ち、来るべき結核菌の侵入をより安全に行わせることで国民全体が病気に対する免疫を得ることが、戦時期の結核管理の主軸として構想された。

以上の検討により、本書は、近代日本における結核管理が、近代社会を生きるあらゆる人々が潜在的な結核病者になるという前提にもとづいた実践の総体であったことを指摘した。結核菌が人々の体内に住まうことは、近代化において避けられない現象として認識され、個々人の心身を配慮し安定させることで体内に潜む、あるいはこれから体内に侵入する病原菌を「免疫」として善用する「結核管理」がつくられていった。このような自己への配慮を中心に据えた結核管理は、戦時期には結核集団検診というかたちで制度化され、これが結核管理の到達点として位置づけられた。このようにして、結核の潜在という想定が、個人の心身への配慮と統御を主軸とした結核管理を取り仕切るようになった過程を跡づけたとともに、結核の潜在性をめぐる思考や実践には、来るべき社会への投企が織り込められていたことを本書は明らかにした。

本書の意義と今後の展望

本書の研究史上の意義は、以下の二点である。

第一に、結核の顕在性に注目し、近代期の結核病者の経験とそれらをとりまく諸制度を解明してきた従来の結核史に対して、本書は、潜在性を基軸に日本の結核史を再構成した点である。本書が焦点を当てた結核の潜在性とは、結核菌の感染が近代社会に生きる人々の身に起こる普遍的な現象であると目されながらも、それが病気の現出というかたちではあらわれていない状況を指す。近代社会において人口の多くが結核に感染するという認識が、近代化を遂行しようとしていた日本でどのように共有され、そのような認識にもとづいた結核予防がどのようにしてつくられてきたのかについては、これまで通時的な考察がなされてこなかった。それに対して本書は、近代社会の多くの人々を潜在的な結核病者とする認識およびそうした認識にもとづく身体管理の構築を、日本の結核史を構成する重要な要素として記述した。本書が試みたのは、結核史における潜在的なものの主題化であり、病気による死や苦痛が顕在化しないときをめぐる思考や実践の歴史を跡づけることである。

本書が検討した結核管理の要諦は、感染から発病へ移行し終えていない身体の管理であったが、これは、エピジェネティクスなどの知見にもとづいてあらゆる人々を潜在的な病者とみなし、発病前に医学的介入を行おうとする今日の予防医学にも通じると考えられる。本書が潜在性という概念をもとに明らかにした、近代日本の結核管理は、「未病」への配慮が前面化された今日の予防医学を先取りしたものとしても位置づけられる。(1)

第二に、近代日本における結核管理の歴史記述を通して、病原菌と人間との関係の調整をめぐる新たな視点を提示した点である。本書は、近代日本の結核管理が、近代社会の人々の多くが結核感染を受け、誰しもの身体が病原菌によって住まわれるという想像に伴って形成されてきたことを指摘した。また感染予防以上に、感染後の発病予防を通じて体内に潜む細菌をむしろ病気に対する「免疫」として善用することが、近代期における最善の結核予防として打ち出され、これが戦時期における結核集団検診というかたちで制度化されたことを本書は記述してきた。体内に住まう病原菌を「免疫」として活かそうとする試みには、近代社会の形成や近代的身体の獲得をめぐる問いがつねに伴っていた。発病防止として打ち出された方法が、「過労防止」に代表される、近代社会に「馴致」するための自己の行動や思考の統御であったことを踏まえれば、感染後発病せずに「免疫」を獲得することを目標とする近代日本の試みは、近代的統治や主体化とも深く関わっていたといえる。その点、本書は、近年注目されている、「免疫」概念と近代的統治とをめぐる人文科学的研究とも接続され得る。(2)

次に本書に残された課題を挙げる。潜在性を軸に近代日本の結核管理を考察した本書には、主に二点の課題が残されている。

第一に、本書の議論はいわゆる内地の人々に対するものにとどまっている。近代化とともに人口のほとんどが潜在的な結核病者になるという想定は、あくまで近代国家としての地位の獲得と抱き合わせで構築されたものであり、その想定に植民地や占領地の人々はほとんど含まれていなかった。植民地や占領地における結核対策では、結核の感染と発病をめぐる、本書が明らかにしたものとは異なる論理がはたらいていたことが考えられる。今後本書の議論は「帝国日本」の結核管理として再編される必要があるだろう。また、本書では詳細に言及しなかったが、結核研究や体質医学研究において台湾・朝鮮・満洲の大学が果たした役割は大きく、とくに結核発病の民族間差などが探究されていた。植民地や占領地における結核研究、体質医学研究の歴史を緻密に検討し、科学技術と帝国主義をめぐる豊かな研究群[3]のなかに位置づけることが、近代日本の結核管理をよりグローバルな議論のなかに位置づけるためにも必須である。

第二に、本書の対象とした年代は一八九〇年頃から一九四五年までであったが、戦後、結核の「潜在性」をめぐる論理がどのように変化したのかをさらに検討する必要がある。その際、とくに問題になるふたつの事柄が、戦後のＢＣＧ接種にかかわる法整備と「老人結核」など病原菌に感染してから相当年数を経たあとの結核発病の問題化である。

三〇歳未満の国民に対する毎年のＢＣＧ接種を定めた予防接種法（一九四八年）、ストレプトマイシンなど化学療法剤の出現などを経て、一九五一年にいわゆる新結核予防法が制定された。同法は、戦時期に構築された結核予防体系を踏まえ、発病防止に重点を置いた結核対策を改めて制度化したものである。新結核予防法は、結核検診の対象者として新たに工場、事業所、学校、社会福祉施設等の集団生活者および結核蔓延地区の住民を加えたほか、三〇歳未満の国民および集団生活者に毎年のＢＣＧ接種を義務づけた[4]。ＢＣＧ接種の義務化は、結果として、ツベルクリン反応検査によって初感染時期の特定を困難にさせた。「既感染健康者」を判定する手段そのものが失われたのである[5]。

また一九五〇年代半ばには、既感染者からも逐次発病者がでることが明らかにされはじめ、結核の発病を初感染のみで説明することができないと考えられ始めた[6]。この頃から、五〇歳以上になって結核を発症する「老人結核」が表面化し、結核対策上の新たな課題として注目された。「老人結核」の大半は、若年時に病原菌が体内に侵入、潜伏しており、老年になったある時期に発病したものと考えられた。[7] 一九七〇年代末には「結核患者のおよそ九五%はいわゆる既陽性発病」と考えられ、[8] 初感染直後を無事に過ごせば結核に発病する心配はないという従来の理解は見直されなければならなくなった。このような戦後の様相を検討し、結核の潜在をめぐる論理の展開をさらに攻究することが今後の課題として位置づけられる。

最後に、今後の展望として、本書の議論の敷衍性について記述する。本書は結核の「潜在性」を議論の基軸とし、近代日本の結核対策において、患者の治療や感染防止以上に感染後の自己への配慮による「免疫」獲得を目標とするような医学的議論や衛生施策が重要な意味をもっていたことを明らかにした。今日の公衆衛生は個々人のリスクに照準を定め、生物医学的見地にもとづく疾病の治療に換わって、発症リスクの監視と健康増進による発症予防(一次予防)を重視した施策を展開している。美馬達哉が「リスクの医学」の登場と捉える現代のこのような事態に対して、[9] 病気の「潜在性」の統御を主題とした本書がどのように応えることができるかを、今後の研究の展開のためにもさらに検討する必要がある。

以上を今後の課題とし、本書の結びとする。

---

(1)「未病」への配慮が前面化した、新たな医療のあり方として日本で注目されているもののひとつに「先制医療」がある。「先制医療」とは、バイオマーカーなどを用いて疾患を発症前に予測し、病識のない段階で医学的介入を行う医療を指し、二〇一一年に科学技術振興機構研究開発戦略センターが戦略イニシアティブ「超高齢社会における先制医療の推進」を公表した頃から、医療政策などをめぐる議論で用いられ始めた概念である(井村裕夫編『日本の未来を拓く医療——治療医学から先制医療へ』診断と

治療社、二〇一二年、ほか）。「先制医療」をめぐる医療社会学的な論考に、村岡潔「「先制医療」における特定病因論と確率論的病因論の役割」『佛教大学保健医療技術学部論集』第八巻（二〇一四年）、三七-四五頁、北中淳子「ライフサイクルの精神医療化——先制医療時代の臨床的空間」『現代思想』第四二巻第八号（二〇一四年）、一六四-一七二頁、村岡潔「「先制医療」の理論的構造について」『医学哲学医学倫理』第三三巻（二〇一五年）、五二-五八頁、村岡潔「予防医学の最高段階としての「先制医療」」森下直貴編『生命と科学技術の倫理学デジタル時代の身体・脳・心・社会』丸善出版、二〇一六年、三四-五六頁、村岡潔「健康と病理」『保健医療社会学論集』第二八巻第二号（二〇一八年）、一-一〇頁、井上芳保「先制医療への意志は「正常病」の症状かもしれない——HPVワクチン接種被害事件を糸口にして」『保健医療社会学論集』第二八巻第二号（二〇一八年）、四四-五三頁、など。

（2）周知のとおり、「免疫」という概念は、ジャック・デリダ（Jacques Derrid：一九三〇〜二〇〇四）、ロベルト・エスポジト（Roberto Esposito：一九五〇〜）、ペーター・スローターダイク（Peter Sloterdijk：一九四七〜）をはじめとした思想家が政治哲学の中心的な概念として論じている。「免疫」概念の系譜を追跡する近年の研究に、Alfred I. Tauber, *The Immune Self: Theory or Metaphor?*（Cambridge: Cambridge University Press, 1994), Emily Martin, *Flexible Bodies: The Role of Immunity in American Culture from the Days of Polio to the Age of AIDS*（Chicago: Beacon Press, 1994）（エミリー・マーチン（菅靖彦訳）『免疫複合——流動化する身体と社会』青土社、一九九六年）、Donna Haraway, "The promises of monsters: A regenerative politics for inappropriate/d others," in *Cultural Studies*, Lawrence Grossberg, Cary Nelson, and Paula Treichler eds.（Abingdon: Routledge, 1992), pp. 295-337, Warwick Anderson, "Immunities of Empire: Race, Disease, and the New Tropical Medicine, 1900-1920," *Bulletin of the History of Medicine*, Vol. 70, No. 1(1996): 94-118, Donna Haraway, "The biopolitics of postmodern bodies: Determinations of self in immune system discourse," in *Feminist theory and the body: A Reader*, Janet Price and Margrit Shildrick eds.（Edinburgh: Edinburgh University Press, 1999), pp. 203-214, Ed Colen, *A Body Worth Defending: Immunity, Biopolitics, and the Apotheosis of the Modern Body*（Durham: Duke University Press, 2009), Warwick Anderson, "Getting Ahead of One's Self?: The Common Culture of Immunology and Philosophy," *Isis*, Vol. 105, No. 3(2014), 606-616, Warwick Anderson, "Making Global Health History: The Postcolonial Worldlines of Biomedicine," *Social History of Medicine*, Vol. 27, No. 2(2014): 372-384, Brown, Nik, *Immunitary Life: Biomedicine, Technology and the Body*（London: Palgrave MacNik Bmillan, 2018）、などがある。

（3）日本にかかわるものについては、見市雅俊、斎藤修、脇村孝平、飯島渉編『疾病・開発・帝国医療——アジアにおける病気と医療の歴史学』東京大学出版会、二〇〇一年、飯島渉『マラリアと帝国――植民地医学と東アジアの広域秩序』東京大学出版会、二〇〇五年、坂野徹『帝国日本と人類学者――1884-1952年』勁草書房、二〇〇五年、田中耕司編『実学としての科学技術（岩波講座「帝国」日本の学知　第7巻）』岩波書店、二〇〇六年、塚原東吾『科学と帝国主義――日本植民地の帝国大学の科学史』皓星社、二〇〇六年、坂野徹、愼蒼健編『帝国日本の視覚／死角――「昭和期」日本の知とメディア』青弓社、二〇一〇年、酒井哲哉、松田利彦編『帝国日本と植民地大学』ゆまに書房、二〇一四年、沢井実『帝国日本の技術者たち』吉川弘文館、二〇一五年、辛島理人『帝国日本のアジア研究――総力戦体制・経済リアリズム・民主社会主義』明石書店、二〇一五年、坂野徹編『帝国を調べる――植民地フィールドワークの科学史』勁草書房、二〇一六年、坂野徹、塚原東吾編『帝国日本の科学思想史』勁草書房、二〇一八年、ほか。

（4）「結核予防法（昭和二十六年法律第九十六号）」『官報（号外）』第二七号（一九五一年三月三一日）、二一-二六頁。BCG接種の法制度化をめぐる論争については、手塚洋輔『戦後行政の構造とディレンマ――予防接種行政の変遷』藤原書店、二〇一〇年、一一七-一二〇頁、を参照。

（5）ツベルクリン反応陽性が自然感染によるものか、BCGの接種によるものかを判別することの困難さは問題視されていたものの、BCGによる発病・病勢阻止への期待から、接種自体は継続された。一九七四年にBCG接種は乳幼児（四歳未満）、小学校一年生、中学校二年生の三回に定期化された。二〇〇五年には接種対象者が乳児（生後六ヶ月まで）に限定され、さらに事前ツベルクリン反応検査を省略する直接接種となった。

（6）木下次子「ツ反既陽性発病に関する臨床的研究」『結核』第三四巻第二号（一九五九年）、一一四-一二二頁、ほか。

（7）今野淳「老人性肺結核」『臨床科学』第七巻第五号（一九七一年）、五三一-五三六頁、ほか。

（8）青木正和「わが国における結核の感染・進展の最近の様相」『結核』第五四巻第一一号（一九七九年）、五二七-五三一頁。

（9）美馬達哉『リスク化される身体――現代医学と統治のテクノロジー』青土社、二〇一二年。

あとがき

本書は、博士論文「近代日本における結核管理――病原菌と人間との関係をめぐる歴史研究」（立命館大学大学院先端総合学術研究科先端総合学術専攻、二〇二四年、主査：美馬達哉、副査：松原洋子、後藤基行、鈴木晃仁）をもとに加筆・修正したものである。筆者が結核史に着手したのは卒業論文執筆時からであった。そのとき筆者の関心を強くひいたのは、結核蔓延の常態化というかたちで近代の暴力を増幅させながらも、近代日本社会は、すべての人々の結核発病・死という決定的な破局には辿り着かなかったという点であった。現在私たちは、別の仕方で破局を潜り抜けようとしている。そのような時代に本書は書かれた。

この間、多くの方々の支援を得られた。まず、松原洋子先生からいただいたご学恩は計り知れない。ぼんやりしている私を常に励まし、職業的研究者としてのあり方をご教示してくださった。また、美馬達哉先生からは、生存をめぐる倫理の根本を突き詰めることを学んだ。小泉義之先生からは、真実を露呈することについて学んだ。先端総合学術研究科の三人の師のまなざしは常に人間たちの「生」に向けられており、それが、死への誘惑の絶えない結核史を「生」へと方向づけた。また、研究上の助言・機会をくださった鈴木晃仁先生、後藤基行先生、保明綾先生、佐藤純一先生、そのほか多くのみなさま、大学時代に研究の道を開いてくださった池田忍先生、故上村清雄先生に深く感謝する。

本書に関する調査・研究の多くは、新型コロナウイルス感染症禍の最中に進められた。その間、資料調査を、図書館間相互貸借サービス（ＩＬＬ）の利用や各図書館・研究機関等のデータベースへのアクセスを通じて行なった。これら研究機関のご尽力がなければ、本書の調査は成立しなかった。関係諸機関に深く感謝する。また、資料調査にあたり、結核予防会結核研究所図書室、京都府立医科大学附属図書館、京都大学医学図書館、大阪大学附属図書館生命科学図書館、金沢大学附属図書館医学図書館、東京大学附属図書館柏図書館、信州大学附属図書館医学部図書館、同志社大学図書館、立命館大学図書館、国立国会図書館、国立公文書館、国立教育政策研究所教育図書館、東京都公文書館、東京大学文書館など、多くの機関にお世話になった。

本書に関する調査・研究は、以下の研究助成を受けて行なった。日本学術振興会科学研究費補助金［二〇二〇〜二〇二二年度、特別研究員奨励費「近代日本における結核の病因をめぐる言説の生成——体質概念や精神衛生との関連から」（研究課題番号：20J21320、研究代表者：塩野麻子）］、日本学術振興会科学研究費補助金［二〇二三〜二〇二五年度、学術変革領域研究（Ｂ）「パンデミックにおける人間と非人間：生政治と脱人間中心主義の視点から」（研究課題番号：23H03794、研究代表者：澤野美智子）］。また、本書の刊行にあたり、立命館大学大学院博士課程後期課程博士論文出版助成制度の援助を受けた。

最後に、本書を完成へと導いてくださった人文書院の青木拓哉氏に御礼申し上げる。

二〇二四年一二月

塩野麻子

初出一覧（いずれも本書執筆にあたり、大幅に加筆修正している）

序章　書き下ろし

第一章　書き下ろし

第二章「戦前期日本の通俗医学書における結核の発病予防をめぐる言説」『コア・エシックス』第一六巻（二〇二〇年）、九七―一〇八頁。

第三章　書き下ろし

第四章「近代日本における公立結核療養所と「隔離」の社会的機能の追求——防疫と救療をめぐる議論を中心に」『立命館生存学研究』第七巻（二〇二三年）、一三九―一四八頁。

第五章「戦時期日本における結核集団検診と「既感染健康者」の生成」『科学史研究』第六一巻第三〇二号（二〇二二年）、一二二―一三八頁。

第六章　書き下ろし

参考文献

阿部安成「伝染予防の言説――近代転換期の国民国家・日本と衛生」『歴史学研究』第六八六号（一九九六年）、一五―三一頁。

Abreu, Manuel de, "Verfahren und Apparatur zur kollektiven Röntgenphotographie (Indirekte Röntgenaufnahme)," *Zeitschrift für Tuberkulose*, Vol. 80 (1938): 70–91.

阿賀正美「健民修錬所の意義と構想」『戦時医学』第一巻第二号（一九四四年）、八〇―八一頁。

相川武雄「東大学生に就ての集団レントゲン検査報告書」『臨床ノ日本』第七巻第六号（一九三九年）、六七七―六八五頁。

赤井直忠、原田芳雄、稲葉幹一編『学校衛生の研究及児童病』広文堂、一九一一年。

赤沢史朗、北河賢三、由井正臣編『資料　日本現代史12』大月書店、一九八四年。

Anderson, Warwick, "Immunities of Empire: Race, Disease, and the New Tropical Medicine, 1900–1920," *Bulletin of the History of Medicine*, Vol. 70, No. 1 (1996): 94–118.

Anderson, Warwick, "Natural Histories of Infectious Disease: Ecological Vision in Twentieth-Century Biomedical Science," *Osiris 2nd Series*, Vol. 19 (2004): 39–61.

Anderson, Warwick, "Getting Ahead of One's Self?: The Common Culture of Immunology and Philosophy," *Isis*, Vol. 105, No. 3 (2014), 606–616.

Anderson, Warwick, "Making Global Health History: The Postcolonial Worldlines of Biomedicine," *Social History of Medicine*, Vol. 27, No. 2 (2014): 372–384.

青木純一『結核の社会史――国民病対策の組織化と結核患者の実像を追って』御茶の水書房、二〇〇四年。

青木九一郎、瀬川吉雄「第九師団各部隊初年兵ニ実施セルＡＯ注射ニ就テ」『軍医団雑誌』第二五五号（一九三四年）、一五〇一―一五〇八頁。

青木正和「わが国における結核の感染・進展の最近の様相」『結核』第五四巻第一一号（一九七九年）、五二七-五三一頁。

青木正和「結核病学の展望　発病論（前篇）」『結核』第五八巻第七号（一九八三年）、三七一-三七八頁。

青木正和『結核の歴史――日本社会との関わりその過去、現在、未来』講談社、二〇〇三年。

青木正和『医師・看護職のための結核病学　結核対策史』財団法人結核予防会本部分室出版調査課、二〇〇四年。

青木正和「結核の感染（I）」『結核』第七九巻第九号（二〇〇四年）、五〇九-五一八頁。

新井英夫「小学校虚弱児童ノ結核調査」『結核』第一一巻第一一号（一九三三年）、九八三-一〇〇〇頁。

新井英夫「小学校児童の結核に関する研究（上）」『学校衛生』第一五巻第六号（一九三五年）、三五三-三八六頁。

新井英夫「小学校児童の結核に関する研究（中）」『学校衛生』第一五巻第七号（一九三五年）、四五五-四七〇頁。

新井英夫「小学校児童の結核に関する研究（下）」『学校衛生』第一五巻第八号（一九三五年）、五〇七-五二七頁。

新井英夫『改正国民体力法による体力検査指針』南山堂、一九四二年。

荒谷寿治「結核ノ家族集積性ニ就テ」『慶應医学』第一九巻第一号（一九三九年）、四三-五七頁。

有馬英二「（臨床的方面）」『結核』第三巻第三号（一九二五年）、五一四-五二三頁。

有馬英二「結核と妊娠中絶問題」『診断と治療』第一三巻第四号（一九二八年）、三八九-三九八頁。

有馬英二「結核と体質」稲田龍吉編『疾病治療と体質』診断と治療社、一九二八年、四〇二-四二九頁。

有馬英二、金井進、清水寛、近藤角五郎、笠井義男「北海道ニ於ケル青年期結核感染ノ統計（特掲）」『結核』第一八巻第三号（一九四〇年）、一七四-二〇〇頁。

有馬英二、金井進、清水寛、近藤角五郎、高橋武雄「北海道ニ於ケル青年期結核感染ノ統計（第2報）」『結核』第一九巻第二号（一九四一年）、一二七-一三二頁。

有馬英二、菊池清一、松田操「学齢児童ノ結核ニ就テ」『結核』第八巻第二号（一九三〇年）、二三九-二四三頁。

有馬英二、山科清三、不破秀三「肋膜炎発生ニ関スル研究（第2報）」『結核』第七巻第八号（一九二九年）、六九八-六九九頁。

有馬頼吉「再び結核病の本態を考察論究して其予防治療の原則を樹てんと欲するの提言（一）」『医事公論』第七五四号（一九二七年）、二二三-二二四頁。

有馬頼吉「再び結核病の本態を考察論究して其予防治療の原則を樹てんと欲するの提言（二）」『医事公論』第七五五号（一九二七年）、一四-一五頁。

有馬頼吉「再び結核病の本態を考察論究して其予防治療の原則を樹てんと欲するの提言（三）」『医事公論』第七五六号（一九二七年）、

一三-一四頁。

有馬頼吉「再び結核病の本態を考察論究して其予防治療の原則を樹てんと欲するの提言（四）」『医事公論』第七五七号（一九二七年）、一二-一四頁。

有馬頼吉「再び結核病の本態を考察論究して其予防治療の原則を樹てんと欲するの提言（五）」『医事公論』第七五八号（一九二七年）、一一-一二頁。

有馬頼吉「結核予防の国際的現況」『人生の幸福』第一四巻第六号（一九三一年）、六-一七頁。

有馬頼吉「紀本参次郎氏にお答えす」『人生の幸福』第五巻第二号（一九三二年）、二三-二八頁。

有馬頼吉「戦時結核問題の対策」『医事公論』第一三三八号（一九四三年）、一七頁。

有馬頼吉、青山敬二、太縄壽郎「結核免疫元ニ関スル研究（第1回報告）」『大阪医学会雑誌』第一八巻第一一号（一九一九年）、九一九-九二〇頁。

有馬頼吉、青山敬二、太縄壽郎「結核免疫ノ研究（第3報）」『結核』第一巻第一号（一九二三年）、一七-三五頁。

有馬頼吉、青山敬二、太縄壽郎「結核免疫ノ研究（第7報）余等ノ接種菌「AO」ノ治験例」『結核』第一巻第四号（一九二三年）、五九一-六一七頁。

有馬頼吉、石原巌「結核感染第一類（処女地急性結核）ニ就テ（第1報）」『結核』第三巻第二号（一九二五年）、二四九-二五五頁。

有馬頼吉、石原巌「結核感染第一類（処女地急性結核）ニ就テ（第1報）（続）」『結核』第三巻第三号（一九二五年）、三六二-三七三頁。

有馬頼吉、渡邊三郎「虚弱小学児童ニ施セル「AO」接種ノ成績結核発病予防接種第三報」『結核』第六巻第二号（一九二八年）、一八五-一九九頁。

有末四郎、高橋義夫、奥田正治、長浜文雄、川上義和、久世彰彦「有馬英二先生を偲んで」『日本医事新報』第三一〇九号（一九八三年）、四三-五二頁。

裴富吉『労働科学の歴史——暉峻義等の学問と思想』白桃書房、一九九七年。

別所秀夫「わが国の近代教育制度における体力概念の誕生と展開——近代教育制度成立から第二次世界大戦終結まで」『体育学研究』第五九巻（二〇一四年）、一一五-一三一頁。

Bonah, Christian, "The 'Experimental Stable' of the BCG Vaccine: Safety, Efficacy, Proof, and Standards, 1921-1933," *Studies in History and Philosophy of Science Part C: Studies in History and Philosophy of Biological and Biomedical Sciences*, Vol. 36, Issue 4 (2005): 696-721.

Bonah, Christian, "Packaging BCG: Standardizing an Anti-Tuberculosis Vaccine in Interwar Europe," *Science in Context*, Vol. 21, No. 2 (2008): 279-310.

Brazelton, Mary Augusta, *Mass Vaccination: Citizens' Bodies and State Power in Modern China* (New York: Cornell University Press, 2019).

Brock, Thomas D., *Robert Koch: A Life in Medicine and Bacteriology* (Washington, DC: ASM Press, 1999).

Brown, Nik, *Immunitary Life: Biomedicine, Technology and the Body* (London: Palgrave Macmillan, 2018).

Browy, Iris, *Coming to terms with world health: the League of Nations Health Organisation 1921-1946* (New York: Peter Lang, 2009).

Bryder, Linda, *Below the Magic Mountain: A Social History of Tuberculosis in Twentieth-century Britain* (Oxford: Clarendon Press, 1988).

Bryder, Linda, "'We shall not Find Salvation in Inoculation': BCG Vaccination in Scandinavia, Britain and the USA, 1921-1960," *Social Science & Medicine*, Vol. 49, Issue 9 (1999): 1157-1167.

Burke, Stacie, *Building Resistance: Children, Tuberculosis, and the Toronto Sanatorium* (Montreal: McGill-Queen's University Press, 2018).

Burnet, Etienne, "General Principles Governing the Prevention of Tuberculosis," *Quarterly Bulletin of the Health Organisation*, Vol. 1, No. 4(1932): 489-663.

Center for Disease Control and Prevention, "Targeted Tuberculin Testing and Treatment of Latent Tuberculosis Infection," *Morbidity and Mortality Weekly Report*, Vol. 49 No. RR-6(2000): 1-54.（米国胸部疾患学会、米国疾病対策センター（吉山崇、星野斉之、中園智昭、増山英則訳、森亨監修）「選択的ツベルクリン反応検査と潜在結核感染症の治療」『資料と展望』第三六号（二〇〇一年）、二五-六八頁。）

千葉保之、所澤政夫「青年期結核症ニ関スル研究（第1報）」『結核』第二二巻第三号（一九四四年）、一二六-一四六頁。

千葉保之、所澤政夫「青年期結核症ニ関スル研究（第2報）」『結核』第二二巻第三号（一九四四年）、一四七-一六一頁。

千葉保之、所澤政夫「青年期結核症ニ関スル研究（第3報）」『結核』第二二巻第四号（一九四四年）、一八六-一九八頁。

千葉保之、所澤政夫「青年期結核症ニ関スル研究（第4報）」『結核』第二二巻第四号（一九四四年）、一九九-二一六頁。

Condrau, Flurin, "Urban Tuberculosis Patients and Sanatorium Treatment in the Early Twentieth Century," in *Medicine, Charity and Mutual Aid: The Consumption of Health and Welfare, c.1550-1950*, eds. Anne Borsay Peter Shapely (Aldershot: Ashgate,

2007), pp. 183-206.
Condrau, Flurin, “The Institutional Career of Tuberculosis Patients in Britain and Germany,” in *The Impact of Hospitals in Europe, 1000-2002*, eds. John Henderson and Peregrine Horden (Oxford: Peter Lang, 2007), pp. 327-357.
Condrau, Flurin, “Beyond the Total Institution: Towards a Reinterpretation of the Tuberculosis Sanatorium,” in *Tuberculosis then and now: Perspectives on the History of an Infectious Disease*, eds. Flurin Condrau and Michael Worboys (Montreal: McGill-Queen's University Press, 2010), pp. 72-99.
Colen, Ed, *A Body Worth Defending: Immunity, Biopolitics, and the Apotheosis of the Modern Body* (Durham: Duke University Press, 2009).
Colgrove, James, “The McKeown Thesis: A Historical Controversy and its Enduring Influence,” *American Journal of Public Health*, Vol. 92, No. 5 (2002): 725-729.
Daidoji, Keiko, “The Formation of Constitutional (Taishitsu) Medicine in Early Twentieth-Century Japan: The Scrofulous Constitution (Senbyōshitsu) and Tuberculosis,” *Historia Scientiarum*, Vol. 27, No. 2 (2018): 199-217.
大霞会内務省史編集委員会編『内務省史　第３巻』大霞会、一九七一年。
第九師団軍医部「第九師団ニ於テ昭和９年１月入営初年兵ニ実施セルマントー氏反応並ＡＯ接種成績概要」『軍医団雑誌』第二六四号（一九三五年）、六五七-六六二頁。
第二師団軍医部「昭和９年度ＡＯ液接種状況」『軍医団雑誌』第二六九号（一九三五年）、一三六一-一三七一頁。
Donzé, Pierre-Yves, *Making Medicine a Business: X-ray Technology, Global Competition, and the Transformation of the Japanese Medical System, 1895-1945* (Singapore: Palgrave Macmillan, 2018).
Dormandy, Thomas, *The White Death: A History of Tuberculosis* (London: Hambledon and London Ltd., 1998).
Dubos, Rune and Jean Dubos, *The White Plague: Tuberculosis, Man and Society* (Boston: Little, Brown and Company, 1952). (Ｒ・デュボス、Ｊ・デュボス（北錬平訳）『白い疫病——結核と人間と社会』財団法人結核予防会、一九八二年。)
江口篤寿、高石昌弘編『健康診断（現代学校保健全集８）』ぎょうせい、一九八二年。
遠藤繁清、黒丸五郎、鈴木左内「肺結核ノ発病動機ニ関スル統計的観察」『結核』第三巻第六号（一九二五年）、七九三-八二二頁。
遠藤繁清『療養新道』実業之日本社、一九二九年。
榎一江編『戦時期の労働と生活』法政大学出版局、二〇一八年。
Farley, John, “Parasites and the Germ Theory of Disease,” in *Framing Disease: Studies in Cultural History*, eds. Charles E.

Rosenberg and Janet Lynne Golden (New Brunswick, New Jersey: Rutgers University Press, 1992), pp. 33-49.
Feldberg, Georgina D., *Disease and Class: Tuberculosis and the Shaping of Modern North American Society* (New Brunswick, New Jersey: Rutgers University Press, 1995).
富士山、大泉武之助、山瀬義脩、齋藤和一郎「BCG接種者のマンツー反応陽転に就て」『日本臨床結核』第三巻第五号（一九四二年）、三四九-三五三頁。
藤井淑禎『不如帰の時代——水底の漱石と青年たち』名古屋大学出版会、一九九〇年。
藤井渉『障害とは何か——戦力ならざる者の戦争と福祉』法律文化社、二〇一七年。
藤村元張「肺結核ト妊娠並ニ其処置」『日本婦人科学会雑誌』第一五巻第一一号（一九二〇年）、七七九-八三八頁。
藤村元張「肺結核ト妊娠並ニ其処置（承前）」『日本婦人科学会雑誌』第一五巻第一二号（一九二〇年）、八六八-八八八頁。
藤野豊「熊本における「ハンセン病患者骨格標本」問題の検証——ハンセン病医療と七三一部隊を結ぶ論理」『戦争責任研究』第八一号（二〇一三年）、六二-七〇頁。
藤田和美「解説」『女性のみた近代第1期第6巻　人見絹枝『女子スポーツを語る』』ゆまに書房、二〇〇〇年、二三五-二四〇頁。
福田眞人『結核の文化史——近代日本における病のイメージ』名古屋大学出版会、一九九五年。
福田眞人『結核という文化——病の比較文化史』中公新書、二〇〇一年。
Frost, Dennis J., *Seeing Stars: Sports Celebrity, Identity, and Body Culture in Modern Japan* (Cambridge, Mass.: Harvard University Asia Center, 2010).
Bernd Gausemeier, "Borderlands of Heredity: The Debate about Hereditary Susceptibility to Tuberculosis, 1882-1945," in *Human Heredity in Twentieth Century*, eds. Bernd Gausemeier, Staffan Müller-Wille, and Edmund Ramsden (London: Pickering & Chatto), pp. 13-26.
Gaudilliére, Jean-Paul and Ilana Löwy eds., *Heredity and Infection: The History of Disease Transmission* (London: Routledge, 2001).
Gradmann, Christoph, "Robert Koch and the Invention of the Carrier State: Tropical Medicine, Veterinary Infections, and Epidemiology around 1900," *Studies in History and Philosophy of Biological and Biomedical Sciences*, Vol. 41, No. 3 (2010): 232-240.
後藤基行『日本の精神科入院の歴史構造——社会防衛・治療・社会福祉』東京大学出版会、二〇一九年。
濱田三蔵「新京寛城子に於ける結核要注意者の健民修錬会」『満洲公衆衛生協会雑誌』第九巻第一二号（一九四三年）、六-九頁。

Hamburger, Franz and Romeo Monti, "Die Tuberkulosehaufigkeit im Kindersalter," *Münchener Medizinische Wochenschrift*, Vol. 56(1909): 449-451.
花島誠人「工業化・都市化と結核」秋田茂、脇村孝平編『人口と健康の世界史』ミネルヴァ書房、二〇二〇年。
原栄『輓近肺結核早期診断及治療論』吐鳳堂、一九〇八年。
原栄『通俗肺病予防及私宅療養教則〔初版〕』吐鳳堂、一九一二年。
原栄『肺病予防療養教則〔第一七版〕』吐鳳堂、一九二二年。
原栄『肺病患者は如何に養生すべきか』主婦之友社、一九二四年。
原静村『昭和に輝く』南海新聞社、一九三五年。
原沢仁斎『家庭で出来る肺結核療法秘訣』泉書院、一九三七年。
Haraway, Donna, "The promises of monsters: A regenerative politics for inappropriate/d others," in *Cultural Studies*, Lawrence Grossberg, Cary Nelson, and Paula Treichler eds. (Abingdon: Routledge, 1992), pp. 295-337.
Haraway, Donna, "The biopolitics of postmodern bodies: Determinations of self in immune system discourse," in *Feminist theory and the body: A Reader*, Janet Price and Margrit Shildrick eds. (Edinburgh: Edinburgh University Press, 1999), pp. 203-214.
Harris, Bernard, "Public Health, Nutrition, and the Decline of Mortality: The McKeown Thesis Revisited," *Social History of Medicine*, Vol. 17(2004): 379-407.
春木秀治郎、佐藤正、岡治道著、眞野準編『結核真髄——予防と療養』日本結核予防協会、一九三五年。
波多野輔久『科学の森陰』山雅房、一九四二年。
波多野輔久編『感光色素・体質・実験治療第一巻』熊本医科大学体質医学研究所体質病理学部、一九四一年。
服部伸編『「マニュアル」の社会史——身体・環境・技術』人文書院、二〇一四年。
服部伸「序論——身体と環境をめぐるマニュアルの社会史」服部伸編『「マニュアル」の社会史——身体・環境・技術』人文書院、二〇一四年、七-二三頁。
Hau, Michael, "The Holistic Gaze in German Medicine, 1890-1930," *Bulletin of the History of Medicine*, Vol. 74 (2000): 495-524.
Hau, Michael, *The Cult of Health and Beauty in Germany: A Social History, 1890-1930* (Chicago: The University of Chicago Press, 2003).
Hau, Michael, "Constitutional Therapy and Clinical Racial Hygiene in Weimar and Nazi Germany," *Journal of the History of Medicine and Allied Sciences*, Vol. 71, No. 2 (2015): 115-143.

林武夫「B・C・Gに関する実験的研究1．各種接種法に依る免疫試験」『陸軍軍医学校防疫研究報告第2部』第四五二号（一九四三年）。

林武夫「B・C・Gに関する実験的研究2．ワクチンに依る免疫試験」『陸軍軍医学校防疫研究報告第2部』第六一〇号（一九四三年）。

林武夫「B・C・Gに関する実験的研究3．保存ワクチンを以てせる免疫試験」『陸軍軍医学校防疫研究報告第2部』第六一二号（一九四三年）。

林武夫「B・C・Gに関する実験的研究4．乾燥ワクチンに依る免疫試験」『陸軍軍医学校防疫研究報告第2部』第八四三号（一九四四年）。

林武夫「BCG乾燥ワクチンに関する研究2．免疫試験」『陸軍軍医学校防疫研究報告第2部』第八四六号（一九四四年）。

林武夫「B・C・Gに関する実験的研究」（博士学位請求論文、医学博士、東北帝国大学、一九四七年一〇月一八日）。

日戸修一「癩と遺伝」『東京医事新誌』第三一三六号（一九三九年）、二一八-三二頁。

日戸修一『日本人の体質』文藝春秋社、一九四〇年。

日戸修一『異常体質』弘文堂、一九四一年。

日戸修一『結婚と体質』大日本出版、一九四一年。

廣川松太郎「子供に潜伏して居る結核」『婦人之友』第一五巻第一〇号（一九二一年）、九一-九五頁。

廣川和花『近代日本のハンセン病問題と地域社会』大阪大学出版会、二〇一一年。

廣川和花「「隔離」と「療養」を再考する――COVID-19と近代日本の感染症対策」『専修人文論集』第一〇九号（二〇二一年）、二三五-二五六頁。

廣川和花「「隔離」と「療養」の間で――コロナの時代に考える近代日本のハンセン病史」『保健医療社会学論集』第三三巻第二号（二〇二三年）、一七-二五頁。

宝月理恵『近代日本における衛生の展開と受容』東信堂、二〇一〇年。

宝月理恵「結核患者のバイオソシアリティと選択的無知――大正末期の患者雑誌に集う人々」『現代思想』第五一巻第七号（二〇二三年）、九〇-一〇〇頁。

保健衛生調査会編『保健衛生調査会第18回報告書』保健衛生調査会、一九三四年。

本多操「避妊問題と優生運動」『家事と衛生』第九巻第六号（一九三三年）、一三-二〇頁。

本多創史『近代日本の優生学――〈他者〉像の成立をめぐって』明石書店、二〇二二年。

堀三津夫「3．細菌」砂原茂一編『結核研究五十年』日本結核病学会、一九七五年、三四-四一頁。

堀川祐里「戦時期の「女子労務管理研究」と女性労働者の健康——労働科学研究所を中心に」『中央大学経済研究所年報』第四九号（二〇一七年）、三三七-三六八頁。

市原市教育委員会『X線医学界の先駆者宮原立太郎』市原市教育委員会、一九七五年。

飯島渉『マラリアと帝国——植民地医学と東アジアの広域秩序』東京大学出版会、二〇〇五年。

猪飼隆明『近代日本におけるハンセン病政策の成立と病者たち』校倉書房、二〇一六年。

飯田長一、西川為雄「乳児にBCG菌を接種せる実験」『児科雑誌』第三六六号（一九三〇年）、二一一九-二一二一頁。

今村荒男「結核「ワクチン」ノ予防的効力批判」『結核』第五巻第五号（一九二七年）、四四三-四五〇頁。

今村荒男「結核「ワクチン」ノ予防的効力批判」『結核』第六巻第七号（一九二八年）、七五五-七七六頁。

今村荒男「結核「ワクチン」ノ予防的効力批判（承前）」『結核』第六巻第八号（一九二八年）、八一三-八五一頁。

今村荒男「BCGワクチンを以てする予防接種に就て」『実験医報』第一七年第二〇〇号（一九三一年）、九七五-九八八頁。

今村荒男『肺結核の発病と症状』渡辺光太、一九三三年。

今村荒男「肺結核に関する集団検診」『日本医事新報』第七九四号（一九三七年）、四-六頁。

今村荒男「結核ニ関スル集団検診」『結核』第一八巻第六号（一九四〇年）、二一九一-二二三九頁。

井村裕夫編『日本の未来を拓く医療——治療医学から先制医療へ』診断と治療社、二〇一二年。

稲田龍吉編『疾病治療と体質』診断と治療社、一九二八年。

稲田龍吉「内科的方面」稲田龍吉編『疾病治療と体質』診断と治療社、一九二八年、一-三四頁。

井上東「小学児童ノ結核調査及「ツベルクリン」皮内反応ニ就テ」『結核』第四巻第四号（一九二六年）、二五七-二八一頁。

井上壽男編『肺之健康法（肺病予防法）』国民衛生叢書、一九一三年。

井上芳保「先制医療への意志は「正常病」の症状かもしれない——HPVワクチン接種被害事件を糸口にして」『保健医療社会学論集』第二八巻第二号（二〇一八年）、四四-五三頁。

井上善十郎（華光生）「B・C・G瑣壇」（一）『医事公論』第八八六号（一九二九年）、八-九頁。

井上善十郎（華光生）「B・C・G瑣壇」（二）『医事公論』第八八七号（一九二九年）、八-九頁。

井上善十郎「犢牛ニ於ケルB・C・G接種施行成績総覧」日本学術振興会編『第8（結核予防）委員会研究報告第一』日本学術振興会、一九三八年。

石神亨『通俗肺病問答——一名・肺病予防法及養生法』石神亨、一九〇二年。

石塚裕道『日本近代都市論――東京・1868-1923』東京大学出版会、一九九一年。

伊東祐彦「小学児童ノ結核調査（第一回報告）」『児科雑誌』第一二七号（一九一〇年）、八六五-八八八頁。

岩佐大治郎『肺病の予防法と自然療養』文雅堂、一九三一年。

岩崎龍郎「明治20年代以後の我が国の結核予防、診断、治療の諸問題に関する史的展望 その1」『結核』第五七巻第六号（一九八二年）、三五七-三六二頁。

岩崎龍郎「明治20年代以後の我が国の結核予防、診断、治療の諸問題に関する史的展望 その2」『結核』第五七巻第七号（一九八二年）、三九九-四〇七頁。

岩崎龍郎『日本の結核――流行の歴史と対策の変遷』財団法人結核予防会、一九八九年。

岩崎彌一郎「大阪市某小学児童ノ「ツベルクリン」皮内反応ニ就テ」『結核』第九巻第一〇号（一九三一年）、一三九六-一四〇四頁。

泉孝英編『日本近現代医学人名事典 1868-2011』医学書院、二〇一二年。

情報局「ＢＣＧ有力な予防法で戦ふこの身を結核から護りませう」『写真週報』第三三三号（一九四四年）、七頁。

Jackson, Mark and Martin D. Moore eds., *Balancing the Self: Medicine, Politics and the Regulation of Health in the Twentieth Century* (Manchester: Manchester University Press, 2020).

Johnston, William, *The Modern Epidemic: A History of Tuberculosis in Japan* (Cambridge: Harvard University Asia Center, 1995).

Jülich, Solveig, "In the Light of Media Mass Miniature Radiography Surveys for Tuberculosis in Sweden, c. 1940–1970," *Media History*, Vol. 22, No. 2 (2016): 201–216.

貝田勝美「肺結核ノ早期発見ト予後」『結核』第一九巻第一二号（一九四一年）、八四三-八八四頁。

梶田昭『医学の歴史』講談社学術文庫、二〇〇三年。

金井進、清水寛「学齢児童ノ結核感染ニ関スル知見補遺」『結核』第一五巻第一五号（一九三七年）、四〇五-四〇八頁。

金子準二「精神病学より観たる肺結核」關口蕃樹、坂口康藏編『結核殊に肺結核』診断と治療社、一九三三年、七六四-七八二頁。

鹿子木俊範「体質研究の歴史的展開」『小児科診療』第四五巻第五号（一九八二年）、六三六-六四四頁。

辛島理人『帝国日本のアジア研究――総力戦体制・経済リアリズム・民主社会主義』明石書店、二〇一五年。

苅部一衛、勝部鎮雄「過敏性体質ト結核（其ノ四）「ツベルクリン」皮膚過敏性ト結核性機転トノ関係ニ就テノ臨床的統計的研究」『結核』第一九巻第七号（一九四一年）、五一二-五二〇頁。

川上武『日本医療の課題――臨床医の視角』勁草書房、一九六七年。

川上武『現代日本病人史――病人処遇の変遷』勁草書房、一九八二年。

川喜田愛郎『感染論――その生物学と病理学』岩波書店、一九六四年。

川喜田愛郎『近代医学の史的基盤 下』岩波書店、一九七七年。

川村邦光『セクシュアリティの近代』講談社選書、一九九六年。

川村六郎『通俗肺病の合理的聯結療法』啓文社、一九二一年。

Keck, Frédéric, *Un monde grippe* (Paris: Flammarion, 2010).（フレデリック・ケック（小林徹訳）『流感世界――パンデミックは神話か?』水声社、二〇一七年。）

慶松洋三「結核罹病型及び結核罹病頻度に関する医師家系調査成績（結核罹病型に関する研究、第1報）」『同仁会雑誌』第一七巻第一二号（一九四三年）、九七二―九八一頁。

慶松洋三「結核の長期罹病率に関する研究（結核罹病型に関する研究、第2報）」『同仁会雑誌』第一八巻第七号（一九四四年）、六六〇―六七三頁。

慶松洋三「結核罹病率の家系集積性に関する研究（結核罹病型に関する研究、第3報）」『同仁会雑誌』第一八巻第八号（一九四四年）、七三〇―七三八頁。

慶松洋三「結核醒膜炎及び肺結核諸型の家系内集積性に関する研究（結核罹病型に関する研究、第4報）」『同仁会雑誌』第一八巻第九号（一九四四年）、七九三―七九九頁。

慶松洋三「結核諸発病型の家系集積性に関する研究（結核罹病型に関する研究、第5報）」『同仁会雑誌』第一八巻第一〇号（一九四四年）、八四一―八四七頁。

結核予防会『創立二十周年小史』結核予防会、一九五九年。

結核予防会編『結核の統計　２０２３』結核予防会、二〇二三年。

結核予防会編、岡西順二郎著『結核のあゆみ――結核予防会創立二十周年記念』結核予防会、一九五九年。

木田文夫『体質の科学』白水社、一九四二年。

木田文夫「健民修錬要鍛錬者の体質に関する研究」『戦時医学』第一巻第二号（一九四四年）、八五―九〇頁。

木田文夫、慶松洋三「結核発病型に関する家系研究（第一報）」『医学と生物学――速報学術雑誌』第五巻第四号（一九四四年）、一七一―一七三頁。

木田文夫、吉谷範夫、村瀬溥太郎「罹病性体質歴調査につきて」『熊本医学会雑誌』第二〇巻第一〇号（一九四四年）、七五七―七六二頁。

Kietlinski, Robin, *Japanese Women and Aport: Beyond Baseball and Sumo* (London: Bloomsbury, 2013).

菊池齊「昭和8年ヨリ同10年ニ至ル陸軍ニ於ケルＡＯ接種実施成績」『軍医団雑誌』第二八五号（一九三七年）、二三一-二四〇頁。

紀本参次郎「有馬博士の「結核予防の国際的現況附其の将来に対する私見」に就て高教を仰ぐ」『人生の幸福』第一五巻第一号（一九三二年）、二三-三〇頁。

木下次子「ツ反既陽性発病に関する臨床的研究」『結核』第三四巻第二号（一九五九年）、一一四-一二二頁。

岸本宗治郎「結核性疾患予防剤トシテＡＯノ効果ニ就テ」『軍医団雑誌』第二五五号（一九三四年）、一五〇九-一五一七頁。

北川扶生子「モダン都市と結核」北川扶生子編『コレクション・モダン都市文化第53巻　結核』ゆまに書房、二〇〇九年、六九九-七三五頁。

北川扶生子『結核がつくる物語——感染と読者の近代』岩波書店、二〇二一年。

北中淳子「ライフサイクルの精神医療化——先制医療時代の臨床的空間」『現代思想』第四二巻第八号（二〇一四年）、一六四-一七二頁。

北里柴三郎「肺結核に就て（前号の続）」『婦人衛生雑誌』第七二号（一八九五年）、五-一二頁。

北里柴三郎『強肺深呼吸法』広文堂、一九一一年。

清野寛、井上数雄、平福一郎「集団胸部「レントゲン」検査ニ就テ（其一）」『軍医団雑誌』第三二一号（一九四〇年）、一一五-一三四頁。

小林義雄「結核初感染に継発する胸膜炎」『海軍軍医会雑誌』第一六巻第二号（一九二七年）、四〇頁。

小林義雄「「ツベルクリンアレルギー」ト肋膜炎（肋膜炎ノ結核感染早期発病論）」『結核』第九巻第一〇号（一九三一年）、一二九一-一三九五頁。

小林義雄「青年期ノ結核感染ト肺結核発病トノ時間的関係」『結核』第一〇巻第七号（一九三二年）、四三一-四五〇頁。

古賀努「青年学校生徒及ビ看護婦ニ於ケルＢＣＧ接種成績ニ就テ」『結核』第二一巻第一号（一九四三年）、一-一五頁。

古賀良彦「レ線深部写真法及ビ間接撮影法ノ応用」『結核』第一四巻第五号（一九三六年）、四四七-四四九頁。

鴻上慶次郎『劫火の前——容易に治る結核と治らぬ結核』崇文堂、一九二七年。

小池重「序」向井徳寿『診療簿余話』克誠堂書店、一九三〇年、五頁。

小島和貴『長与専斎と内務省の衛生行政』慶應義塾大学出版会、二〇二一年。

国立教育研究所編『日本近代教育百年史第五巻　学校教育３』教育研究振興会、一九七四年。

国立療養所刀根山病院編『国立療養所刀根山病院創立八十年記念誌』国立療養所刀根山病院、一九九七年。

国民体力審議会『国民体力管理制度案要綱ニ対スル答申』国民体力審議会、一九三九年。

小松良夫『結核——日本近代史の裏側』清風堂書店、二〇〇〇年。

近藤乾郎「結核患者はどんな療養をしてきたか」『図書館雑誌』第九六巻第六号（二〇〇二年）、四一七頁。

近藤乾郎「結核の予防治療撲滅問題に就て有馬博士に呈す（一）」『医事公論』第七六四号（一九二七年）、一一-一二頁。

近藤乾郎「結核の予防治療撲滅問題に就て有馬博士に呈す（二）」『医事公論』第七六五号（一九二七年）、一二-一三頁。

近藤角五郎「看護婦ニ於ケルＢＣＧ接種ノ経験（続報）」『結核』第二〇巻第一〇号（一九四二年）、五四四-五五九頁。

近藤宏二「結核の集団検診に関する考察」『日本公衆保健協会雑誌』第一六巻第五号（一九四〇年）、二二三-二二九頁。

近藤宏二「結核の集団検診に関する考察——庁員の健康診断実施成績に鑑みて」『日本公衆保健協会雑誌』第一六巻第五号（一九四〇年）、三-九頁。

近藤宏二『人体と結核』岩波新書、一九四二年。

近藤宏二『青年と結核』岩波新書、一九四六年。

近藤宏二、澄川吉郎、芦田定藏「某官庁ニ於ケル集団健康診断成績」『結核』第一八巻第六号（一九四〇年）、五五五-五五八頁。

今野淳「老人性肺結核」『臨床科学』第七巻第五号（一九七一年）、五三一-五三六頁。

近衛師団軍医部「近衛師団ＡＯ接種実施成績」『軍医団雑誌』第二八一号（一九三八年）、一四五三-一四六〇頁。

河野誠哉「「測定」の認識論的基盤——明治・大正期の学校身体検査を題材に」『東京大学大学院教育学研究科紀要』第三七巻（一九九七年）、一一三-一二二頁。

厚生省「集団検診　結核予防を組織的に」『公衆衛生』第五九巻第五号（一九四一年）、三〇九-三一一頁。

厚生省『健康報国療養道』、厚生省、一九四二年。

厚生省五十年史編集委員会編『厚生省五十年史』中央法規出版、一九八八年。

厚生省健民局「健民修錬所修錬要綱」日本臨床社編『健民修錬の指導』日本臨床社、一九四四年、一二九-一三九頁。

厚生省医務局編『医制百年史　記述編』ぎょうせい、一九七六年。

厚生省体力局『国民体力管理制度準備調査検査者必携　道府県施行用　昭和14年度』厚生省体力局、一九三九年。

厚生省体力局『千葉県体力検査成績報告書　昭和14年度国民体力管理制度準備調査』体力局、一九三九年。

厚生省体力局『国民体力管理制度調査会専門委員付託事項調査結果報告書』厚生省体力局、一九三九年。

厚生省体力局編『国民体力管理制度準備調査　昭和14年度　六大都市体力検査成績』厚生省体力局、一九四〇年。

厚生省体力局編『国民体力管理制度準備調査成績　昭和13年度』厚生省体力局、一九四〇年。

厚生省予防局「都市小児結核予防に就て」『内務厚生時報』第四巻第五号（一九三九年）、五六九-五七〇頁。
厚生省予防局「令旨奉体結核予防国民運動実施に就て」『内務厚生時報』第四巻第一〇号（一九三九年）、九-一三頁。
厚生省予防局「結核予防の二大重点」『週報』第二三七号（一九四一年）、八-九頁。
熊谷岱蔵「結核初感染ニ就テ」『結核』第一七巻第九号（一九三九年）、七八七-八〇八頁。
熊本大学『熊本大学三十年史』熊本大学、一九八〇年。
倉学一「AOノ診断的価値ニ就テ」『軍医団雑誌』第二五五号（一九三四年）、一四九六-一五〇一頁。
クレペリン、エーミール（遠藤みどり、稲浪正充訳）『強迫神経症』みすず書房、一九八九年。
黒丸五郎『岡治道先生と私――その背景としての結核事情』三浦書店、一九六八年。
草野春平「就學兒童ニ試行セルピルケ氏反應ニ就テ」『岡山医学会雑誌』第二六四号（一九一二年）、五五-六六頁。
Lawrence, Christopher and George Weisz eds., *Greater than the Parts: Holism in Biomedicine, 1920–1950* (New York: Oxford University Press, 1998).
Lawrence, Christopher and George Weisz, “Medical Holism: The Context,” in *Greater than the Parts: Holism in Biomedicine, 1920–1950*, eds. Christopher Lawrence and George Weisz (New York: Oxford University Press, 1998), pp. 1–22.
League of Nations Health Organisation, *Report of the Technical Conference for the Study of Vaccination against Tuberculosis by Means of BCG* (Geneva: League of Nations, 1928).
Leaviitt, Judith Walzer, *Typhoid Mary: Captive to the Public's Health* (Boston: Beacon Press, 1996).
Lei, Sean Hsiang-lin, “Habituating Individuality: The Framing of TB and its Material Solutions in Republican China,” *Bulletin of the History of Medicine*, Vol. 84, No. 2 (2010): 248–279.
梁昕怡「都市近代化と疾病――大阪市における結核予防対策を事例に」『日本語・日本学研究』第一三号（二〇二三年）、一九-五〇頁。
眞野準編『結核予防絵入パンフレット』日本結核予防協会、一九三二年。
眞野準編『日本結核予防協会沿革略誌』日本結核予防協会、一九四一年。
Martin, Emily, *Flexible Bodies: The Role of Immunity in American Culture from the Days of Polio to the Age of AIDS* (Chicago: Beacon Press, 1994).（エミリー・マーチン（菅靖彦訳）『免疫複合――流動化する身体と社会』青土社、一九九六年。）
McKeown, Thomas, *The Modern Rise of Population* (London: Blackwell, 1977).
McMillen, Christian W., Discovering Tuberculosis: A Global History, 1900 to the Present (New Haven and London: Yale

University Press, 2015).

Mendelsohn, John Andrew, *Cultures of Bacteriology: Foundation and Transformation of a Science in France and Germany, 1870-1914* (Ph. D dissertation, Princeton University, 1996).

Mendelsohn, John Andrew, "From Eradiation to Equilibrium: How Epidemics Became Complex after World War I," in *Greater than the Parts: Holism in Biomedicine, 1920-1950*, eds. Christopher Lawrence and George Weisz (New York: Oxford University Press, 1998), pp. 303-331.

Mendelsohn, John Andrew, "Medicine and the Making of Bodily Inequality in Twentieth-century in Europe," in *Heredity and Infection: The History of Disease Transmission*, eds. Jean-Paul Gaudillière and Ilana Löwy (London: Routledge, 2001), pp. 21-79.

明城弥三吉「妊娠と肺結核」『治療及処方』第一三巻第一二号（一九三三年）、一八一一-一八一八頁。

見市雅俊、斎藤修、脇村孝平、飯島渉編『疾病・開発・帝国医療――アジアにおける病気と医療の歴史学』東京大学出版会、二〇〇一年。

美馬達哉『リスク化される身体』青土社、二〇一二年。

三村悟郎「体質医学の展望――21世紀をめざして」『日本体質学雑誌』第五九巻第二号（一九九七年）、六五-七二頁。

三田村鳶魚「西鶴の当世顔」『三田村鳶魚全集　第一二巻』中央公論社、一九七六年、三一二-三二〇頁。

三田村鳶魚「恋の病」『三田村鳶魚全集　第一二巻』中央公論社、一九七六年、三二〇-三二四頁。

三戸時雄「医学博士有馬頼吉氏の療養所無用論を読みて」『人生の幸福』第一五巻第三号（一九三二年）、一四-一三頁。

三井登「結核感染児童の増加と予防対策――都市小児結核予防所設置（一九三九年）を中心として」『体育学研究』第五一巻（二〇〇六年）、六二三-六三三頁。

三井登「戦時下における国民学校修了後就職予定児童に対する身体検査――結核予防対策の強化」『紀要』第一六巻（二〇一二年）、一-一八頁。

光山正雄、鈴木克洋編『結核　改訂版』医薬ジャーナル社、二〇一七年。

三浦謹之助「体質及素因論」『日本病理学会会誌』第五巻（一九一六年）、三-一二頁。

宮原立太郎「結核婦人が妊娠したら何うすればよいか？――肺病の予防及治療の手当と自己防衛の最良策」『通俗医学』第六巻第五号（一九二八年）、四三-四六頁。

宮本忍、柿崎卓郎『結核を語る――専門医と体験者との対談』亜細亜書房、一九四四年。

宮尾定信『臨床体質学』金原出版、一九七一年。

文部省監修、財団法人日本学校保健会編『学校保健百年史』第一法規、一九七三年。

文部省学校衛生課「運動選手の健康状態と学業成績」『日本学校衛生』第一三巻第九号（一九二五年）、六七四-六八七頁。

文部大臣官房学校衛生課「身体虚弱児童の取扱に関する調査」『官報』第三六七九号（一九二四年一一月二六日）、四頁。

Montizambert, Frederick, "The British Congress on Tuberculosis, July 22-27, 1901," *Public Health Papers and Reports*, Vol. 27 (1901): 35-44.

森茂樹「結核と体質」『内分泌及実験治療』第七巻第四号（一九三九年）、四六七-四七一頁。

森茂樹「本会並に本誌の改称に際して」『体質学雑誌』第九巻第一号（一九四〇年）、一-二頁。

森茂樹「結核症の体質学的研究」『体質学雑誌』第九巻第七号（一九四一年）、一〇八四-一〇八七頁。

森茂樹「再び結核症の体質学的研究」『体質学雑誌』第一〇巻第四号（一九四二年）、三七一-三七四頁。

森茂樹「日本体質学会の日本医学会加盟に対する要望趣旨書」『日本体質医学雑誌』第一八巻第五号（一九五三年）、二一五-二一六頁。

森茂樹「体質学の歴史」宮尾定信編『疾病と体質（1）』診断と治療社、一九六四年、一-九頁。

森先生謝恩記念会編『体質・内分泌・そのほか――森茂樹先生玉文集』森先生謝恩記念会、一九四五年。

森茂樹、鈴江懐編『日本内分泌文献集――自律神経を含む　明治32年至昭和11年』内分泌及実験治療研究会、一九三六年。

森茂樹、鈴江懐編『Deutsche und englische Literatur der Endokrinologie ＝欧文内分泌文献集』内分泌及実験治療研究会、一九四〇年。

森貴史『ドイツの自然療法――水治療・断食・サナトリウム』平凡社新書、二〇二一年。

向井徳寿『肺結核の発生と予防』金原書店、一九二九年。

村尾圭介「急性結核」『現代医学大事典　第7巻』春秋社、一九二九年。

村岡潔「「先制医療」における特定病因論と確率論的病因論の役割」『佛教大学保健医療技術学部論集』第八巻（二〇一四年）、三七-四五頁。

村岡潔「「先制医療」の理論的構造について」『医学哲学医学倫理』第三三巻（二〇一五年）、五一-五八頁。

村岡潔「予防医学の最高段階としての「先制医療」」森下直貴編『生命と科学技術の倫理学――デジタル時代の身体・脳・心・社会』丸善出版、二〇一六年、三四-五六頁。

村岡潔「健康と病理」『保健医療社会学論集』第二八巻第二号（二〇一八年）、一-一〇頁。

室橋豊穂「乳幼児ニ於ケルＢＣＧ接種後ノ「ツベルクリン」皮内反応ノ経過ニ就テ」『児科雑誌』第四八巻第二号（一九四一年）、九二–一〇一頁。

長与専斎「発会祝詞」『大日本私立衛生会雑誌』第一巻第一号(一八八三年)、九–一二頁。

内務省衛生局『公立結核療養所状況』内務省衛生局、一九三一年。

中村八太郎「内分泌と体質及び疾病」『日本之医界』第一七巻第八六号(一九二七年)、五–六頁。

中村文哉「戦前期の「癩」および結核予防法関連法規のネクサスについて」『山口県立大学社会福祉学部紀要』第二六巻(二〇二〇年)、四一–九一頁。

成田敬太郎、丘田諄一、藤田三郎「下層階級部落ニ於ケル結核蔓延状況(神戸市葺合区民ノ一部 ニ施行セル結核ノ検診ニ就テ)」『結核』第二〇巻第二号(一九四二年)、五一–七〇頁。

成田龍一「衛生意識の定着と「美のくさり」——一九二〇年代、女性の身体をめぐる一局面」『日本史研究』第三六六号(一九九三年)、六四–八九頁。

成田龍一「身体と公衆衛生——日本の文明化と国民化」歴史学研究会編『講座世界史4 資本主義は人をどう変えてきたか』東京大学出版会、一九九五年、三七五–四〇一頁。

日本学術振興会編『日本学術振興会年報 第4号(昭和11年4月至昭和12年3月)』日本学術振興会年報第四号、一九三七年。

日本学術振興会編『日本学術振興会年報 第5号(昭和12年4月至昭和13年3月)』日本学術振興会年報第五号、一九三八年。

日本学術振興会編『日本学術振興会年報 第6号(昭和13年4月至昭和14年3月)』日本学術振興会、一九三九年。

日本学術振興会編『事業報告 昭和13年度(昭和13年4月1日~昭和14年3月31日)』日本学術振興会、一九四〇年。

日本学術振興会第八小(結核予防)委員会『結核予防接種に関する報告書』財団法人結核予防会、一九四三年。

日本科学史学会編『日本科学技術史大系 第25巻(医学 第2)』第一法規出版、一九六七年。

日本臨床社編『健民修錬の指導』日本臨床社、一九四四年。

日本体力医学会編『日本におけるスポーツ医学研究』明治生命厚生事業団、一九六四年。

新川綾子「戦間期から戦時期の工場医と「健康管理」——鐘紡工場医会を中心に」『大原社会問題研究所雑誌』第七七二巻(二〇二三年)、五五–七〇頁。

新倉貴仁『「能率」の共同体——近代日本のミドルクラスとナショナリズム』岩波書店、二〇一七年。

西川純司『窓の環境史——近代日本の公衆衛生からみる住まいと自然のポリティクス』青土社、二〇二二年。

西川為雄「BCGワクチン接種乳児の臨床的観察」『臨床医学』第一〇号(一九三九年)、一四四九–一四六四頁。

西村峰龍「『寒風』成立の経緯——川端康成と日戸修一の関係を軸にして」『国文学』第九六巻二〇一一年)、二五三–二七一頁。

西成田豊『近代日本労働史――労働力編成の論理と実証』有斐閣、二〇〇七年。

西成田豊『労働力動員と強制連行』山川出版社、二〇〇九年。

野邊地慶三、柳澤謙、益子義教、栃内寛、寺木忠、与謝野光「ツベルクリン反応検査方法に就て（第1報）」『厚生科学』第一巻第一号（一九四〇年）、一六-三三頁。

野邊地慶三、柳澤謙、染谷四郎、益子義教、臼井竹次郎、辻達彦、寺木忠、大林容二、須賀井忠男、諏訪紀夫、金光正次、野上鐵雄、佐々木秀興、林春雄、甲野禮作、森勇雄「ツベルクリン反応検査方法に就て（第2報）」『厚生科学』第二巻第一号（一九四一年）、四一-六一頁。

野口穂高「大正期における「林間学校」の受容と発展に関する一考察――その目的と実践内容の分析を中心に」『学術研究：人文科学・社会科学編』第六四巻（二〇一六年）、三八七-四〇七頁。

野口穂高「昭和初期の東京市における体育・学校衛生関連の施設・活動の拡充と「林間学校」」『学術研究：人文科学・社会科学編』第七〇巻（二〇二二年）、三三一-三五二頁。

額田晋『肺結核の予防及治療法』南江堂書店、一九二三年。

小高健編『長与又郎日記　下――近代化を推進した医学者の記録』学会出版センター、二〇〇二年。

緒方知三郎「結核ノ初感染ト再感染（病理解剖学的方面）」『結核』第三巻第三号（一九二五年）、五二三-五二九頁。

緒方十右衛門、原田光男「妊娠ト肺結核」『グレンツゲビート』第二巻第一号（一九二八年）、七二-一二七頁。

緒方十右衛門、曽我直彦「再ビ妊娠ト肺結核ニ就テ」『グレンツゲビート』第二巻第一〇号（一九二八年）、一三二一-一三三三頁。

小川勇「結核予防の一助として隊兵に行ひたるピルケー反応の成績に就て」『医学中央雑誌』第一五三号（一九一三年）、一八一六-一八三〇頁。

荻野美穂『「家族計画」への道――近代日本の生殖をめぐる政治』岩波書店、二〇〇八年。

大平得三「紡績工場ニ於ケル結核ノ予防及撲滅　附有馬氏等ノ「ＡＯ」ノ効果ニ就キテ」『結核』第三巻第三号（一九二五年）、三三六-三六一頁。

岡治道「結核初期変化群研究補遺」『東京医学会雑誌』第四三巻第二号（一九二九年）、二〇八-二四一頁。

岡治道「結核予防問題ト其体系」『結核』第一〇巻第一号（一九三二年）、三九-五一頁。

岡治道「結核の予防に就いて」『医療及保険』第一巻第六号（一九三六年）、五〇-五五頁。

岡治道「日本結核病学会が生まれた頃」砂原茂一編『結核研究五十年』日本結核病学会、一九七五年、九頁。

岡治道「結核と私（第1回）」『結核』第五二巻第一号（一九七七年）、二九-三四頁。

岡治道「結核と私（第2回）」『結核』第五二巻第二号（一九七七年）、六一-六五頁。

岡田道一「体質による児童生徒の運動方法如何」『教育時論』第一四六一号（一九二六年）、六-七頁。

岡西順二郎「結核の歴史1」『日本臨床結核』第一五巻第一号（一九五六年）、七八-八二頁。

岡西順二郎「結核の歴史2」『日本臨床結核』第一五巻第二号（一九五六年）、一四七-一五一頁。

岡西順二郎「結核の歴史3」『日本臨床結核』第一五巻第三号（一九五六年）、二二一-二二四頁。

岡西順二郎「結核の歴史4」『日本臨床結核』第一五巻第四号（一九五六年）、二八四-二八七頁。

岡西順二郎「結核の歴史5」『日本臨床結核』第一五巻第五号（一九五六年）、三六二-三六五頁。

岡西順二郎「結核の歴史6」『日本臨床結核』第一五巻第六号（一九五六年）、四八〇-四八四頁。

岡西順二郎「結核の歴史7」『日本臨床結核』第一五巻第七号（一九五六年）、五五二-五五六頁。

岡西順二郎「結核の歴史8」『日本臨床結核』第一五巻第八号（一九五六年）、六三七-六四〇頁。

岡西順二郎「結核の歴史9」『日本臨床結核』第一五巻第一〇号（一九五六年）、七二四-七二七頁。

岡西順二郎「結核の歴史10」『日本臨床結核』第一五巻第一一号（一九五六年）、八〇一-八〇四頁。

岡西順二郎「結核の歴史11」『日本臨床結核』第一五巻第一二号（一九五六年）、八七九-八八三頁。

岡西順二郎「結核の歴史12」『日本臨床結核』第一五巻第一三号（一九五六年）、九六一-九六五頁。

岡西順二郎「結核の歴史13」『日本臨床結核』第一六巻第一号（一九五七年）、六一-六六頁。

岡西順二郎「結核の歴史14」『日本臨床結核』第一六巻第二号（一九五七年）、一四五-一四八頁。

岡西順二郎「結核の歴史15」『日本臨床結核』第一六巻第三号（一九五七年）、二二四-二二八頁。

岡西順二郎「結核の歴史16」『日本臨床結核』第一六巻第四号（一九五七年）、三一一-三一四頁。

岡西順二郎「結核の歴史17」『日本臨床結核』第一六巻第五号（一九五七年）、三九四-三九八頁。

岡西順二郎「結核の歴史18」『日本臨床結核』第一六巻第六号（一九五七年）、四六四-四六八頁。

岡西順二郎「結核の歴史19」『日本臨床結核』第一六巻第七号（一九五七年）、九五一-五六六頁。

岡西順二郎「結核の歴史20」『日本臨床結核』第一六巻第八号（一九五七年）、六三五-六三九頁。

岡西順二郎「結核の歴史21」『日本臨床結核』第一六巻第九号（一九五七年）、七一八-七二二頁。

岡西順二郎「結核の歴史22」『日本臨床結核』第一六巻第一〇号（一九五七年）、七九五-七九八頁。

岡西順二郎「結核の歴史23」『日本臨床結核』第一六巻第一一号（一九五七年）、八七三-八七六頁。

岡西順二郎「結核の歴史24」『日本臨床結核』第一六巻第一二号（一九五七年）、九四四-九四七頁。

岡西順二郎「結核の歴史25」『日本臨床結核』第一七巻第一号（一九五八年）、六八-七二頁。

岡西順二郎「結核の歴史26」『日本臨床結核』第一七巻第二号（一九五八年）、一五四-一五八頁。

岡西順二郎「結核の歴史27」『日本臨床結核』第一七巻第三号（一九五八年）、二二三-二二六頁。

岡西順二郎「結核の歴史28」『日本臨床結核』第一七巻第四号（一九五八年）、三〇二-三〇五頁。

岡西順二郎「結核の歴史29」『日本臨床結核』第一七巻第五号（一九五八年）、三七四-三七八頁。

岡西順二郎「結核の歴史30」『日本臨床結核』第一七巻第六号（一九五八年）、四四四-四四七頁。

岡西順二郎「結核の歴史31」『日本臨床結核』第一七巻第七号（一九五八年）、五一五-五一八頁。

岡西順二郎「結核の歴史32」『日本臨床結核』第一七巻第八号（一九五八年）、五九四-五九七頁。

岡西順二郎「結核の歴史33」『日本臨床結核』第一七巻第九号（一九五八年）、六六〇-六六四頁。

岡西順二郎「結核の歴史34」『日本臨床結核』第一七巻第一〇号（一九五八年）、七四二-七四六頁。

岡西順二郎「結核の歴史35」『日本臨床結核』第一七巻第一一号（一九五八年）、八二〇-八二四頁。

岡西順二郎「結核の歴史36」『日本臨床結核』第一七巻第一二号（一九五八年）、八八二-八八六頁。

岡西順二郎「結核の歴史37」『日本臨床結核』第一八巻第一号（一九五九年）、六五-六八頁。

岡西順二郎「結核の歴史38」『日本臨床結核』第一八巻第二号（一九五九年）、一三五-一三九頁。

岡西順二郎「結核の歴史39」『日本臨床結核』第一八巻第三号（一九五九年）、二〇八-二一一頁。

岡西順二郎「結核の歴史40」『日本臨床結核』第一八巻第四号（一九五九年）、二八五-二八八頁。

岡西順二郎「結核の歴史41」『日本臨床結核』第一八巻第五号（一九五九年）、三五四-三五七頁。

岡西順二郎「結核の歴史42」『日本臨床結核』第一八巻第六号（一九五九年）、四三〇-四三三頁。

岡西順二郎「結核の歴史43」『日本臨床結核』第一八巻第七号（一九五九年）、五一二-五一六頁。

岡西順二郎「結核の歴史44」『日本臨床結核』第一八巻第八号（一九五九年）、五九〇-五九四頁。

岡西順二郎「結核の歴史45」『日本臨床結核』第一八巻第九号（一九五九年）、六六四-六六七頁。

岡西順二郎「結核の歴史46」『日本臨床結核』第一八巻第一〇号（一九五九年）、七四〇-七四四頁。

岡西順二郎「結核の歴史47」『日本臨床結核』第一八巻第一一号（一九五九年）、八二五-八二八頁。

岡西順二郎「結核の歴史48」『日本臨床結核』第一八巻第一二号（一九五九年）、八九五-九〇〇頁。

岡西順二郎「結核の歴史49」『日本胸部臨床』第一九巻第一号（一九六〇年）、八一-八五頁。

岡西順二郎「結核の歴史50」『日本胸部臨床』第一九巻第二号（一九六〇年）、一四八-一五一頁。

岡西順二郎「結核の歴史51」『日本胸部臨床』第一九巻第三号（一九六〇年）、二三〇-二三四頁。

岡西順二郎「結核の歴史52」『日本胸部臨床』第一九巻第四号（一九六〇年）、二九八-三〇二頁。

岡西順二郎「結核の歴史53」『日本胸部臨床』第一九巻第五号（一九六〇年）、三七三-三七七頁。

岡西順二郎「結核の歴史54」『日本胸部臨床』第一九巻第六号（一九六〇年）、四四七-四五〇頁。

岡西順二郎「結核の歴史55」『日本胸部臨床』第一九巻第七号（一九六〇年）、五一九-五二二頁。

岡西順二郎「結核の歴史56」『日本胸部臨床』第一九巻第八号（一九六〇年）、五九八-六〇二頁。

岡西順二郎「作業療法および Rehabilitation（1）結核の歴史57」『日本胸部臨床』第一九巻第九号（一九六〇年）、六六八-六七二頁。

岡西順二郎「作業療法および Rehabilitation（2）結核の歴史58」『日本胸部臨床』第一九巻第一〇号（一九六〇年）、七三九-七四三頁。

岡西順二郎「作業療法および Rehabilitation（3）結核の歴史59」『日本胸部臨床』第一九巻第一一号（一九六〇年）、八二〇-八二三頁。

岡西順二郎「結核の日光療法（1）結核の歴史60」『日本胸部臨床』第一九巻第一二号（一九六〇年）、八八二-八八五頁。

岡西順二郎「結核の日光療法（2）結核の歴史61」『日本胸部臨床』第二〇巻第一号（一九六一年）、五六-五九頁。

岡西順二郎「結核の伝染説と結核菌発見（1）結核の歴史62」『日本胸部臨床』第二〇巻第二号（一九六一年）、一四一-一四四頁。

岡西順二郎「結核の伝染説と結核菌発見（2）結核の歴史63」『日本胸部臨床』第二〇巻第三号（一九六一年）、二一四-二一八頁。

岡西順二郎「結核の伝染説と結核菌発見（3）結核の歴史64」『日本胸部臨床』第二〇巻第四号（一九六一年）、二九一-二九五頁。

岡西順二郎「結核の伝染説と結核菌発見（4）結核の歴史65」『日本胸部臨床』第二〇巻第五号（一九六一年）、三七三-三七六頁。

岡西順二郎「結核の伝染説と結核菌発見（5）結核の歴史66」『日本胸部臨床』第二〇巻第六号（一九六一年）、四四六-四五〇頁。

岡西順二郎「結核の伝染説と結核菌発見（6）結核の歴史67」『日本胸部臨床』第二〇巻第七号（一九六一年）、五一八-五二二頁。

岡西順二郎「結核の伝染説と結核菌発見（7）結核の歴史68」『日本胸部臨床』第二〇巻第八号（一九六一年）、五八一-五八五頁。

岡西順二郎「結核の伝染説と結核菌発見（8）結核の歴史69」『日本胸部臨床』第二〇巻第九号（一九六一年）、六五九-六六三頁。

岡西順二郎「結核の伝染説と結核菌発見（9）結核の歴史70」『日本胸部臨床』第二〇巻第一〇号（一九六一年）、七四四-七四七頁。

岡西順二郎「結核の伝染説と結核菌発見（10）結核の歴史71」『日本胸部臨床』第二〇巻第一一号（一九六一年）、八二七-八三〇頁。

岡西順二郎「結核の伝染説と結核菌発見（11）結核の歴史72」『日本胸部臨床』第二〇巻第一二号（一九六一年）、九〇二-九〇三頁。

岡西順二郎「ツベルクリンの発見とその応用（1）結核の歴史73」『日本胸部臨床』第二一巻第一号（一九六二年）、六〇-六三頁。

岡西順二郎「ツベルクリンの発見とその応用（2）結核の歴史74」『日本胸部臨床』第二一巻第二号（一九六二年）、一三五-一三八頁。

岡西順二郎「ツベルクリンの発見とその応用（3）結核の歴史75」『日本胸部臨床』第二一巻第三号（一九六二年）、二二五-二二八頁。

岡西順二郎「ツベルクリンの発見とその応用（4）結核の歴史76」『日本胸部臨床』第二一巻第四号（一九六二年）、三二一-三二五頁。

岡西順二郎「人工気胸療法の発達（1）結核の歴史77」『日本胸部臨床』第二一巻第五号（一九六二年）、三九三-三九六頁。

岡西順二郎「人工気胸療法の発達（2）結核の歴史78」『日本胸部臨床』第二一巻第六号（一九六二年）、四九一-四九四頁。

岡西順二郎「人工気胸療法の発達（3）結核の歴史79」『日本胸部臨床』第二一巻第七号（一九六二年）、五七九-五八三頁。

岡西順二郎「人工気胸療法の発達（4）結核の歴史80」『日本胸部臨床』第二一巻第八号（一九六二年）、六六六-六六九頁。

岡西順二郎「人工気胸療法の発達（5）結核の歴史81」『日本胸部臨床』第二一巻第九号（一九六二年）、七三七-七四〇頁。

岡西順二郎「人工気胸療法の発達（6）結核の歴史82」『日本胸部臨床』第二一巻第一〇号（一九六二年）、八二一-八二四頁。

岡西順二郎「人工気胸療法の発達（7）結核の歴史83」『日本胸部臨床』第二一巻第一一号（一九六二年）、八九〇-八九四頁。

岡西順二郎「人工気胸療法の発達（8）結核の歴史84」『日本胸部臨床』第二一巻第一二号（一九六二年）、九五五-九五九頁。

岡西順二郎「人工気胸療法の発達（9）結核の歴史85」『日本胸部臨床』第二二巻第一号（一九六三年）、七〇-七三頁。

岡西順二郎「レントゲン線の発見とレントゲン検査法の進歩（1）結核の歴史86」『日本胸部臨床』第二二巻第二号（一九六三年）、一四九-一五二頁。

岡西順二郎「レントゲン線の発見とレントゲン検査法の進歩（2）結核の歴史87」『日本胸部臨床』第二二巻第三号（一九六三年）、二一八-二二二頁。

岡西順二郎「レントゲン線の発見とレントゲン検査法の進歩（3）結核の歴史88」『日本胸部臨床』第二二巻第四号（一九六三年）、二八八-二九一頁。

岡西順二郎「レントゲン線の発見とレントゲン検査法の進歩（4）結核の歴史89」『日本胸部臨床』第二二巻第五号（一九六三年）、三四八-三五一頁。

岡西順二郎「レントゲン線の発見とレントゲン検査法の進歩（5）結核の歴史90」『日本胸部臨床』第二二巻第六号（一九六三年）、四二四-四二七頁。

岡西順二郎「レントゲン線の発見とレントゲン検査法の進歩（6）結核の歴史91」『日本胸部臨床』第二二巻第七号（一九六三年）、五〇三-五〇六頁。

岡西順二郎「レントゲン線の発見とレントゲン検査法の進歩（7）結核の歴史92」『日本胸部臨床』第二二巻第八号（一九六三年）、五六九‐五七二頁。

岡西順二郎「レントゲン線の発見とレントゲン検査法の進歩（8）結核の歴史93」『日本胸部臨床』第二二巻第九号（一九六三年）、六二七‐六三二頁。

岡西順二郎「結核の病理学（1）結核の歴史94」『日本胸部臨床』第二二巻第一〇号（一九六三年）、七一六‐七二〇頁。

岡西順二郎「結核の病理学（2）結核の歴史95」『日本胸部臨床』第二二巻第一一号（一九六三年）、七八四‐七八六頁。

岡西順二郎「結核の病理学（3）結核の歴史96」『日本胸部臨床』第二二巻第一二号（一九六三年）、八四八‐八五一頁。

岡西順二郎「結核の病理学（4）結核の歴史97」『日本胸部臨床』第二三巻第一号（一九六四年）、六九‐七二頁。

岡西順二郎「結核の病理学（5）結核の歴史98」『日本胸部臨床』第二三巻第二号（一九六四年）、一四七‐一五一頁。

岡西順二郎「結核の病理学（6）結核の歴史99」『日本胸部臨床』第二三巻第三号（一九六四年）、二二二‐二二六頁。

岡西順二郎「結核の病理学（7）結核の歴史100」『日本胸部臨床』第二三巻第四号（一九六四年）、二九四‐二九七頁。

岡西順二郎「結核の病理学（8）結核の歴史101」『日本胸部臨床』第二三巻第五号（一九六四年）、三五九‐三六二頁。

岡西順二郎「結核の病理学（9）結核の歴史102」『日本胸部臨床』第二三巻第六号（一九六四年）、四三五‐四三八頁。

岡西順二郎「肺結核の外科療法（1）結核の歴史103」『日本胸部臨床』第二三巻第七号（一九六四年）、五〇〇‐五〇四頁。

岡西順二郎「肺結核の外科療法（2）結核の歴史104」『日本胸部臨床』第二三巻第八号（一九六四年）、五六三‐五六六頁。

岡西順二郎「肺結核の外科療法（3）結核の歴史105」『日本胸部臨床』第二三巻第一〇号（一九六四年）、七三四‐七三七頁。

岡西順二郎「肺結核の外科療法（4）結核の歴史106」『日本胸部臨床』第二三巻第一一号（一九六四年）、八〇九‐八一三頁。

岡西順二郎「肺結核の外科療法（5）結核の歴史107」『日本胸部臨床』第二三巻第一二号（一九六四年）、八八八‐八九二頁。

岡西順二郎「肺結核の外科療法（6）結核の歴史108」『日本胸部臨床』第二四巻第一号（一九六五年）、七二‐七六頁。

岡西順二郎「肺結核の外科療法（7）結核の歴史109」『日本胸部臨床』第二四巻第二号（一九六五年）、一四六‐一四九頁。

岡西順二郎「肺結核の外科療法（8）結核の歴史110」『日本胸部臨床』第二四巻第三号（一九六五年）、二三五‐二三九頁。

岡西順二郎「肺結核の外科療法（9）結核の歴史111」『日本胸部臨床』第二四巻第四号（一九六五年）、三一七‐三二〇頁。

岡西順二郎「肺結核の外科療法（10）結核の歴史112」『日本胸部臨床』第二四巻第五号（一九六五年）、三九二‐三九六頁。

岡西順二郎「肺結核の外科療法（11）結核の歴史113」『日本胸部臨床』第二四巻第六号（一九六五年）、四六七‐四七〇頁。

岡西順二郎「肺結核の外科療法（12）結核の歴史114」『日本胸部臨床』第二四巻第七号（一九六五年）、五三四‐五三七頁。

岡西順二郎「肺結核の外科療法（13）結核の歴史115」『日本胸部臨床』第二四巻第八号（一九六五年）、六一四‐六一七頁。

岡西順二郎「肺結核の外科療法（14）結核の歴史116」『日本胸部臨床』第二四巻第九号（一九六五年）、六八五-六八八頁。

岡西順二郎「肺結核の外科療法（15）結核の歴史117」『日本胸部臨床』第二四巻第一〇号（一九六五年）、七五七-七六一頁。

岡西順二郎「肺結核の外科療法（16）結核の歴史118」『日本胸部臨床』第二四巻第一一号（一九六五年）、八三七-八三九頁。

岡西順二郎「肺結核の外科療法（17）結核の歴史119」『日本胸部臨床』第二四巻第一二号（一九六五年）、九〇九-九一二頁。

岡西順二郎「肺結核の外科療法（18）結核の歴史120」『日本胸部臨床』第二五巻第一号（一九六六年）、八五-八八頁。

岡西順二郎「結核と文学（一）」『日本胸部臨床』第三一巻第一号（一九七二年）、八〇-八五頁。

岡西順二郎「結核と文学（二）」『日本胸部臨床』第三一巻第二号（一九七二年）、一六六-一七〇頁。

岡西順二郎「結核と文学（三）」『日本胸部臨床』第三一巻第三号（一九七二年）、二七〇-二七五頁。

岡西順二郎「結核と美術（一）」『日本胸部臨床』第三一巻第四号（一九七二年）、三六七-三六二頁。

岡西順二郎「結核と美術（二）」『日本胸部臨床』第三一巻第五号（一九七二年）、四三八-四四三頁。

岡西順二郎「結核と音楽（一）」『日本胸部臨床』第三一巻第六号（一九七二年）、五二〇-五二四頁。

岡西順二郎「結核と音楽（二）」『日本胸部臨床』第三一巻第七号（一九七二年）、六〇三-六〇七頁。

岡西順二郎「江戸時代の結核（一）」『日本胸部臨床』第三一巻第八号（一九七二年）、六八六-六九〇頁。

岡西順二郎「江戸時代の結核（二）」『日本胸部臨床』第三一巻第九号（一九七二年）、七六九-七七三頁。

岡西順二郎「江戸時代の結核（三）」『日本胸部臨床』第三一巻第一〇号（一九七二年）、八五五-八五九頁。

Olivarius, Kathryn, *Necropolis: Disease, Power, and Capitalism in the Cotton Kingdom* (Cambridge: The Belknap Press of Harvard University Press, 2022).

大西永次郎『虚弱児童の養護——施設中心』右文館、一九三一年。

大西永次郎「学校身体検査規程の改正に就いて（中）」『学校衛生』第一七巻第四号（一九三七年）、二三八-二四六頁。

大西永次郎「学校身体検査規程の改正に就いて（下）」『学校衛生』第一七巻第五号（一九三七年）、三〇六-三一三頁。

小野三嗣『日本における体力医学研究の歴史と展望』大修館書店、一九九一年。

織畠秀男『肺結核の予防と療養』素人社書屋、一九三四年。

大塚恭男「結核」国史大辞典編集委員会編『国史大辞典第五巻』吉川弘文館、一九八五年、一〇一頁。

大里俊吾「肺結核ト人工妊娠中絶——内科的見解」『結核』第一一巻第九号（一九三三年）、八三九-八七八頁。

Perelman, Elisheva A. *American Evangelists and Tuberculosis in Modern Japan* (Hong Kong: University of Hong Kong Press, 2019).

Proctor, Robert N., *The Nazi War on Cancer* (Princeton: Princeton University Press, 2000).（R・N・プロクター（宮崎尊訳）『健康帝国ナチス』草思社、二〇〇三年。）

Prüll, Cay-Rüdiger, "Holism and German Pathology (1914-1933)," in *Greater than the Parts: Holism in Biomedicine, 1920-1950*, eds. Christopher Lawrence and George Weisz (New York: Oxford University Press, 1998), pp. 46-67.

歴代知事編纂会編『新編　日本の歴代知事』歴代知事編纂会、一九九一年。

坂井千春、齋藤二郎「京都市及田舎ノ小学児童ノピルケー氏皮膚反応ノ検査成績ノ報告附旧「ツベルクリン」ト無蛋白「ツベルクリン」トノ比較研究」『児科雑誌』第一五九号（一九一三年）、六六七-七〇三頁。

酒井阜二「ＢＣＧ人体接種ノ所見」『実験医学雑誌』第二二巻第八号（一九三八年）、一三六五-一四〇六頁。

酒井幹夫「都鄙ノ小学児童並ニ孤児院収容児ノ結核」『児科雑誌』第一三五号（一九一一年）、六〇二-六一四頁。

酒井哲哉、松田利彦編『帝国日本と植民地大学』ゆまに書房、二〇一四年。

坂野徹『帝国日本と人類学者　1884-1952年』勁草書房、二〇〇五年。

坂野徹編『帝国を調べる――植民地フィールドワークの科学史』勁草書房、二〇一六年。

坂野徹、愼蒼健編『帝国日本の視覚/死角――「昭和期」日本の知とメディア』青弓社、二〇一〇年。

坂野徹、塚原東吾編『帝国日本の科学思想史』勁草書房、二〇一八年。

佐々木啓『「産業戦士」の時代――戦時期日本の労働力動員と支配秩序』大月書店、二〇一九年。

佐々木陸摩「戦前日本におけるスポーツ医学の台頭――一九三〇年代前半におけるその理念と実践を中心にして」『スポーツ科学研究』第二〇巻（二〇二三年）、七三-九四頁。

佐々木陸摩「スポーツ医学の誕生――戦前日本におけるその理念と実践」博士論文、早稲田大学、二〇二三年。

佐多愛彦「肺癆発生観ノ新局面　付肺癆発生ノ機転ト結核感染ノ三期分類観」『結核』第一巻第一号（一九二三年）、四-一三頁。

佐多愛彦「結核ノ初感染ト再感染（実験的方面）」『結核』第三巻第三号（一九二五年）、五二九-五三六頁。

佐藤和美「利用されているＴＢアーカイブ資料（1）」『複十字』第四〇二号（二〇二一年）、一八-一九頁。

佐藤秀三「結核「ワクチン」ノ予防的効果（実験的研究）」『結核』第五巻第五号（一九二七年）、四五〇-四五七頁。

佐藤正「本邦農村ニ於ケル結核ノ疫理学的考察」『結核』第七巻第一号（一九二九年）、一-二八頁。

佐藤昇「虚弱児童ノ胸部「レントゲン」所見」『結核』第一七巻第一号（一九三七年）、八四-九五頁。

佐藤敏夫、長田幹彦著、大日本結核予防協会編『悪魔の生涯――結核菌の告白』佐原惟質、一九二二年。

澤田るい「教育映画草創期における日本結核予防協会の映画製作」『文化資源学』第一九巻（二〇二一年）、一-一三頁。

沢井実『帝国日本の技術者たち』吉川弘文館、二〇一五年。

泉水英計「米国施政下琉球の結核制圧事業――BCGをめぐる「同化と異化のはざまで」」坂野徹、塚原東吾編『帝国日本の科学思想史』勁草書房、二〇一八年、二九五-三四九頁。

柴山五郎作著、北里柴三郎校閲『肺結核――社会教育』誠之堂、一九〇七年。

志賀潔「結核感作「ワクシン」治療報告（二）」『細菌学雑誌』第二七六号（一九一八年）、五九一-五九二頁。

重松逸造「展望」砂原茂一編『結核研究五十年』日本結核病学会、一九七五年、一五-一七頁。

鹿野政直『健康観にみる近代』朝日選書、二〇〇一年。

Skabelund Aaron, *Empire of Dogs: Canines, Japan, and the Making of the Modern Imperial World* (New York: Cornell University Press, 2006).（アーロン・スキャブランド（本橋哲也訳）『犬の帝国――幕末ニッポンから現代まで』岩波書店、二〇〇九年。）

島尾忠男「2．結核管理」砂原茂一編『結核研究五十年』日本結核病学会、一九七五年、二九-三二頁。

島尾忠男『結核の今昔――統計と先人の業績から学び、今後の課題を考える』克誠堂出版、二〇〇八年。

島尾忠男「第6回「大阪府寝屋川市・京都神戸市」――杏結核資料館と須磨浦療病院」『複十字』第三三九号（二〇一一年）、一四-一七頁。

島津製作所『島津製作所史』島津製作所、一九六七年。

新村拓『売薬と受診の社会史――健康の自己管理社会を生きる』法政大学出版局、二〇一八年。

白根清四郎『通俗救肺病――一名・肺ノ保養法』朝陽堂、一九〇六年。

染谷四郎、橋本達一郎「4．BCG」砂原茂一編『結核研究五十年』日本結核病学会、一九七五年、六三-六八頁。

総務省統計局編『第七十二回日本統計年鑑 令和5年』総務省統計局、二〇二二年。

須賀井忠男、林春雄、秋山正二、小川三郎「B・C・G接種局所の変化に就て」『日本臨床結核』第二巻第二号（一九四一年）、三一五-三二〇頁。

須賀井忠男、林春雄「BCG「ワクチン」接種局所ニ生ジタル膿瘍ノ細菌学的研究」『結核』第二〇巻第一〇号（一九四二年）、五一九-五二六頁。

杉田直樹『低能児及不良児の医学的考察』中文館書店、一九二三年。

杉山四五郎「衛生の本義」『大日本私立衛生会雑誌』第四三一号（一九一九年）、一一三-一三四頁。

澄川吉郎、近藤宏二、芦田定藏「某官庁ノ集団健康診断ニ於ケル「ツベルクリン」検査実施成績ニ就テ」『結核』第一八巻第六号（一九四〇年)、五五九-五六一頁。

Smith, F. B. (Francis Barrymore). *The Retreat of Tuberculosis 1850-1950* (New York: Croom Helm, 1988).

Frank M. Snowden, *Epidemics and Society: From the Black Death to the Present* (New Haven: Yale University Press, 2020).(フランク・M・スノーデン(桃井緑美子、塩原通緒訳)『疫病の世界史　上――黒死病・ナポレオン戦争・顕微鏡』明石書店、二〇二一年、フランク・M・スノーデン(桃井緑美子、塩原通緒訳)『疫病の世界史　下――消耗病・植民地・グローバリゼーション』明石書店、二〇二一年。)

炭山嘉伸『額田豊・晋の生涯――東邦大学のルーツをたどる』中央公論事業出版、二〇一五年。

砂原茂一編『結核研究五十年』日本結核病学会、一九七五年。

砂原茂一、上田敏『ある病気の運命――結核との闘いから何を学ぶか』東京大学出版会、一九八四年。

Suzuki, Akihito, "Public Health, Laboratory Experiment, and Asymptomatic Carriers in Japan, ca. 1920-1950," *East Asian Science, Technology and Society: An International Journal*, Vol. 13, Issue. 1 (2019): 39-55.

鈴木則子『近世感染症の生活史――医療・情報・ジェンダー』吉川弘文館、二〇二二年。

サンドラ・シャール『『女工哀史』を再考する――失われた女性の声を求めて』京都大学出版会、二〇二〇年。

主婦の友社『主婦の友社の五十年』主婦の友社、一九六七年。

大政翼賛会『調査委員会第十委員会速記録一七』大政翼賛会、一九四一年。

大政翼賛会『調査委員会報告書』大政翼賛会、一九四二年。

髙橋潤二、松本毅、黒田秀雄、畔柳晴雄、筑根潔、前島信一、谷本祖「学童ノ「ツベルクリン」皮内反応ト身体検査トノ関係」『結核』第一二巻第三号(一九三四年)、一二四-一四三頁。

髙橋恭子「東京市療養所の病院社会事業――初期病院社会事業に関する検討」『東京社会福祉史研究』第四号(二〇一〇年)、五七-六九頁。

高橋義夫「マントー氏反応について(一)」『満洲衛生事情通報』第六巻第一一号(一九四一年)、五-八頁。

高橋義夫「マントー氏反応について(二)」『満洲衛生事情通報』第六巻第一二号(一九四一年)、一八-二〇頁。

高橋義夫「マントー氏反応について(三)」『満洲衛生事情通報』第七巻第一号(一九四二年)、一七-二〇頁。

高橋義夫「マントー氏反応について(四)」『満洲衛生事情通報』第七巻第二号(一九四二年)、九-一〇頁。

高橋義夫、田淵義丸「マントー反応判定方法の研究(第1報)」『大陸科学院彙報』第五巻第五号(一九四一年)、四〇七-四二八頁。

高井昌吏、古賀篤編『健康優良児とその時代――健康というメディア・イベント』青弓社、二〇〇八年。

高野六郎「結核予防施設規準（一）」『医海時報』第二〇〇三号（一九三三年）、七二頁。

高野六郎「結核予防施設規準（二）」『医海時報』第二〇〇五号（一九三三年）、一七二頁。

高野六郎「結核予防施設規準（三）」『医海時報』第二〇〇七号（一九三三年）、二八二-二八三頁。

高野六郎「結核予防施設規準（四）」『医海時報』第二〇〇八号（一九三三年）、三三二-三三三頁。

高野六郎「都市と結核」『公衆衛生』第五八巻第一号（一九四〇年）、二-八頁。

高岡裕之『増補　総力戦体制と「福祉国家」――戦時期日本の「社会改革構想」』岩波現代文庫、二〇二四年。

竹広登「ビタミンと健康及び疾病との関係――又は、日本人の名に於いて、日戸修一著「日本人の体質」を駁す」『科学人』第一巻第六号（一九四一年）、八八-九九頁。

竹村民郎「公衆衛生と「花苑都市」の形成――近代大阪における結核予防に関連して」『日本研究』第三七巻（二〇〇八年）、三二九-三四六頁。

竹中成憲『通俗肺病予防養生法』伊東庄之助、一八九五年。

竹中成憲『通俗肺結核予防法』鳳文堂、一九〇七年。

竹中繁次郎『結核病と社会問題』呼吸科院、一九〇八年。

竹中繁次郎『最新肺病治療法』丙午出版社、一九一七年。

竹尾結核研究所『竹尾結核研究所六十年の歩み』竹尾同窓会、一九七七年。

瀧澤利行『近代日本健康思想の成立』大空社、一九九三年。

瀧澤利行『健康文化論』大修館書店、一九九八年。

田村化三郎『肺の衛生』読売新聞社、一九〇四年。

田中耕司編『実学としての科学技術（岩波講座「帝国」日本の学知　第7巻）』岩波書店、二〇〇六年。

谷口雅子『スポーツする身体とジェンダー』青弓社、二〇〇七年。

Tauber, Alfred I. *The Immune Self: Theory or Metaphor?* (Cambridge: Cambridge University Press, 1994).

田澤鐐二「喀血と体質との関係」稲田龍吉編『疾病治療と体質』診断と治療社、一九二八年、四三〇-四三四頁。

田澤鐐二「肺結核の最新療法」東西医学社編『医学常識　第7巻』東西医学社、一九三一年、一-四四頁。

田沢鐐二伝刊行委員会編『平和の父田沢鐐二』平和協会、一九六九年。

手塚洋輔『戦後行政の構造とディレンマ――予防接種行政の変遷』藤原書店、二〇一〇年。

寺尾殿治「健康相談所の運用」実験治療社編『紀元二千六百年記念結核予防及治療医学講演会講演集第1冊』実験治療社、一九四一年。

寺崎昌男『日本近代大学史』東京大学出版会、二〇二〇年。

Timmermann, Carsten, *Concepts of the Human Constitution in Weimar Medicine, 1918-1933* (M.A. thesis, University of Manchester, 1996).

Timmermann, Carsten, "Constitutional Medicine, Neoromanticism, and the Politics of Antimechanism in Interwar Germany," *Bulletin of the History of Medicine*, Vol. 75, No. 4 (2001): 717-739.

Tilley, Helen, "Ecologies of Complexity: Tropical Environments, African Trypanosomiasis, and the Science of Disease Control in British Colonial Africa, 1900-1940," *Osiris 2nd Series*, Vol. 19 (2004): 21-38.

戸田亨「肺結核恐怖症」『東西医学』第八巻第一〇号（一九四〇年）、七二五-七二九頁。

戸井田一郎「BCGの歴史――過去の研究から何を学ぶべきか」『呼吸器疾患　結核資料と展望』第四八巻（二〇〇四年）、一五-四〇頁。

東京市療養所編『東京市療養所年報第1回』東京市療養所、一九二六年。

東京市保健局衛生課『東京市結核予防事業要覧』東京市役所、一九三七年。

富田三樹生「精神神経学会と優生学法制――精神科医療と人口優生政策」日本精神神経学会法委員会『優生保護法下における精神科医療及び精神科医の果たした役割に関する研究報告書』日本精神神経学会法委員会、二〇二四年、八六-一四五頁。

遠山椿吉「結核予防法ノ由来及其私評」『結核雑誌』第一巻第五号（一九一九年）、三三一-三四二頁。

遠山椿吉著、日本結核予防協会編『人類の敵』結核予防会、一九二七年。

常石敬一『結核と日本人――医療政策を検証する』岩波書店、二〇一一年。

常石敬一『７３１部隊全史――石井機関と軍学官産共同体』高文研、二〇二二年。

塚原東吾『科学と帝国主義――日本植民地の帝国大学の科学史』皓星社、二〇〇六年。

月澤美代子『ツベルクリン騒動――明治日本の医と情報』名古屋大学出版会、二〇二二年。

Tyndall, John, "On the Origin, Propagation of Phthisis," *The Fortnightly Review*, (*new series*), No. 297 (1891): 293-309.

上田春治郎「帝国海軍ニ於ケル胸膜炎ノ研究（第1報）」『結核』第六巻第六号（一九二八年）、六八〇-七二三頁。

浮ヶ谷幸代『病気だけど病気ではない――糖尿病とともに生きる生活世界』誠信書房、二〇〇四年。

浮ヶ谷幸代「食事実践を飼い慣らす人たち――現代日本における糖尿病者の事例から」鈴木晃仁、石塚久郎編『食餌の技法――身体医文化論Ⅳ』慶應義塾大学出版会、二〇〇五年、一七〇-一八九頁。

脇田香吉「ピルケー氏皮膚反応ノ統計的観察」『岡山医学会雑誌』第三〇巻第三三六号（一九一八年）、一〇七－一二二頁。
渡辺貴裕「〈林間学校〉の誕生——衛生的意義から教育的意義へ」『京都大学大学院教育学研究科紀要』第五一巻（二〇〇五年）、三四三－三五六頁。
渡邊義政、志賀潔「カルメット氏ＢＣＧ「ワクシン」ヲ以テセル結核免疫試験（第1回報告）」『結核』第七巻第七号（一九二九年）、四九六－五一一頁。
Wilson, Philip K., "Confronting "Hereditary" Disease: Eugenic Attempts to Eliminate Tuberculosis in Progressive Era America," *Journal of Medical Humanities*, Vol. 27 (2006): 19-37.
Worboys, Michael, "Manson, Ross and Colonial Medical Policy: Tropical Medicine in London and Liverpool, 1899-1914," in *Disease, Medicine, and Empire: Perspectives on Western Medicine and the Experience of European Expansion*, eds. Roy MacLeod and Milton J. Lewis (London: Routledge, 1988), pp. 21-37.
Worboys, Michael, "The Sanatorium Treatment for Consumption in Britain, 1890-1914," in *Medical Innovations in Historical Perspective*, ed. John V. Pickstone (New York: Palgrave MacMillan, 1992), pp. 47-71.
Worboys, Michael, *Spreading Germs: Disease Theories and Medical Practice in Britain, 1865-1900* (New York: Cambridge University Press, 2000).
Worboys, Michael, "From Heredity to Infection? Tuberculosis, 1870-1890," in *Heredity and Infection: The History of Disease Transmission*, eds. Jean-Paul Gaudillière and Ilana Löwy (London: Routledge, 2001), pp. 81-100.
Worboys, Michael, "Before McKeown: Explaining the Decline of Tuberculosis in Britain, 1880-1930," in *Tuberculosis then and now: Perspectives on the History of an Infectious Disease*, eds. Flurin Condrau and Michael Worboys (Montreal: McGill-Queen's University Press, 2010), pp. 148-170.
山口正義『健康管理（生産工学）』河出書房、一九四二年。
山岡克巳『結核予防の体系』大日本教化図書、一九四二年。
山下大厚「ジェンダー／セックス／身体　アイデンティティの不連続性と攪乱——アスリート人見絹枝における闘争的身体と存在証明をめぐって」『法政大学大学院紀要』第四七巻（二〇〇一年）、二一七－二三七頁。
山崎正勝「大阪帝大創設を契機とする理化学振興」『科学史研究［第Ⅱ期］』第一九巻第一三五号（一九八〇年）、一四〇－一四八頁。
柳澤小松「小学児童（特ニ虚弱児及優良児童）ノ胸部レントゲン所見ニ就イテ」『日本学校衛生』第二二巻第一〇号（一九三四年）、八一五－八三一頁。

柳沢謙、大林容二、諏訪紀夫、金光正次「BCG「ワクチン」製法並ニ保存ニ関スル研究（第1報）」『結核』第二〇巻第一〇号（一九四二年）、五〇五-五一八頁。

柳沢謙著、柳沢進編『わが一生の思い出――柳沢謙遺稿集』柳沢進、一九八三年。

YN「厚生省内結核調査」『日本公衆保健協会雑誌』第一五巻第一二号（一九三九年）、七一二頁。

横田陽子『技術からみた日本衛生行政史』晃洋書房、二〇一一年。

米澤隆之「BCGヲ以テセル経口的免疫実験」『結核』第八巻第六号（一九三〇年）、六九九-七〇九頁。

与謝野光、加藤英市、楠本正康、尾村偉久、聖成稔、藤田孝行、近藤宏二「座談会　勝俣先生と結核行政」勝俣稔先生追悼録刊行会編『近代公衆衛生の父勝俣稔』勝俣稔先生追悼録刊行会、一九七〇年、一一九-一五一頁。

吉川卓治『公立大学の誕生――近代日本の大学と地域』名古屋大学出版会、二〇一〇年。

吉川由紀「解題」沖縄県教育庁文化財課資料編集班編『沖縄県史　資料編23　沖縄戦日本軍資料　沖縄戦6』沖縄県教育委員会、二〇一二年、七六八-七六九頁。

財団法人結核予防会『工場会社の結核を集団検診に依り治癒しませう』財団法人結核予防会、一九四一年。

無記名「人見絹枝さんの死」『公衆衛生』第四九巻第九号（一九三一年）、三〇-三一頁。

無記名「読者の反響」『人生の幸福』第一五巻第三号（一九三二年）、一三頁。

無記名「日本医師会史【43】」『関西医事』第一二巻第四六号（一九四〇年）、一九-二二頁。

無記名「日本医師会史【44】」『関西医事』第一二巻第四七号（一九四〇年）、一九-二二頁。

無記名「日本医師会史【45】」『関西医事』第一二巻第四八号（一九四〇年）、一九-二二頁。

や行

ら行

わ行

な行

は行

ま行

さ行

た行

人名索引

わ行

は行

ま行

や行

ら行

た行

な行

さ行

事項索引

著者略歴

塩野麻子（しおの・あさこ）

1995年生まれ。立命館大学大学院先端総合学術研究科先端総合学術専攻一貫制博士課程修了。博士（学術）。現在、立命館大学衣笠総合研究機構専門研究員。専門は医学史、科学技術史。論文に、「戦時期日本における結核集団検診と「既感染健康者」の生成」（『科学史研究』）など。

JIMBUN SHOIN　Printed in Japan.
ISBN978-4-409-52094-9 C3021

病原菌と人間の近代史
——日本における結核管理

二〇二五年一月二〇日　初版第一刷印刷
二〇二五年一月三〇日　初版第一刷発行

著　者　塩野麻子
発行者　渡辺博史
発行所　人文書院
〒六一二-八四四七
京都市伏見区竹田西内畑町九
電話〇七五(六〇三)一三四四
振替〇一〇〇〇-八-一一〇三
印刷　創栄図書印刷株式会社
装丁　文図案室　中島佳那子

落丁・乱丁本は送料小社負担にてお取替えいたします